増刊 レジデントノート

Vol.17-No.8

呼吸器診療の疑問、これでスッキリ解決！

みんなが困る検査・手技、鑑別診断、治療のコツを教えます

羽白 高／編

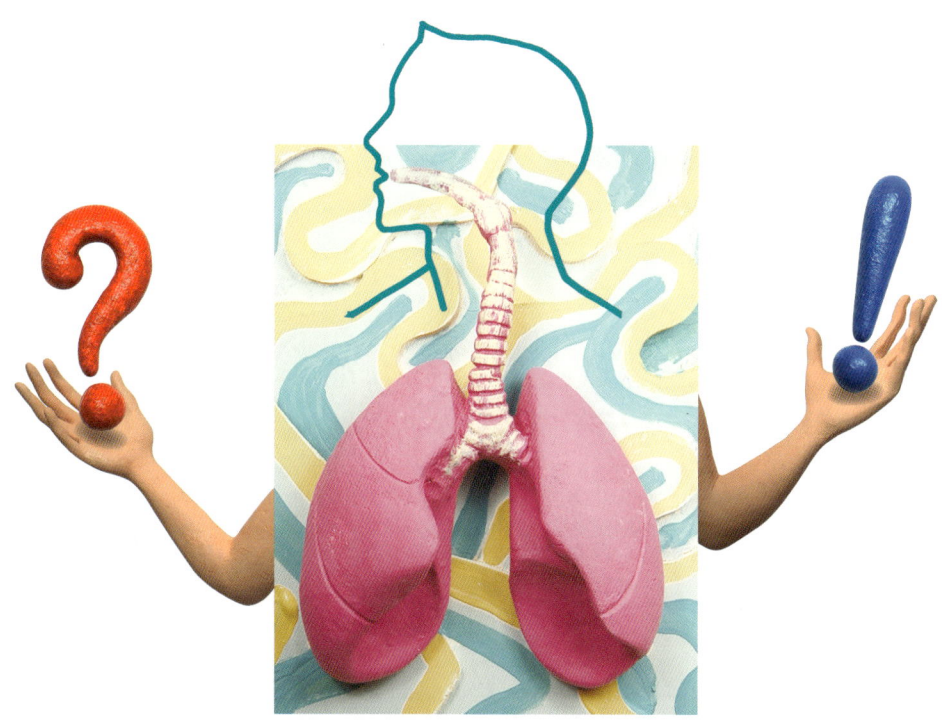

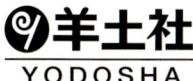

謹告

　本書に記載されている診断法・治療法に関しては，発行時点における最新の情報に基づき，正確を期するよう，著者ならびに出版社はそれぞれ最善の努力を払っております．しかし，医学，医療の進歩により，記載された内容が正確かつ完全ではなくなる場合もございます．

　したがって，実際の診断法・治療法で，熟知していない，あるいは汎用されていない新薬をはじめとする医薬品の使用，検査の実施および判読にあたっては，まず医薬品添付文書や機器および試薬の説明書で確認され，また診療技術に関しては十分考慮されたうえで，常に細心の注意を払われるようお願いいたします．

　本書記載の診断法・治療法・医薬品・検査法・疾患への適応などが，その後の医学研究ならびに医療の進歩により本書発行後に変更された場合，その診断法・治療法・医薬品・検査法・疾患への適応などによる不測の事故に対して，著者ならびに出版社はその責を負いかねますのでご了承ください．

序

　呼吸器疾患は，感染症，気道疾患，悪性疾患などと多岐に渡ります．また，診療の場も，救急外来や一般医家の外来，また市中病院の一般内科外来や入院など，必ずしも呼吸器疾患を専門としない医師が初期対応や治療に当たらざるをえないことも少なくありません．呼吸器疾患を前にして，研修医や非専門医の先生方が，日々格闘されていることでしょう．残念ながら，呼吸器疾患を専門とする医師数が充実している病院が限られている本邦の現状では，そんな先生方が呼吸器診療に，日々不安や疑問を感じていることが多いうえ，ちょっとしたことも含め専門医に相談がなかなかできない状況にあると容易に想像できます．

　先日，羊土社が若手研修医を対象として，呼吸器診療について知りたいことや日頃困っていることに関するアンケートを行いました．本当に数多くのご意見を頂戴しました．そこで，本増刊では，呼吸器疾患を網羅的に解説した事典的な内容でなく，アンケートをもとにして現場の疑問に答える内容にしようと考えました．そのため，専門医にとっては「あたり前」のことでも，研修医や非専門医の先生にはそうでない，非常に基本的な内容や，あるいは今さら上級医に聞くことをためらってしまうような事項も取りあげています．

　執筆をお願いしたのは，大学病院・市中病院・一般医家を問わず，日々，真摯に呼吸器疾患の診療や教育に取り組んでおられる先生方です．編者として，著者の先生方には普段研修医や若手医師の先生に教えていること，説明していることを思い起こしながら，臨床現場ですぐに役立つ内容をコンパクトにまとめていただくようお願いをしました．それぞれの先生方の日々の臨床の姿が目に浮かぶような，とても良い原稿ばかりかと思います．また，基本的な事項から始まり，さらに深く学びたい方々の助けになるような専門的内容も織り込んでいただいています．

　ぜひ，この本が読者の先生方の呼吸器臨床の一助となり，皆さんが診ておられる患者さんへより良い治療・ケアが届けられることを祈っております．

2015年6月

天理よろづ相談所病院　呼吸器内科・呼吸管理センター
羽白　高

増刊 レジデントノート
Vol.17-No.8

呼吸器診療の疑問、これでスッキリ解決！
みんなが困る検査・手技、鑑別診断、治療のコツを教えます

序 ……………………………………………………………………羽白 高　3（1423）
Color Atlas ………………………………………………………………… 8（1428）

第1章　肺炎の診療のギモン

1. 肺炎の起炎菌の推定と抗菌薬の選択を教えてください ……黄　文禧　10（1430）
1. 肺炎診療の流れ　2. 初期対応　3. 重症度の評価：外来治療，入院治療の判断　4. 肺炎の原因微生物の検索　5. 細菌性肺炎と非定型肺炎の鑑別　6. 治療：抗菌薬の選択　7. 耐性菌を考慮するのはどんなときか？　8. 治療効果の判定

2. 難治性肺炎の鑑別診断や治療を教えてください ……………藤井　宏　18（1438）
1. 治療開始にあたって　2. 再評価の時期　3. 治療経過が思わしくない場合の鑑別疾患　4. 難治性の原因にどうアプローチするか　5. いったん改善した後の再燃

3. 肺炎の改善の評価のしかたは？ ………………………………小栗　晋　24（1444）
1. 市中肺炎の改善の評価　2. 院内肺炎の改善の評価とde-escalation治療期間　● Advanced Lecture：1. 複雑性肺炎随伴性胸水，膿胸の合併の予測は？　2. プロカルシトニンは肺炎診療の役に立つ？　3. 胸部X線写真はどのタイミングで必要？

第2章　咳嗽・喘息・COPDの診療のギモン

1. 咳嗽の鑑別のしかたを教えてください．喘息やCOPDが紛れていて難しいです ……………………………松本久子　30（1450）
1. 咳嗽診療の原則：胸部X線，喀痰検査（培養・細胞診）は忘れない　2. 咳嗽の鑑別の進め方　3. 遷延性・慢性咳嗽の鑑別疾患　● Advanced Lecture：咳喘息・アトピー咳嗽の概念

2. 慢性期の喘息治療のエッセンスを教えてください …………池田顕彦　37（1457）
1. 喘息治療薬　2. 治療の導入　3. 喘息の管理

3. 喘息発作の対応は？ ……………………………………………月野光博 44 (1464)
 1. 喘息発作の診断　2. 重症度の判定　3. 治療薬　● Advanced Lecture：アスピリン喘息　4. 治療の実際　5. 治療効果の評価（帰宅の条件）

4. 気道疾患のスパイロメトリーの解釈のポイントを教えてください
………………………………………………………………………………上田哲也 50 (1470)
 1. スパイロメトリーの基本　2. フローボリューム曲線の形をみよう　3. スパイロメトリー検査で何がわかるのか？どこを見るのか？注意点は？　4. 具体例で見てみよう　● Advanced Lecture：1. 肺年齢　2. 気道可逆性試験

5. COPDと喘息の鑑別や両者合併の病態について教えてください
………………………………………………………………………………小賀　徹 56 (1476)
 1. 診察　2. 検査　3. ACOSの疾患概念の提唱

6. COPD増悪時のNPPVや人工呼吸器の設定を教えてください
………………………………………………………………………………永田一真 62 (1482)
 1. COPD増悪に対する酸素療法，NPPV，人工呼吸器　2. NPPVと人工呼吸器の設定
 ● Advanced Lecture：内因性PEEPについて

第3章　間質性肺炎の診療のギモン

1. 間質性肺炎の分類や診断が難しいです ………………………谷澤公伸 67 (1487)
 1. 間質性肺炎と診断する前に　2. 間質性肺炎の診断，分類の進め方　● Advanced Lecture：慢性鳥関連過敏性肺炎　3. 特発性間質性肺炎の診断，分類

2. 間質性肺炎の画像読影のコツを教えてください ……………長尾大志 74 (1494)
 1. 間質性肺炎の画像診断　2. 特発性肺線維症（IPF）の画像診断　● Advanced Lecture：NSIPパターン

3. 間質性肺炎に対するステロイドパルスや免疫抑制薬の使い方を教えてください
………………………………………………………………………………橋本成修 82 (1502)
 1. IPF慢性期治療におけるステロイドおよび免疫抑制薬　2. IPF急性増悪の定義および診断　3. IPF急性増悪の治療

4. 膠原病を伴う間質性肺炎の治療はどうしたらよいですか
………………………………………………………………………………有田眞知子 88 (1508)
 1. 治療を急ぐ緊急性の高い病態　2. 慢性経過の病態　3. 治療上の留意点

第4章　肺癌の診療のギモン

1. 肺癌の化学療法について教えてください ……………………西村尚志 95 (1515)
 1. 小細胞癌に対する化学療法　2. 非小細胞癌に対する化学療法　3. 分子標的薬について　● Advanced Lecture：肺癌化学療法の展望　4. 外来化学療法について　5. 副作用対策，支持療法について

2. 肺癌の疼痛コントロールで悩んでいます ……………………郷間　厳 104 (1524)
 1. 痛みの診断・評価が大切　2. 治療の選択肢を考える　● Advanced Lecture：その他，肺癌の疼痛コントロールについて注意すべき点

3. 癌性胸水が溜まっている患者の対応に苦労しています ……仲川宏昭 112 (1532)
　　1. 胸水の鑑別　2. 癌性胸水が意味するもの　3. 胸水ドレナージの適応　4. 胸膜癒着術　5. 胸膜癒着術の手順　6. 癒着術に使用する主な薬剤

4. 肺癌の治療法の選択や副作用について，患者さんへの説明がうまくできません
　　……………………………………………………………………………西尾智尋 117 (1537)
　　Bad newsの伝え方

5. 肺癌の分子標的薬の使い方が難しいです ………………………安田武洋 121 (1541)
　　1. EGFR-TKI　● Advanced Lecture：EGFR-TKIによる薬剤性肺障害　2. ALK阻害薬　3. 抗VEGF抗体

第5章　結核・非結核性抗酸菌症のギモン

1. 結核を疑う患者に遭遇した場合の動きを教えてください …玉置伸二 130 (1550)
　　1. どのような時に結核を疑うか　2. 結核が疑われた際の検査の進め方　3. 結核が疑われた場合の患者への対応　4. 結核と診断された場合の対応策　● Advanced Lecture：レボフロキサシンなどニューキノロン投与時の注意点

2. 結核治療のノウハウを教えてください ………………………露口一成 139 (1559)
　　1. 結核治療の原則　2. 治療開始前に確認しておくこと　3. 治療開始時に患者に説明しておくこと　4. 治療中のモニタリング　5. 副作用の対処　6. いずれかの薬剤が副作用，耐性のために使用できないとき　7. 治療終了時

3. 肺MAC症の患者さんの治療開始のタイミングや薬剤がよくわかりません
　　…………………………………………………………………………丸毛　聡 145 (1565)
　　1. 肺MAC症とは　2. 肺NTM症の診断　3. 肺MAC症の病型　4. 肺MAC症の薬物治療　5. 肺MAC症の外科治療　● Advanced Lecture：MAC菌（感染）特異的血清診断法

第6章　肺血栓塞栓症の診療のギモン

1. 症状から診断・除外するのが難しいです …………………………田村俊寛 150 (1570)
　　1. まず考えられる鑑別疾患は？　2. 病歴を再確認！　3. 次に施行すべき検査は？　4. 心電図，心エコー所見は？　5. 造影CT所見は？　6. 胸部X線写真に注目！　7. 治療経過　8. 本症例のポイント　● Advanced Lecture：肺血栓塞栓症は疑うことが大事！

2. 初期治療の方向性の判断が難しいです ……………………………田村俊寛 155 (1575)
　　1. まず行いたい検査は？　2. ここで肺血栓塞栓症を疑うことができるか？　3. 次に行うべき検査は？　4. 初期治療をどうする？　5. 下大静脈フィルターの適応は？　6. 本症例の経過　● Advanced Lecture

第7章　手技・検査のギモン

1. 気管支鏡の適応と患者さんに負担・苦痛のない検査のしかたを教えてください
　　……………………………………………………………………………大塚浩二郎 160 (1580)
　　1. 気管支鏡の適応と禁忌　2. 患者さんの負担・苦痛のない検査のしかた　● Advanced Lecture：治療的気管支鏡の今後の展開

2. SpO_2が低下している場合の鑑別診断は？ ……………………金子正博 165 (1585)
　　1. SpO_2とは？　2. SpO_2低下：低酸素血症をきたす病態　3. 低酸素血症の鑑別

3. 喀血時の気管支動脈塞栓術の適応や合併症を教えてください
　　　　　　　　　　　　　　　　　　　　　　　　富松浩隆, 谷口尚範　174 (1594)
　　1. BAEを行うまでにするべきこと　2. 実際のBAEはどのように行うか　3. BAEの治療成績
　　4. BAEの合併症

4. 胸腔ドレーン挿入の適応とうまく行うコツを教えてください
　　　　　　　　　　　　　　　　　　　　　　　　　　　　　　寺田邦彦　180 (1600)
　　1. 胸腔ドレナージの適応と手技のポイント　2. うまくいかなかった症例から学ぶ

5. 胸腔ドレーンの管理と抜去のタイミングが知りたいです　…寺田邦彦　187 (1607)
　　1. 胸腔ドレーンの管理　2. ドレナージユニット抜去のタイミング

6. 血液ガス分析の解釈がすぐにできません　………川上大裕, 瀬尾龍太郎　192 (1612)
　　1. 症例　2.「呼吸状態の把握」と$AaDO_2$　3.「病態の把握」と酸塩基平衡

第8章　薬のギモン

1. 救急外来でよくみる呼吸器感染症の具体的処方を教えてください
　　（急性上気道炎, インフルエンザ, 軽症肺炎など）……………重松三知夫　198 (1618)
　　1. 急性上気道炎（かぜ症候群）　2. インフルエンザ　3. 軽症肺炎

2. 喘息やCOPDの吸入薬の種類が多くて, 何をどう使っていいかわかりません
　　　　　　　　　　　　　　　　　　　　　　　　　　　　　　福永健太郎　207 (1627)
　　1. 吸入製剤の違い　2. 気管支喘息における吸入薬の使い方　3. COPDにおける吸入薬の使い方
　　4. 大切な吸入指導

3. 呼吸困難に対するオピオイドの使用の適応や注意点を知りたいです
　　　　　　　　　　　　　　　　　　　　　　　　　　　　　　中村孝人　213 (1633)
　　1. 呼吸困難に対する治療　2. 症例提示　3. オピオイドの使用　4. 患者説明について　5. 副作用対策

4. 薬剤性肺障害の診断や治療がわかりません　……………水口正義　220 (1640)
　　1. 薬剤性肺障害の診断　2. 薬剤性肺障害の治療

第9章　その他のギモン

1. 呼吸リハビリテーションの概要を教えてください……………佐藤　晋　226 (1646)
　　1. 呼吸リハビリテーションとは　2. 患者教育　3. 呼吸理学療法　4. 運動療法　5. 栄養療法　● Advanced Lecture：呼吸リハビリテーションをもっと勉強したい人は

2. 新しい酸素器具が出てきて, 使い方や適応がわかりません　岡森　慧　233 (1653)
　　1. 酸素療法について　2. オキシマスク™　3. ネーザルハイフロー　● Advanced Lecture：II型呼吸不全への適応

● 付録：略語一覧表　……………………………………………………………　239 (1659)
● 索引　………………………………………………………………………………　240 (1660)
● 執筆者一覧　………………………………………………………………………　243 (1663)

Color Atlas

第3章4 ①

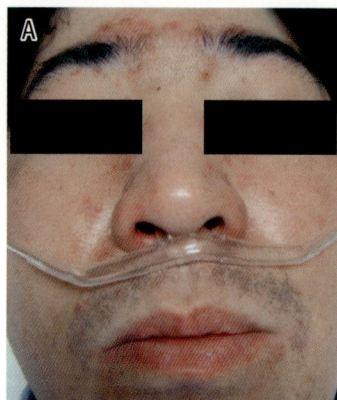
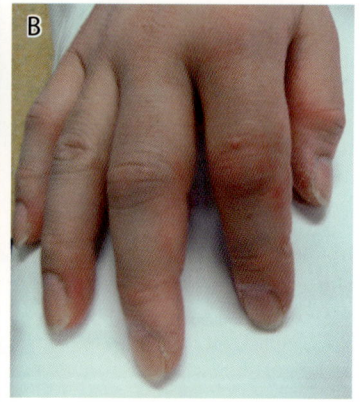
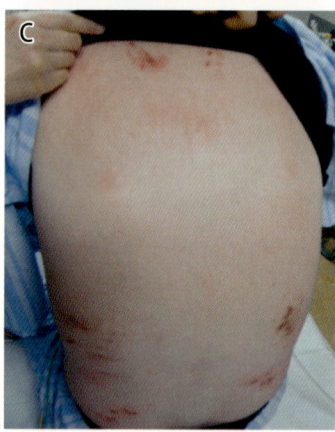

❶ **症例1の皮膚所見**
32歳，男性．
A）ヘリオトロープ疹，顔面の紅斑，B）手指のゴットロン徴候，爪周囲紅斑，C）背面の紅斑．
皮膚筋炎に特異性の高いゴットロン徴候やヘリオトロープ疹に加え，VサインやショールサインとⅠ呼ばれる紫紅色斑も診断的価値は高い．これらを認めた場合は皮膚筋炎を積極的に疑う（p. 89，図1参照）

第4章3 ②

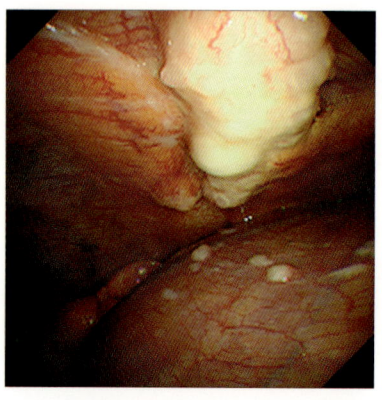

❷ **癌性胸水が疑われた77歳女性の胸腔内所見**
臓側胸膜・壁側胸膜ともに胸膜播種を疑う腫瘤を認め，生検の結果，肺腺癌と診断された（p. 113，図参照）

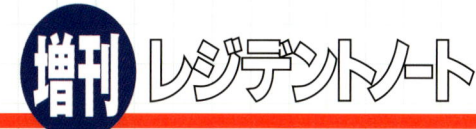

呼吸器診療の疑問、これでスッキリ解決！

みんなが困る検査・手技、鑑別診断、治療のコツを教えます

第1章　肺炎の診療のギモン

1. 肺炎の起炎菌の推定と抗菌薬の選択を教えてください

黄　文禧

Point

- 病歴聴取から患者背景を考え，身体所見より患者の状態を把握し，検査を行う
- 肺炎と診断すれば，重症度の評価を行い，治療場所を決定する
- 次に原因微生物を推定し，治療方針の決定，抗菌薬の選択を行う

はじめに

　肺炎とは何らかの微生物が侵入することにより肺実質に起こる急性かつ感染性の炎症である．病院外で日常生活をしていた人に発症した肺炎を，院内で発症した肺炎（**院内肺炎：HAP**）と区別して**市中肺炎（CAP）**と定義される[1]．最近では，病院と市中の中間的存在である介護施設，医療関連施設の入所や在宅医療を受けているような高齢者肺炎が増加しており，このような院内肺炎と市中肺炎の間に存在するような肺炎を**医療・介護関連肺炎（NHCAP）**と定義されている[2]．

　肺炎はありふれた疾患であり，研修期間中に最もよく遭遇する疾患の1つであるが，死亡率も高く，特に合併症を抱えた高齢者では大きな問題となる．したがって初期対応時には患者の症状，基礎疾患や背景などの詳細な病歴聴取と身体所見から患者の状態をすみやかに把握し，肺炎と診断すれば，重症度の評価，原因微生物の推定，治療方針の決定，抗菌薬の選択を行うことが重要である．

　今回この稿では，外来で遭遇するCAP，NHCAPについて初期対応，診断，治療について考えて行く．

1. 肺炎診療の流れ

　肺炎診療の流れを図に示す．

2. 初期対応

　咳嗽，喀痰，胸痛，呼吸困難などの局所症状と発熱，全身倦怠感などの全身症状がみられ，胸部単純X線写真で浸潤影等の異常陰影を認めた場合は肺炎を考える．ただし高齢者では肺炎の症

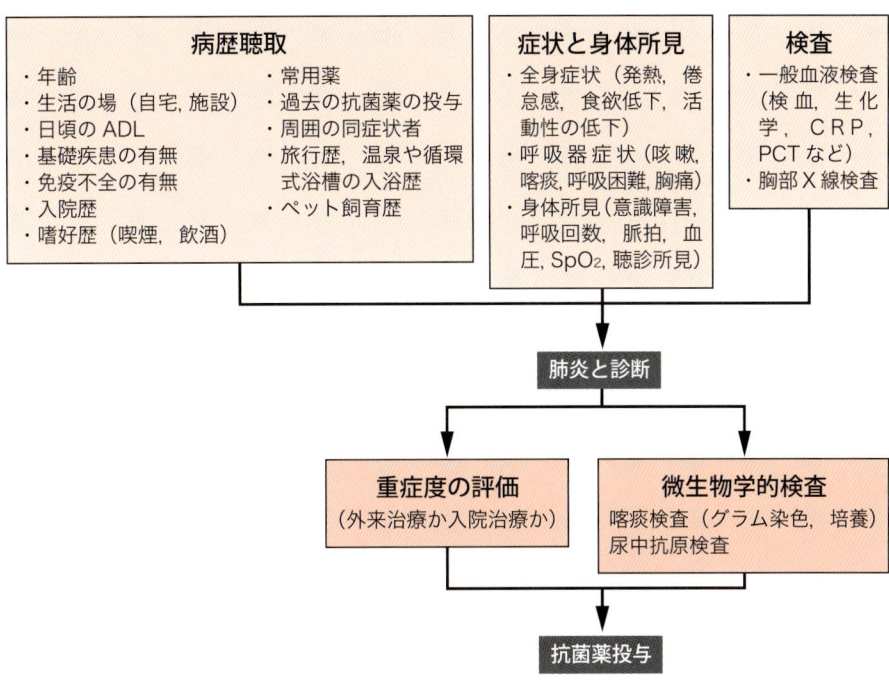

図 肺炎診療の流れ
文献3，4を参考に作成

状がはっきりしなかったり，欠如することがあるので，早めに胸部単純X線検査をする方がよい．特に発熱，頻呼吸，頻脈などは重要な所見で，そのなかでも頻呼吸はよくみられるとの報告もあり見逃さないことが重要である[5]．食欲減退，活動性の低下，会話の減少などが現われた場合にも肺炎を疑う．

3. 重症度の評価：外来治療，入院治療の判断

次に行うべきことは，重症度の評価である．外来治療で対応可能なのか，入院が必要なのか，入院であれば，一般病棟での対応でいいのか，超重症として集中治療室管理が必要なのかを迅速に評価，判断をしなければならない．肺炎患者の評価方法としては，肺炎の重症度分類を用いる．代表的な評価方法としてpneumonia severity index（PSI），CURB-65，A-DROP（表1），がある．

PSIは患者を年齢，合併症，身体所見の異常，検査の異常等の計20項目を点数化し，1から5までの5つのクラスに分ける[6]．科学的根拠のある分類として米国感染症学会（IDSA）/米国胸部学会（ATS）のコンセンサスガイドライン[7]ではPSIを推奨しているが，煩雑で実臨床での使用には限界がある．

英国胸部疾患学会（BTS）のCURB-65スコアや，これを参考に日本呼吸器学会が作成したA-DROPスコアは5項目で重症度を評価している（表1）．該当する項目が多いほど重症で死亡率は高いとされている．PSIに比べ項目が少なく，直ぐに重症度評価できる点は大きな利点である．ただし重症度だけでなく，患者背景，生活環境なども考慮し総合的に判断することが大事である．

表1　A-DROPによる肺炎の重症度分類

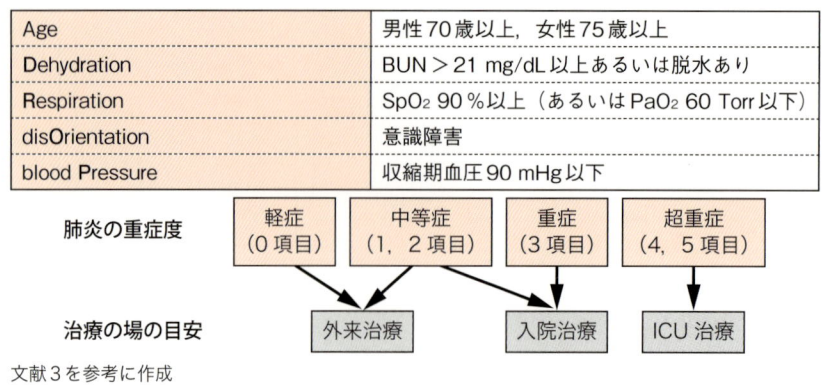

Age	男性70歳以上，女性75歳以上
Dehydration	BUN＞21 mg/dL以上あるいは脱水あり
Respiration	SpO_2 90％以上（あるいはPaO_2 60 Torr以下）
disOrientation	意識障害
blood Pressure	収縮期血圧90 mHg以下

肺炎の重症度：軽症（0項目）／中等症（1, 2項目）／重症（3項目）／超重症（4, 5項目）

治療の場の目安：外来治療／入院治療／ICU治療

文献3を参考に作成

表2　患者背景，基礎疾患から推定される肺炎の起炎菌

患者状態	起炎菌
大量飲酒歴，糖尿病	Streptococcus pneumoniae，口腔内嫌気性菌，Klebsiella pneumoniae，Mycobacterium tuberculosis
COPD，喫煙歴	Haemophilus influenzae，Pseudomonas aeruginosa，Legionella species，S. pneumoniae，Moraxella catarrhalis，S. aureus，Chlamydophila pneumoniae
呼吸器系の構造的異常（気管支拡張症など）	P. aeruginosa，S. aureus
誤嚥	グラム陰性腸内細菌，口腔内嫌気性菌
HIV感染者	Pneumocystis jirovecii，Cryptococcus，Histoplasma，Aspergillus，Nontuberculous mycobacteria，P. aeruginosa，H. influenzae
鳥やペット，家畜との接触	Chlamydophila psittaci，Cryptococcus，Coxiella burnetii（Q fever）
インフルエンザ感染集団との接触	Influenza，S. pneumoniae，Staphylococcus aureus，H. influenzae
過去2週間のホテルや温泉での滞在，24時間風呂	Legionella species
抗菌薬のくり返し投与	P. aeruginosa，多剤耐性菌
近い過去の入院歴	グラム陰性桿菌，MRSA

文献7を参考に作成

4. 肺炎の原因微生物の検索

　次に起炎菌を推定することが大切である．日本の成人市中肺炎の3大起炎菌は**肺炎球菌，インフルエンザ菌，マイコプラズマ**である．しかし施設や地域によって起炎菌の傾向が多少異なることもあり，自施設や周辺地域の傾向も参考に起炎菌を推定する．また患者背景や基礎疾患により，ある程度起炎菌を推測することが可能である（**表2**）．例えばCOPDの患者であれば，肺炎球菌，インフルエンザ菌，モラクセラ・カタラーリスなどを起炎菌として考え，温泉旅行歴があればレジオネラを疑う．高齢者では誤嚥による口腔内の嫌気性菌などが考えられる．

1）喀痰グラム染色・培養検査

　原因微生物はできる限り同定すべきであり，喀痰グラム染色や培養は重要である．血液培養については肺炎における陽性率は10％前後と低く全例で施行すべきではないが，入院が必要と判断

表3　起炎菌同定のための推奨される微生物学的検査（IDSA/ATS consensus guideline5）

	血液培養	喀痰培養	レジオネラ尿中抗原	肺炎球菌尿中抗原	その他
集中治療室入室	○	○	○	○	挿管している場合は気管吸引物可能なら気管支鏡下気管支肺胞洗浄
外来での抗菌薬治療の失敗		○	○	○	
空洞性病変	○	○			真菌，結核菌培養検査
白血球減少	○			○	
アルコール依存症	○		○	○	
慢性重症肝障害	○			○	
重篤な肺疾患		○			
無脾症（解剖学的，機能的）	○				
旅行歴（過去2週間以内）			○		
レジオネラ尿中抗原陽性		レジオネラ専用培地を用いた培養検査			
肺炎球菌尿中抗原陽性	○	○			
胸水	○	○	○	○	胸腔穿刺による胸水培養検査

文献7を参考に作成

された重症例では菌血症のリスクが高く，血液培養も行うことが薦められる[8]．

　喀痰のグラム染色は，起炎菌を推定する迅速検査として優れている．原因微生物の同定のためにはできるだけ良質な喀痰を採取することが大事であり，良質な喀痰とはグラム染色で好中球が多数みられ，扁平上皮細胞が少ない喀痰である．また喀痰が出せない場合には高張食塩水の吸入や経気管吸引により検体採取を行う．例えばグラム染色で良質な喀痰であることが確認でき，そこに肺炎球菌と思われる双球菌が確認できれば，自信をもってペニシリン系抗菌薬を用いた治療を即時に行うことができる．また培養検査は菌種が同定され，各種抗菌薬に対する感受性を知ることができ，初期治療が無効な場合には特に有用である．培養陽性率は約50％程度で，すでに抗菌薬を投与されていると検出率はさらに低くなるが，重症例では積極的に検査を行うべきである．

2）尿中抗原検査

　手軽で利用可能なツールとして，肺炎球菌尿中抗原検査やレジオネラ尿中抗原検査がある．肺炎球菌肺炎において感度は60～80％，特異度80～100％とばらつきはあるが，有用な検査法と評価されている．しかし肺炎球菌の鼻腔での保菌，慢性気管支炎患者で偽陽性になること，発症から検査までの時間が短いと偽陰性となることにも注意すべきである．通常，肺炎症状出現より3日目以降で陽転する．

　レジオネラ尿中抗原検査も感度70～100％と報告にばらつきがある．また，基本的には*Legionella pneumophila*血清型1型のものしか検知することができず，発症早期では陰性となることもある．尿中抗原検査は簡便であるが，あくまで補助的な検査であり，他検査と合わせ総合的に判断する必要がある（表3）．

表4　細菌性肺炎と非定型肺炎の鑑別

1. 年齢60歳未満
2. 基礎疾患がない，あるいは，軽微
3. 頑固な咳がある
4. 胸部聴診上所見が乏しい
5. 痰がない，あるいは，迅速診断法で原因菌が証明されない
6. 末梢血白血球数が10,000/μL未満である

上記6項目中　4項目以上合致した場合　　非定型肺炎疑い
　　　　　　　3項目以下の合致　　　　　細菌性肺炎疑い
非定型肺炎の感度77.9％，特異度93.0％

文献3を参考に作成

5. 細菌性肺炎と非定型肺炎の鑑別

　市中肺炎ガイドラインでは，細菌性肺炎と非定型肺炎は，表4の項目のうち何項目が該当するかで鑑別する．6項目中4項目以上合致した場合は非定型肺炎を疑い，3項目以下の合致の場合は細菌性肺炎を疑うとなっている．この場合の非定型肺炎の感度は77.9％，特異度は93％と報告されている．この鑑別法は完全なものでなく，典型的な非定型肺炎を拾いあげ，治療に反映させるのが狙いであり，細菌性肺炎との混合感染であることも多いので，患者の状態を考慮して判断する必要がある．

6. 治療：抗菌薬の選択（表5）

　抗菌薬投与は早期に，適切な抗菌薬を適切な量と期間で投与されることが原則である．日本呼吸器学会では受診後4時間以内に抗菌薬を投与することを推奨し，IDSA/ATSガイドラインでは特定の時間は設けず，救急外来での投与が望ましいとしている．

　診断，培養を行った後は，抗菌薬投与を開始する．グラム染色や尿中抗原検査で起炎菌が推定される場合は，最初からその菌を狙った治療が開始できる．しかしグラム染色で確証が得られなかった場合やグラム染色ができなかった場合は推定される起炎菌（地域，施設の耐性菌も考慮する）をカバーした経験的治療で開始することになる．実際の臨床現場では，耐性菌のリスクが少なければ，肺炎球菌，インフルエンザ菌，モラクセラ・カタラーリス，クレブシエラなどを狙った経験的治療としてアンピシリン・スルバクタム（ABPC/SBT）やセフトリアキソン（CTRX）を選択する機会が多い．ただしインフルエンザ桿菌についてはβラクタマーゼ産生菌が10％，βラクタマーゼ非産生アンピシリン耐性（BLNAR）が約20〜30％含まれ，後者はアンピシリン・スルバクタム（ABPC/SBT）には抗菌活性を有さないことに注意すべきである．

　表4より非定型肺炎が強く疑われる場合はマクロライド系（クラリスロマイシン：CAM，アジスロマイシン：AZM），テトラサイクリン系（ミノマイシン：MINO）などを選択する．細菌性肺炎，非定型肺炎の鑑別ができない症例や混合感染の可能性が考えられる場合は両方の治療を同時に行う．非定型肺炎のなかでもレジオネラ肺炎については急速に進行し重症化することもあり，入院のうえ，LVFX静注を行う．また細菌性肺炎，非定型肺炎のどちらもカバーする抗菌薬とし

表5　グラム染色像別の肺炎起炎菌と治療法

グラム染色像	起炎菌, 病態	抗菌薬 内服	注射
グラム陽性双球菌	肺炎球菌	AMPC	PCG, ABPC CTRX
グラム陰性球桿菌	インフルエンザ桿菌	CVA/AMPC （BLNARでは） LVFX, MINO	SBT/ABPC, CTRX （BLMARでは） CTX, CTRX
グラム陰性双球菌	モラクセラ・カタラリス	CVA/AMPC, SBTPC CAM, AZM	SBT/ABPC, CTRX
グラム陰性桿菌（太い）	（周囲にhaloが見られれば）クレブシエラ	CVA/AMPC, SBTPC（ESBL産生では）LVFX	CTX, CTRX
グラム陰性桿菌（細い）	緑膿菌	LVFX	CAZ, PIPC, TAZ/PIPC
グラム陽性球菌（塊状形成）	ブドウ球菌	CVA/AMPC	CEZ, SBT/ABPC （MASAでは）VCM
同じ視野に多種の細菌	誤嚥性肺炎	（耐性菌リスクなし）CVA/AMPC, SBTPC	（耐性菌リスクなし）SBT/ABPC （耐性菌リスクあり）TAZ/PIPCなど

AMPC：アモキシシリン，CVA/AMPC：クラブラン酸/アモキシシリン，BLNAR：βラクタマーゼ非産生アンピシリン耐性，LVFX：レボフロキサシン，MINO：ミノサイクリン，SBTPC：スルタミシリン，CAM：クラリスロマイシン，AZM：アジスロマイシン，ESBL：基質拡張型βラクタマーゼ，PCG：ベンジルペニシリン，ABPC：アンピシリン，CTRX：セフトリアキソン，SBT/ABPC：スルバクタム/アンピシリン，CTX：セフォタキシム，VCM：バンコマイシン，TAZ/PIPC：タゾバクタム/ピペラシリン
文献7，10，11を参考に作成

表6　抗菌薬の処方例（MRSA等耐性菌は除く）

	細菌性肺炎（緑膿菌以外）	（緑膿菌）	非定型肺炎
点滴	ABPC/SBT　1.5〜3.0 g/回　1日4回 CTRX　1〜2 g/回　1日1回	CAZ　1 g/回　1日4回 TAZ/PIPC　4.5 g/回　1日3〜4回	LVFX　500 mg/回　1日1回 AZM　500 mg/回　1日1回
内服	AMPC/CVA　250 mg/回 +AMPC　250 mg/回　1日3回 LVFX　500 mg/回　1日1回	LVFX　500 mg/回　1日1回	CAM　200 mg/回　1日2回 AZM　2 g/回　単回もしくは 　500 mg/回　1日1回　3日間 MINO　100 mg/回　1日2回 LVFX　500 mg/回　1日1回

てレスピラトリーキノロン（レボフロキサシン：LVFX，モキシフロキサシン：MFLX，ガレノキサシン：GRNXなど）が頻用されるが（特に外来で），耐性菌出現の問題や結核菌に抗菌活性を有することから，結核の診断の遅れや耐性化の問題もあり，安易な使用は慎むべきである．

　培養検査から起炎菌が判明すればその薬剤感受性を考慮し，最適な抗菌薬に変更する（de-escalation）．

　表6に抗菌薬の処方例を示す．

表7　医療・介護関連肺炎（NHCAP）

NHCAPの定義
① 長期療養型病床群もしくは介護施設に入所している
② 90日以内に病院を退院した
③ 介護を要する高齢者，身障者
④ 通院にて継続的に血管内治療（透析，抗菌薬，化学療法，免疫抑制薬による治療）を受けている

介護の基準
PS 3：限られた自分の身の回りのことしかできない，日中の50％以上をベッドか椅子で過ごす，以上を目安とする
①には精神病床も含む
文献2より引用

表8　NHCAPにおける原因菌

耐性菌のリスクが少ない場合
・肺炎球菌
・MSSA
・グラム陰性桿菌（クレブシエラ属，大腸菌など）
・インフルエンザ桿菌
・口腔内連鎖球菌
・非定型病原体（特にクラミドフィラ属）
耐性菌のリスクがある場合
・緑膿菌
・MRSA
・アシネトバクター属
・ESBL産生腸内細菌

文献2より引用

7. 耐性菌を考慮するのはどんなときか？

　救急外来などで遭遇する肺炎における耐性菌は緑膿菌，methicillin-resistant *Staphylococcus aureus*（MRSA），ESBL産生腸内細菌，アシネトバクター属，ステノトロフォモナス・マルトフィリアなどがある．これらの耐性菌による肺炎を考慮しないといけないのはNHCAPの定義に当てはまる（表7）ような患者であり，高齢者が多くなる．ただし表7の項目を満たすような患者のすべてが耐性菌による肺炎を発症する訳ではなく，耐性菌のリスクがない場合には市中肺炎の起炎菌と同等である（表8）．耐性菌感染のリスク因子として，「過去90日以内に2日以上の抗菌薬使用歴」，「経管栄養」が考えられる[2]．他報告ではこれ以外に「免疫抑制状態」，「制酸薬の使用」，「寝たきり状態」などもリスク因子と報告されているが，いずれも単独でのリスク比は低く，多数そろうことでリスクがあがるため，リスクが高い場合は，耐性菌をカバーした抗菌薬使用を考慮する[9]．日常臨床の現場では，耐性菌のなかでも特に緑膿菌感染の可能性について考慮し抗菌薬を選択することが多い．

8. 治療効果の判定

　治療開始後は，効果判定をすることが必要である．用いるパラメーターとしては肺炎では，呼吸数や発熱，酸素投与量，食事摂取，意識レベルなどと白血球数，CRPの改善，胸部X線陰影の改善があるが，後者の改善は遅く，前者の評価が大事である．効果のある抗菌薬が適切に投与されれば，48時間以内には前者のパラメーターが改善すると言われている．患者の症状や全身状態は改善しているのに，CRPや画像が改善していないことを理由に抗菌薬の変更や治療期間を延長することは避けるべきである．市中肺炎の治療期間としては7～10日間程度で，血液培養陽性である場合は14日間程度である．

　初期治療に反応しない場合は，投与していた抗菌薬ではカバーできない起炎菌の可能性（耐性菌，結核，ウイルス，真菌など），膿胸や肺化膿症等の合併，非感染性疾患（心不全や肺塞栓，肺がん，アレルギーなど）の可能性等を考える．膿胸や肺化膿症等の合併ではドレーナージの適応や抗菌薬の投与期間の延長を検討し，起因菌の同定や非感染性肺疾患の鑑別には侵襲的検査が許される状態であれば気管支鏡検査を考慮する．

文献・参考文献

1) 「成人院内肺炎診療ガイドライン」（日本呼吸器学会呼吸器感染症に関するガイドライン作成委員会/編），日本呼吸器学会，2008
2) 「医療・介護関連肺炎（NHCAP）診療ガイドライン」（医療ケア関連肺炎診療ガイドライン作成に関する委員会/編），日本呼吸器学会，2011
3) 「成人市中肺炎診療ガイドライン」（日本呼吸器学会市中肺炎診療ガイドライン作成委員会/編），日本呼吸器学会，2005
4) 福山　一，椎木創一：肺炎：Hospitalist，1：249-257，2013
5) Kelly E, et al：Community-acquired pneumonia in older patients：does age influence systemic cytokine levels in community-acquired pneumonia? Respirology 2009；14：210-216
6) Fine MJ, et al：A Prediction Rule to Identify low-risk patients with community- acquired pneumonia. N Engl J Med, 336：243-250, 1997
7) Mandell LA, et al：Infectious Diseases Society of America/American Thoracic Society con- sensus guidelines on the management of community-acquired pneumonia in adults. Clin Infect Dis, 44：S27-72, 2007
8) Campbell SG, et al：Can we predict which patients with community-acquired pneumonia are likely to have positive blood culture? World J Emerg Med, 2（4）：272-278, 2011
9) Shindo Y, et al：Risk Factors for Drug-Resistant Pathogens in Community-acquired pneumonia and Health-care-associated peumonia. Am J Respir Crit Care Med, 171：388-416, 2005
10) 「感染症レジデントマニュアル　第2版」（藤本卓司/編），医学書院，
11) 「JAID/JSC感染症治療ガイドライン2014」（日本感染症学会・日本化学療法学会/編）

プロフィール

黄　文禧（Hwang Moon Hee）
大阪赤十字病院呼吸器内科

第1章 肺炎の診療のギモン

2. 難治性肺炎の鑑別診断や治療を教えてください

藤井　宏

> ● Point
> ・感染症では，病原微生物，宿主，抗菌薬の3要素を常に念頭に置く
> ・肺炎の治療効果判定には，臓器特異的なパラメーターを用いる
> ・肺炎と鑑別の必要な他の感染症，非感染症疾患も多いことに注意

はじめに

　抗菌薬治療を開始したにもかかわらず，急激に悪化し，人工呼吸や集中治療を要するような肺炎症例に時折遭遇する．これには，表1にあげるような病原体が関与する[1]．これらでは抗菌薬のカバーが適切であっても，起因菌の病原性や宿主要因で呼吸不全や循環不全に陥る場合がある．今回のテーマである「難治性肺炎」についてイメージするのは，どちらかというと，①治療再評価の時期に病状の安定化が得られておらず，検査の追加や抗菌薬の変更を考慮するケース，②少し落ちついた状況であったのに再燃する状況，をさすように思う．したがって，この2つの状況について解説したい．

1. 治療開始にあたって

　肺炎を含めて感染症の診療にあたっては，病原微生物，宿主，抗菌薬の3つの要素を常に念頭に置く必要がある．抗菌薬投与のタイミング，投与法や用量が不適切であるため，臨床経過に影響（悪化・遷延）する場合がある．重症例，全身の感染防御能が低下している場合，特に治療不足にならないよう，抗菌薬をPK（pharmacokinetics）-PD（pharmacodynamics）に留意し十分量投与する．肺炎では，COPD（chronic obstructive pulmonary disease）や陳旧性肺結核，塵肺など肺の既存構造破壊を伴うケースについても，これに準じて十分量投与する．

　言うまでもないことだが，抗菌薬投与の前に良質な喀痰を採取するよう心がける．喀痰のグラム染色の結果で肺炎の起因菌を推定し，また治療効果の判定にも利用する．結核の多い地域では，抗酸菌塗抹，培養も追加する．血液培養は全例に必要というわけではないが，入院に占める高齢者の割合が増加しているので，併発する感染症の除外の意味も含めて，採取しておいた方が無難である．

表1　早期に重症化を呈する病原体

肺炎球菌
黄色ブドウ球菌（MSSA，MRSA）
レジオネラ
腸内細菌科（クレブシエラ，大腸菌）
緑膿菌
インフルエンザ菌
ウイルス

MSSA：methicillin-sensitive *Staphylococcus aureus*（メチシリン感受性黄色ブドウ球菌），
MRSA：methicillin-resistant *Staphylococcus aureus*（メチシリン耐性黄色ブドウ球菌）
文献1を参考に作成

2. 再評価の時期[2]

　市中肺炎の入院例の場合，治療の再評価は通常治療開始後2～3日で行われる．これは1つには，免疫機能に異常がない患者では，血圧，脈拍，呼吸数，体温などの臨床指標が中央値3日で安定化する[3]ことに基づいている．各ガイドラインには改善（clinical stability）と判断される基準が示されているが，**治療開始時に重症であるほど，そして免疫機能の低下した患者であるほど，改善に時間を要するとされ，治療効果の判定には注意が必要である**．こうしたときこそ，臓器特異的なパラメーターを判断基準にしたい．例えCRPが上昇し，発熱が続いている状況であったとしても，酸素の投与量が徐々に減量できているなら，治療に反応しているといえる．喀痰のグラム染色で初回に観察された菌が消失していれば，現在投与している抗菌薬は有効と考えられる．このようなケースでは，難治性と判断せず経過をみる．胸部X線の異常の消失にはさらに時間を要する．

3. 治療経過が思わしくない場合の鑑別疾患（表2，3）

　表2，3に感染性疾患，非感染性疾患の鑑別をあげた[1,4]．肺炎と鑑別の必要な非感染性疾患が多いことに留意する．

　肺炎球菌については，実際には薬剤感受性が低下した肺炎球菌であってもペニシリンのMIC（minimum inhibitory concentration：最小発育阻止濃度）が2μg/mLを超える株は本邦では非常に稀であり，ペニシリン系注射薬で十分治療可能である（難治の場合，むしろ胸膜炎などの合併症を考慮）．MRSA（メチシリン耐性黄色ブドウ球菌）については，本邦でもPanton-Valentine Leukocidin（PVL）産生市中感染型MRSAによる肺炎の報告は存在するが，幸い非常に稀である．また医療・介護関連肺炎のガイドラインにおいて，MRSAのリスクがある場合，抗MRSA薬の投与を考慮する[5]とされているが，介護施設からの入院患者の多くでMRSAが検出される一方，真のMRSA肺炎の割合は少ないとされ，過剰治療には注意が必要である．

　初期治療をガイドラインに沿って開始した場合に，耐性菌が問題となるケースはそれほど多くないため，鑑別疾患や宿主要因などを検討することなく，やみくもに抗菌薬を変更・追加するこ

表2 考慮すべき鑑別（感染性）

耐性菌	
・市中肺炎	肺炎球菌，MRSA
・医療・介護関連肺炎・院内肺炎	MRSA，緑膿菌，アシネトバクター ESBL産生腸内細菌科（大腸菌，クレブシエラ）
その他の病原体	結核 アスペルギルス クリプトコッカス レジオネラ ウイルス（インフルエンザ，サイトメガロなど） ニューモシスチス
比較的稀な病原体	ノカルジア，アクチノミセス レプトスピラ クラミドフィラ・シッタシ（オウム病） コクシエラ・バーネティ（Q熱） 野兎病 メリオイドーシス ハンタウイルス ヒストプラズマ コクシジオイデス パラコクシジオイデス
肺炎の合併症 ・肺	胸膜炎，膿胸，肺膿瘍，ARDS
・肺外	遠隔の感染巣 敗血症，敗血症による臓器障害
肺炎以外の感染症	

ESBL：extended-spectrum β-lactamase（基質特異性拡張型βラクタマーゼ），
ARDS：acute respiratory distress syndrome（急性呼吸窮迫症候群）
文献1，4を参考に作成

表3 考慮すべき鑑別（非感染性）

肺塞栓症，肺梗塞
肺水腫
無気肺
肺癌（浸潤性粘液産生性腺癌を含む）
悪性リンパ腫
気管支腫瘍
特発性器質化肺炎
肺胞出血，血管炎
好酸球性肺炎
薬剤性肺炎，薬剤熱
ループス肺臓炎
サルコイドーシス
肺分画症
気管支異物

とは避けたい．

　肺炎との鑑別に重要な疾患として**結核**があり（図），時に大葉性肺炎の像を呈する（乾酪性肺炎）．胸部CTにおける，周辺の肺野でのtree in bud appearance（木の芽様所見：終末細気管支より遠位の気道とその周囲の肺胞領域に形成された肉芽腫性病変による小葉中心性粒状影・分岐状影）が診断の助けとなるが，気腫性病変を有する患者ではこれを見つけることが難しく，さらにキノロンの前治療があると診断が遅れるとされる．

　慢性進行性肺アスペルギルス症（chronic progressive pulmonary aspergillosis：CPPA）も鑑別の1つとしてあげられる．陳旧性肺結核，COPDや間質性肺炎など既存の肺構造破壊を伴う患者でしばしばみられ，一般抗菌薬投与に反応しない．ガラクトマンナン抗原やβ-D-グルカンの陽性率は高くないとされる[6]．

　表3にあげた非感染性疾患のなかには，肺梗塞や肺水腫など急激な経過をたどるものもあるが，一般に「発熱や胸部X線上の陰影が良くならない，しかしどんどん悪くなるわけでもない」場合，これら非感染性疾患の鑑別を考慮したい．

　特発性器質化肺炎（cryptogenic organizing pneumonia：COP）は，一般に亜急性の経過で発症するが，少なからず肺炎として抗菌薬治療を開始され，陰影や症状が軽快しないとして鑑別にあがる，比較的遭遇する頻度の高い疾患である．両側性，多発性の陰影が非区域性に分布するの

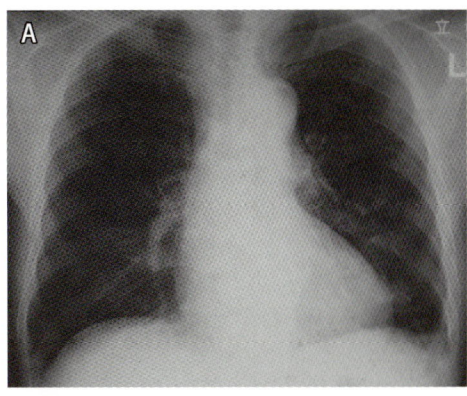
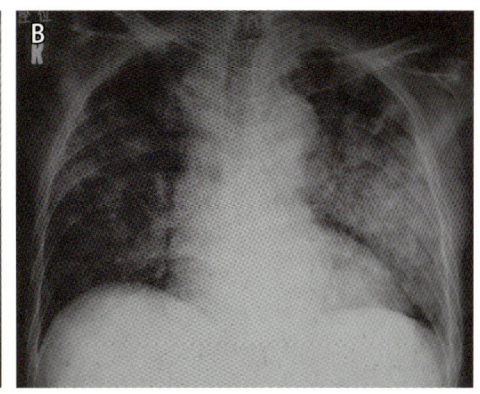
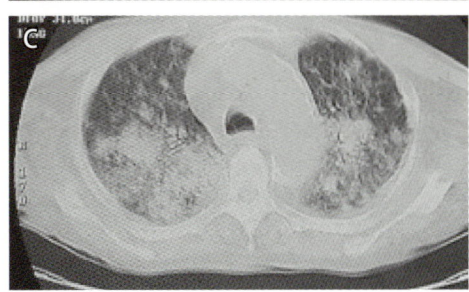

図　急激な経過をたどった肺結核の一例
70歳代，男性．リウマチ性多発性筋痛症を基礎に有する．
ステロイド薬増量と免疫抑制剤追加，約1週間後に発熱と急性呼吸不全で救急受診．後にG10号と判明する．
A）入院2週間前の胸部X線，B）入院時の胸部X線，C）入院時の胸部CT．びまん性に大小不同の結節〜腫瘤影を認める

が特徴で，陰影が移動する場合がある．

　薬剤性肺炎も，肺炎とよく似た臨床症状を示し，多彩な画像所見を呈する．原因となる薬剤の発症までの投与期間はさまざまで，抗菌薬や解熱鎮痛剤では数日のこともある．すべての薬剤が肺障害を起こし得るが，処方のなかに薬剤性肺炎を起こしやすい薬剤がないか確認したい．

　特に喫煙歴のある50歳以上の患者で，**肺癌**の合併に気をつけたい．肺炎治療後の浸潤影は時に遷延するが，リスクの高い患者では慎重に経過観察し，消退傾向に乏しければ，気管支鏡を考慮する．**浸潤性粘液産生性腺癌（びまん性細気管支肺胞上皮癌）**は，非区域性の肺炎様の広がりを示す．喀痰の増加がみられるが，漿液性である．

4. 難治性の原因にどうアプローチするか[1, 2, 4]

1 肺以外の感染症の検索

　まず，肺以外の部位に感染症が併発していないかを検索する．入院患者にしばしばみられる感染症として，**カテーテル関連血流感染，尿路感染，創部感染，皮膚軟部組織感染症，偽膜性腸炎**などがあげられる．**感染性心内膜炎**も重要な鑑別である．これらの見逃しのため，患者の病態が改善しないのかもしれない．全身をくまなく診察し，これらを除外する．必要に応じてカテーテルの入れ替えや抜去，感染徴候のある部位の培養（適切な方法で採取を！），血液培養の再検，便のCDトキシン検査などを行う．

2 肺炎自体の合併症の検索

　次に，抗菌薬以外の治療介入の必要性がないか，治療長期化が予想されるような肺炎自体の合

併症，すなわち**胸膜炎，膿胸，肺膿瘍，閉塞性肺炎**などがないかを検索する．胸水貯留の有無のチェックは，胸部エコーを用いてベッドサイドでも可能である．試験的胸水穿刺を行い，内容が浸出性でかつ胸水貯留が中等量あれば，穿刺による排液もしくは胸腔ドレナージが必要である．また，胸部CTは膿瘍形成や閉塞性肺炎，肺塞栓症などの除外に有用である．肺膿瘍ではドレナージや手術の適応となる症例がある．

3 病歴の再確認

頻度はけっして高くないが，鑑別にあげた「稀な」病原体の可能性を除外するため，病歴を再確認する．**渡航歴，動物との接触歴，sick contactなど聴取し忘れたことはないだろうか**．もし家族など身近な人の間で発熱や上気道炎症状が多発しているなら，ウイルスが原因かもしれない．また，かくれた免疫不全（AIDSや脾臓摘出後など）の可能性はないだろうか．

4 気管支鏡検査〔気管支肺胞洗浄，bronchoalveolar lavage（BAL），protected specimen brush（PSB），肺生検〕[1, 7]

第一に，**感染防御能が高度に低下した患者で，日和見感染の可能性が考えられる場合，積極的な気管支鏡の適応となる**．アスペルギルス，サイトメガロウイルス，ニューモシスチスなど特定の病原体の同定に気管支鏡検査は有用である．気管支鏡による検体採取には，気管内採痰，BAL，PSB，経気管支肺生検などがあるが，ニューモシスチス肺炎ではBALでの診断率が高く，逆に経気管支肺生検は気胸の併発のリスクがある．侵襲性肺アスペルギルス症では肺生検による病理組織学的所見が診断に有用であるが，出血のリスクを伴う．それぞれの方法によるリスクとベネフィットを症例ごとによく検討する．

次に，**結核を疑うが良質な喀痰を喀出できておらず，喀痰の塗抹やPCRの結果が陰性の場合も，早めの気管支鏡検査を心がけたい．異物や腫瘍による閉塞性肺炎を疑う場合，重喫煙歴を有する患者に遷延する陰影があり肺癌を否定できない場合も，積極的な適応となる**．表3にあげた非感染性疾患のうち，肺塞栓症，肺梗塞，肺水腫以外の疾患を疑うケースでは，自然軽快の傾向がなければ，感染症（結核や真菌症など）の除外や非感染性疾患の診断確定のために気管支鏡検査を要する場合が多い．肺胞出血や好酸球性肺炎は，BAL施行が診断に有用であるが，腫瘍やサルコイドーシスなどの肉芽腫性疾患の診断には，生検が必要である．PSBの適応は，非感染性疾患の除外がとりあえず不要，感染症における起因菌検索（例えば薬剤耐性菌の検出）のみが目的の場合で，酸素化が安定せずBAL施行が不適当，気腫が強くBAL液の十分な回収が望めないときなどである．

5 抗菌薬投与の適正化

治療開始時に採取した検体の培養結果を参考に，もう一度抗菌薬の種類，投与量，投与回数などが適切か検討する．例えば，高度の免疫不全患者にカルバペネム薬を投与する場合，増殖抑制作用ではなく最大殺菌作用を期待して，**time above MIC**（血中濃度がMICを超えている時間）が40〜50％以上になるように投与計画を立てる〔カルバペネムを推奨しているわけではありません，あしからず．所属する施設のローカルファクター（薬剤感受性パターン）も意識して薬剤選択のこと〕．**PK-PDブレイクポイント**が掲載された書物[8]を利用することもできるが，抗菌薬に詳しい薬剤師がいれば，積極的に相談しよう．**TDM**（therapeutic drug monitoring：治療薬物モニタリング）による投与計画についても，治療効果と副作用防止のため，早めに相談する．

5. いったん改善した後の再燃

このような場合，耐性菌関与とともに誤嚥の可能性を念頭に置く．**入院患者が高齢化し，肺炎の再燃に誤嚥が関与する割合はますます高くなっている**[9]．不顕性も含め，少しでも誤嚥の可能性があれば，積極的に嚥下評価を行い，食形態の見直しや嚥下リハビリを行う．さらに口腔ケアや入院早期からのリハビリは，誤嚥性肺炎の予防に重要である．

おわりに

難治性肺炎の概略について解説した．誌面の関係上，PK-PDや病原体・疾患別治療の詳細は省略した．微生物検査は最終報告までに得られる情報も多いので，特に重症例では積極的に細菌検査室スタッフとクロストークしよう．

文献・参考文献

1) Mandell LA, et al：Infectious diseases society of America/American thoracic society consensus guidelines on the management of community-acquired pneumonia in adults. Clin Infect Dis, 44：S27-72, 2007
2) Aliberti S, et al：Early outcomes in CAP：clinical stability, clinical failure and nonresolving pneumonia. Eur Respir Monogr, 63：205-218, 2014
3) Halm EA, et al：Time to clinical stability in patients hospitalized with community-acquired pneumonia. Implications for practice guidelines. JAMA, 279：1452-1457, 1998
4) Menendez R, et al：Treatment failure in community-acquired pneumonia. Chest, 132：1348-1355, 2007
5) 「医療・介護関連肺炎（NHCAP）診療ガイドライン」（医療・介護関連肺炎診療ガイドライン作成委員会/編），2011
6) 「深在性真菌症の診断・治療ガイドライン2014」（深在性真菌症のガイドライン作成委員会/編），協和企画，2014
7) Du Rand IA, et al：British Thoracic Society guideline for diagnostic flexible bronchoscopy in adults. Thorax 68：i1-i44, 2013
8) 「日常診療に役立つ抗感染症薬のPK-PD」（戸塚恭一/監，三鴨廣繁/監著，宮崎修一，他/著），ユニオンエース，2010
9) Teramoto S, et al：High incidence of aspiration pneumonia in community- and hospital-acquired pneumonia in hospitalized patients：a multicenter, prospective study in Japan. J Am Geriatr Soc, 56：577-579, 2008
10) American Thoracic Society；Infectious Diseases Society of America.：Guidelines for the management of adults with hospital-acquired, ventilator-associated, and healthcare-associated pneumonia. Am J Respir Crit Care Med, 171：388-416, 2005
11) 「成人市中肺炎診療ガイドライン」（日本呼吸器学会市中肺炎診療ガイドライン作成委員会/編），2007
12) 「成人院内肺炎診療ガイドライン」（日本呼吸器学会呼吸器感染症に関するガイドライン作成委員会/編），2008

プロフィール

藤井　宏（Hiroshi Fujii）
長崎大学大学院医歯薬学総合研究科（熱研内科）
1993年東北大学医学部卒業．
神戸の市中病院で呼吸器内科の診療の傍ら，院内感染対策に従事してきた．後者にのめり込むあまり，2013年に熱帯医学修士を取得．現在も若手医師に混じり，大学院生として奮闘中．

第1章　肺炎の診療のギモン

3. 肺炎の改善の評価のしかたは？

小栗　晋

●Point●

- いったん開始した抗菌薬を変更，終了するためには抗菌薬の効果を正しく判断する必要がある
- 効果判定には肺炎に特異的な症状や検査データをパラメーターとする
- より狭域の抗菌薬に変更し，投与期間にもこだわりたい

はじめに

　肺炎の診療では初期治療の抗菌薬選択の後の判断が意外に難しい．治療開始後の症状の変化を詳細に観察し
　① 抗菌薬の効果判定，
　② 細菌培養の結果にもとづく最適な抗菌薬への変更，
　③ 経静脈投与で開始した場合，全身の状態が改善すれば経口薬への変更と退院時期の決定，
　④ 適切な時期に抗菌薬を終了，
という4つの重要な判断が待っている．長過ぎる治療は菌の耐性化だけでなく，偽膜性腸炎をも引き起こす．
　ではどういった症状や検査所見が改善すれば抗菌薬が有効と判断し，内服薬に変更し，抗菌薬を終了するという基準はあるのだろうか．各種ガイドラインを踏まえ市中肺炎を中心に述べたい．

1. 市中肺炎の改善の評価

1 市中肺炎の臨床的安定化（clinical stability：CS）

　肺炎に限らず感染症の病状経過を把握するためにまず注目すべきは臓器特異的な症状であり，肺炎では呼吸困難感，呼吸数，喀痰の量・色，酸素化である．肺炎では抗菌薬の効果判定は48〜72時間に行う．
　米国胸部学会/米国感染症学会（ATS/IDSA）の市中肺炎ガイドラインでも用いられているCSの基準を表1に示す[2]．これは静脈薬から内服薬への変更の目安としても利用される．この基準を満たさずに退院すると死亡率や再発のリスクが高くなり，治療開始からのCSに至るまでの時間（time to clinical stability：TCS）は退院後の再入院や死亡率とも関連することが報告されて

表1　市中肺炎における臨床的安定の基準

体温≦37.8℃
心拍数≦100拍/分
呼吸数≦24回/分
収縮期血圧≧90 mmHg
SaO₂≧90％またはPaO₂≧60 mmHg（大気吸気時）
経口摂取が可能*
mental statusの正常化*

*抗菌薬そのものの効果判定には不要であるが経口薬への変更には必要な条件であるため基準に加えた．
文献1より引用

表2　市中肺炎患者のバイタルサインの安定化までの期間

臨床安定状態の基準	1日目で異常な割合（％）	正常化までの平均日数
収縮期血圧≧90 mmHg	7	2
心拍数≦100拍/分	56	2
呼吸数≦24回/分	49	3
呼吸数≦22回/分	71	3
呼吸数≦20回/分	78	4
体温≦38.3℃	46	2
体温≦37.8℃	63	3
体温≦37.2℃	80	3
SaO₂≧90％	23	3
SaO₂≧92％	31	3
SaO₂≧94％	39	4
経口摂取可	11	2
意識状態正常	8	3

文献6を参考に作成

いる[3]．また入院時の意識障害や呼吸困難，慢性気管支炎の合併，菌血症，両側肺炎，胸水を伴う症例ではTCSが長くなることが知られている[4, 5]．

　感染症の治療開始後の一般的な経過を知っておけば，自信をもって経過観察が可能となる．米国では平均年齢58歳の686人の入院を要した市中肺炎の患者を対象に，個々のバイタルサインとさまざまな症状が改善するまでの期間が米国で報告されている[6, 7]（表2，3）．4週間経過しても何らかの症状が残っていることはかなりある．症状により残存する割合が異なるため，症状によりあらかじめ患者に見通しを伝えてあげることで患者の不安を軽減できる．

2 炎症マーカーや胸部X線写真の使い方

　日本呼吸器学会成人市中肺炎診療ガイドラインの効果判定の指標と基準（目安）は，
① 解熱（目安：37℃以下），
② WBCの改善（目安：正常化），

表3 市中肺炎患者の症状の残存日数

症状	軽快するまでの平均期間（日）	28日目の症状残存率
熱	3	3.5％
筋肉痛	5	13.5％
呼吸困難	6	16.8％
咳	14	19.9％
易疲労感	14	25.7％
すべての症状	21	35％

文献7より引用

③CRPの改善（目安：最高値の30％以下），
④胸部X線陰影の明らかな改善
である．

3 市中肺炎でのdefinitive therapy，de-escalation，経口薬への変更，抗菌薬の終了時期

　入院を要する市中肺炎では抗菌薬投与前に下気道の細菌の積極的な検索が推奨されている．原因微生物および薬剤感受性成績にもとづき抗菌薬を変更，definitive therapyを行う．グラム陽性菌，陰性菌やMRSA（メチシリン耐性黄色ブドウ球菌）など広域にカバーした抗菌薬を初期治療として開始した場合，良質な喀痰からグラム陰性桿菌，MRSAが培養されず，臨床的安定化を認めればグラム陰性桿菌をカバーしない抗菌薬に変更し抗MRSA薬は中止する（de-escalation）．

　市中肺炎ではCSに入ったあとに狭域の経口抗菌薬に変更することで，副作用を減らすだけでなく，耐性菌を減らすことが可能である．

　経口抗菌薬の選択の詳細は呼吸器感染症治療ガイドラインを参照していただき，ポイントだけ述べる．セフェム系はバイオアベイラビリティが低く，ペニシリン系を使用したい[8]．

●処方例

　クラブラン酸カリウム/アモキシシリン〔CVA/AMPC（125 mg/250 mg合剤），オーグメンチン®〕1回2錠　1日3〜4回（添付文書では最大4錠/日）

　保険診療では以上の処方は難しいため，オーグメンチン® 1回1錠 1日3回＋アモキシシリン（サワシリン®）250 mg 1回 1カプセル1日3回を実診療では使われている．

　第2選択薬としてニューキノロン系がある．特にCOPDや肺結核後遺症など肺に基礎疾患のある症例では積極的に考慮していいが，ニューキノロン系は結核菌にも抗菌力を有するため，画像などで活動性結核がないことを確認してから投与すべきである[9]．

　日本呼吸器病学会のガイドラインでは市中肺炎の場合，①解熱，②WBCの改善（正常化），CRPの改善（最高値の30％以下），胸部X線陰影の明らかな改善の4項目のうち3項目以上を満たしたときに治療終了としている[10]．ATS/IDSAのガイドラインでは抗菌薬投与期間を最低5日間とし，肺外感染の合併や緑膿菌肺炎などでは長期治療を勧めている．海外のガイドラインで示されている抗菌薬投与期間の目安を表4に示す．

表4 ATS/IDSA（2007）とBTS（2009）による市中肺炎の治療期間

ATS/IDSA（2007）	BTS（2009）
最低5日間は治療する 48〜72時間は無熱でCSの基準を満たしていること． 以下では長期治療を考慮 ① 最初に選択した抗菌薬が無効のとき ② 髄膜炎や心内膜炎などの肺以外の感染を合併したとき ③ ブドウ球菌による菌血症 ④ 緑膿菌肺炎では15日間投与が望ましいかもしれない	① 軽症から中等症で膿胸などの合併がなければ7日間の治療を勧める ② 重症で起因菌が不明の場合は7〜10日間の治療 ③ 黄色ブドウ球菌や腸管グラム陰性桿菌が起因菌として疑われるか確定しているときは14〜21日間まで臨床判断で延期する ④ レジオネラ肺炎ではコンセンサスはないが長期に投与した方がよいという意見もある

ATS：米国胸部学会議，IDSA：米国感染症学会，BTS：英国胸部疾患学会

表5 簡易 clinical pulmonary infection score

体温（℃）	36.5〜38.4 38.5〜38.9 ≦36または≧39	0 1 2
白血球（/μL）	4,000〜10,000 ＜4,000または＞10,000 ＞500桿状核白血球	0 1 2
気管分泌物	なし 非膿性の気管分泌物 膿性の気管分泌物	0 1 2
酸素化（PaO_2/FiO_2）	＞240またはARDS ≦240でARDSなし	0 2
胸部X線写真	浸潤影なし びまん性または斑状陰影 局所的浸潤影	0 1 2
肺浸潤影の増悪	増悪なし X線上の増悪	0 2

文献11を参考に作成

2. 院内肺炎の改善の評価とde-escalation治療期間

　基礎疾患を有する院内肺炎の場合は市中肺炎と比べ評価は難しい．日本呼吸器学会の院内肺炎ガイドラインでは臨床情報をスコア化した指標（CPIS）から培養結果の項目をはずした簡易CPIS（表5）での治療効果の判定を勧めている[12]．海外のガイドラインでは下気道検体の採取が強く勧められており培養結果にもとづき，de-escalationが勧められている．緑膿菌やMRSAなどの耐性傾向の強い菌による肺炎や免疫不全の症例を除き，治療期間を7〜10日間としている．院内肺炎でも臨床的に安定し経口摂取でき，消化管からの吸収に問題がなければ経口薬への変更を推奨している．バイオアベイラビリティの高いニューキノロン系やリネゾリドが使いやすい[13]．

Advanced Lecture

1 複雑性肺炎随伴性胸水,膿胸の合併の予測は？

　市中肺炎に複雑性肺炎随伴胸水や膿胸を合併する危険因子を検討した報告によれば入院時のCRP高値（＞10.0 mg/dL以上），血小板の高値（＞40×10^4 μL），低ナトリウム血症（＜130 mEq/L），低アルブミン血症（＜3.0 mg/dL），アルコール多飲歴，静脈内薬物乱用の7つのうち2つ以上該当すれば感度が87％と予測できた[14]．

2 プロカルシトニンは肺炎診療の役に立つ？

　プロカルシトニンを使って抗菌薬を適切な時期に終了しようとする試みがある．入院時の値から80～90％未満に減少するか，0.25μg未満に達すれば抗菌薬を安全に中止可能と報告されている[15]．現在日本の保険診療では認められていない方法ではあるが，将来バイオマーカーを使った抗菌薬の適正使用が可能となるかもしれない．

3 胸部X線写真はどのタイミングで必要？

　市中肺炎の治療効果の判定に胸部X線写真の意義を否定する報告もいくつかある．Brunsらによれば入院7日目に胸部X線写真が正常化している症例は25％で，28日目でも52％であり，症状や検査データが改善傾向にある患者に入院中に胸部X線写真で治療効果を確認する意義は小さいとされている[16]．胸部X線写真の意義として複雑性肺炎随伴性胸水や膿胸診断と肺癌のスクリーニングがあげられる．BTS（英国胸部疾患学会）のガイドラインでは，症状が6週間以上残存する症例と，50歳以上で喫煙歴などから肺癌のリスクの高い症例では，治療終了後6週間前後に胸部X線写真の撮影を推奨している[7]．

　肺炎で入院した3,398人を対象に退院後の肺癌の発症率を検討した報告がある．退院後90日で1.1％，1年で1.7％，5年以上で2.3％であった．50歳以上に限定すると90日以内に2.5％であった[17]．65歳以上の入院を要した肺炎患者40,744人を検討した研究では退院後9.2％に肺癌を合併し，そのうち27％の症例が退院後90日以内に肺癌と診断されていた[18]．高齢者の肺炎が多い日本では肺癌の見落としを防ぐために肺炎治療後数カ月以内に胸部X線写真を撮影する慎重さが必要と思われる．

おわりに

　抗菌薬の処方は医師だけでなく，看護師，薬剤師が必ずチェックし，それぞれの医師の診療内容を評価している．慎重かつ正確に画像所見や検査データを把握し意味のない点滴投与や長期投与をなくし，自信をもって狭域抗菌薬への変更を実践したい．

文献・参考文献

1) Lionel A, et al：Infectious Diseases Society of America/American Thoracic Society Consensus Guidelines on the Management of Community-Acquired Pneumonia in Adults. CID, 44：S27-72, 2007
2) Pierre-Alain M, et al：Protein extraction and fingerprinting optimization of bacterial communities in natural

environment. Microb Ecol, 53：426–434, 2007
3) Aliberti S, et al：Association between time to clinical stability and outcomes after discharge in hospitalized patients with community-acquired pneumonia. Chest, 140：482-488, 2011
4) Takada K, et al：Predictors and impact of time to clinical stability in community-acquired pneumococcal pneumonia. Respir Med, 108：806-812, 2014
5) Menéndez R, et al：Reaching stability in community-acquired pneumonia：the effects of the severity of disease, treatment, and the characteristics of patients. Clin Infect Dis, 39：1783-1790, 2004
6) Halm EA, et al：Time to clinical stability in patients hospitalized with community-acquired pneumonia. JAMA, 279：1452-1457, 1998
7) Meltlay JP, et al：Time course of symptom resolution in patients with community-acquired pneumonia. Resp Med, 92：1137-1142, 1998
8) Lim WS, et al：British Thoracic Society guidelines for the management of community acquired pneumonia in adults：up date 2009. Thorax, 64：iii1-iii5, 2009
9) 「呼吸器感染症治療ガイドライン2014」(JAID/JSC感染症治療ガイドライン作成委員会/編), 日本感染症学会, 2014
10) 「成人市中肺炎診療ガイドライン2007」(日本呼吸器学会市中肺炎診療ガイドライン作成委員会/編), 日本呼吸器学会, 2007
11) Kollef MH：Clinical presentation and diagnosis of ventilator-associated pneumonia. UpToDate, 2014
12) 「成人院内肺炎診療ガイドライン2008」(日本呼吸器学会呼吸器感染症に関するガイドライン作成委員会/編), 日本呼吸器学会, 2008
13) American Thoracic Society；Infectious Disease Society of America：Guidelines for the Management of Adults with hospital-acquired, vent ilator-associated, and healthcare-associated Pneumonia. Am J Resir Crit Med, 171：388-416,
14) Chalmers JD, et al：Risk factors for complicated parapneumonic effusion and empyema on presentation to hospital with community-acquired pneumonia. Thorax, 64：592-597, 2009
15) Schuetz P, et al：Role of Procalcitonin in Managing Adult Patients With Respiratory Tract Infections. Chest, 141：1063-1073, 2012
16) Bruns AH, et al：Pneumonia recovery：discrepancies in perspectives of the radiologist, physician and patient. J Gen Intern Med, 25：203-206, 2010
17) Tang KL, et al：Incidence and correlates, and chest radiographic yield of new lung cancer diagnosis in 3398 patients with pneumonia. Arch Intern Med, 171：1193-1198, 2011
18) Mortensen EM, et al：Diagnosis of pulmonary malignancy after hospitalization for pneumonia. Am J Med, 123：66-71, 2010

プロフィール

小栗　晋（Shin Oguri）
国立病院機構南京都病院呼吸器科

第2章 咳嗽・喘息・COPDの診療のギモン

1. 咳嗽の鑑別のしかたを教えてください．喘息やCOPDが紛れていて難しいです

松本久子

Point

- はじめに狭義の遷延性・慢性咳嗽以外の疾患（肺癌など）と鑑別する
- 咳嗽の持続期間，喀痰や先行感冒の有無を確認し，十分な病歴聴取をする
- 呼気一酸化窒素濃度（FeNO），治療反応性などから診断を進める

はじめに

　咳嗽は内科を受診する患者の訴えのうち最も多いものの1つである．咳嗽が唯一の症状の場合，肺癌，間質性肺炎など，狭義の遷延性・慢性咳嗽以外の疾患を除外したうえで，病歴聴取，FeNOなどから咳嗽の原因疾患を想定し（治療前診断），その疾患に対する特異的治療を行い，治療反応性から診断を確定する．本稿では，ガイドライン[1)]に基づいた遷延性・慢性咳嗽の診断過程（図）をステップ別に紹介する．

1. 咳嗽診療の原則：胸部X線，喀痰検査（培養・細胞診）は忘れない

　ほぼすべての呼吸器疾患で咳嗽が出現するため，咳嗽を唯一の症状として受診した患者でも，肺癌，間質性肺炎，気管支肺結核，気道異物などの疾患を除外する必要がある．原則1～2週間以上咳嗽が持続し，その強度がピークを過ぎていない患者では，胸部X線写真を撮影する．胸部X線写真で異常影を認めたり，聴診によりラ音が聴取される場合は，想定される疾患について検査を進めていく．湿性咳嗽（痰の喀出を伴う，痰を出すための咳嗽）の場合は，抗酸菌を含めた喀痰の培養検査，細胞診・分画検査を提出する．中枢気道に発生する癌や，気管支結核では，胸部X線写真上異常影を認めにくく，胸部CT検査や喀痰検査により初めて診断がつく例もあり，注意が必要である．

2. 咳嗽の鑑別の進め方

- ステップ①　咳嗽の持続期間・喀痰の有無
　咳嗽はその持続期間により原因疾患が整理される．3週間までの急性咳嗽は多くが感染症によ

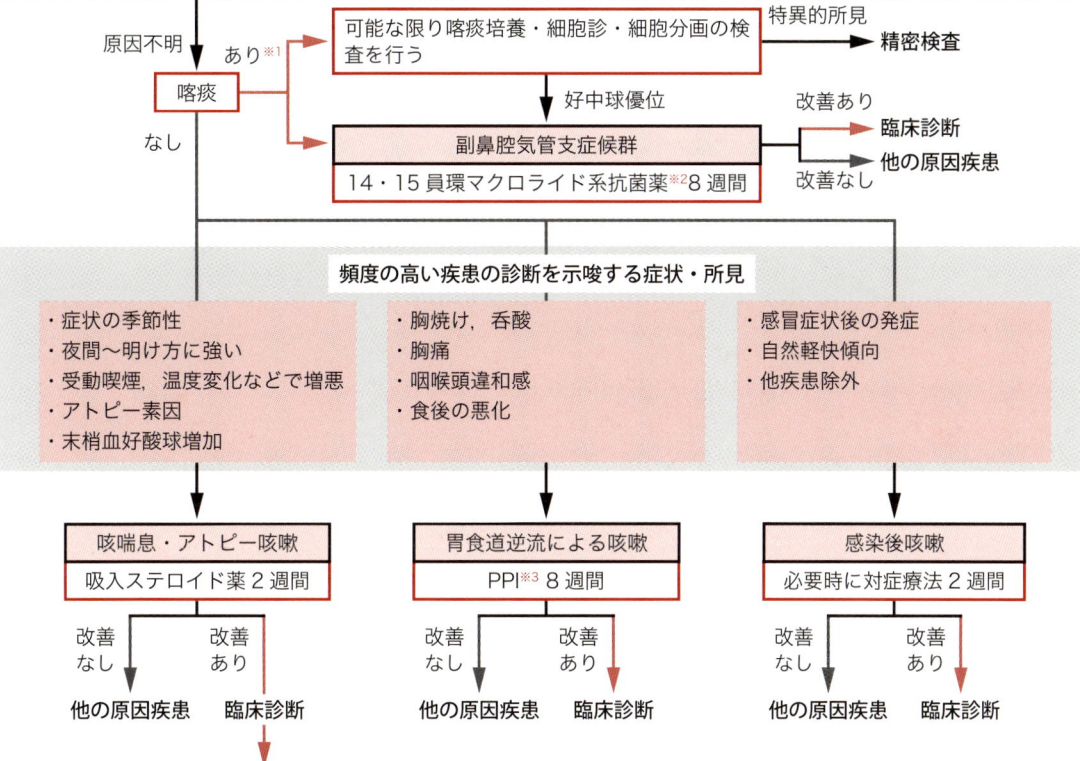

図　遷延性・慢性咳嗽の診断ステップ
　　注）改善が認められない場合や，いずれにも該当しない場合等は専門医療施設に紹介する．注）改善後も咳嗽が残存する場合は，2疾患の合併も考慮する．
　※1　**喀痰ありとは**：少量の粘液性喀痰を伴う場合を除き，喀痰を喀出するための咳嗽，あるいは咳をするたびに痰が出る場合．
　※2　まずエリスロマイシンを使用し，有効性が得られない場合や副作用が出現した場合は，他の14・15員環マクロライド系抗菌薬を考慮する．『「クラリスロマイシン【内服薬】」を「好中球性炎症性気道疾患」に対して処方した場合，当該使用事例を審査上認める』とされている（2011年9月28日厚生労働省保険局医療課）．
　※3　**プロトンポンプ阻害薬（PPI）の効果がない場合の薬剤選択は**：標準量のPPI投与で効果がない場合，PPI倍量投与や分2投与，ヒスタミンH_2受容体拮抗薬，消化管運動機能改善薬の追加投与を考慮する．
文献1より引用

表1　欧米とわが国における慢性咳嗽の原因疾患の頻度

著者 (報告年/国)	症例数	咳喘息/ 喘息	鼻炎/ 後鼻漏	胃食道 逆流症	COPD	アトピー 咳嗽	感染後 咳嗽	副鼻腔気管 支症候群	不明
Poe RH (1989/米国)	n=139	28%	21%	4%	6%		9%		12%
O'Connell F (1994/英国)	n=87	10%	34%	32%			10%		27%
Niimi A (2004/英国)	n=50	26%	14%	10%					40%
Fujimura M (2005/日本)	n=248	36%		2%		29%		17%	
Matsumoto H (2009/日本)	n=112	55%		7%		15%	6%	8%	4%
Yamasaki A (2010/日本)	n=54	54%		5%	15%		11%	7%	9%

文献1を参考に作成

る咳嗽（感染性咳嗽）であり，3週以後8週間までを遷延性，8週間以上続く咳嗽は，慢性咳嗽に分類され，感染症以外の原因による咳嗽がほとんどを占める．本邦での遷延性・慢性咳嗽の原因の約半分は咳喘息であり，続いてアトピー咳嗽，感染後咳嗽，胃食道逆流症（GERD），後鼻漏（PND）もしくは上気道疾患による咳嗽などがあげられる（表1）．各疾患の鑑別のポイントはステップ④で述べる．これらの多くは痰があってもごくわずかな乾性咳嗽であり，湿性咳嗽の場合は，副鼻腔疾患の有無や喫煙の有無について病歴聴取し，副鼻腔気管支症候群や喫煙による慢性気管支炎を考える．

・ステップ②　先行感染の有無

　明らかな先行感染があり，受診時には咳嗽の強度がピークを過ぎている遷延性咳嗽は，他疾患を除外できれば感染後咳嗽の可能性が高く，自然軽快を待つか必要に応じ対症療法を行う．その原因として百日咳，マイコプラズマ感染後の咳嗽を忘れてはいけない．百日咳を検査で確定するには百日咳PT-IgG抗体検査が有用である．PT-IgG抗体が100 EU/mL以上の場合，単回測定の結果でも確定診断に至る[1]．

・ステップ③　喘息・COPDとの鑑別

　狭義の遷延性・慢性咳嗽の診断に進む前に，今一度喘息・COPDとの鑑別を行う．すなわち発作性の喘鳴や息苦しさ，労作時呼吸困難がないこと，強制呼出にても喘鳴がないことを確認する．発作性の喘鳴や息苦しさがある場合は，典型的喘息もしくは咳優位型喘息（「ここがポイント」を参照）の可能性が高い．気管支拡張薬吸入前後での一秒量の可逆性や閉塞程度についてスパイロメトリーで評価する．労作時呼吸困難を伴う場合，COPDの可能性が高く，気管支拡張薬吸入後のスパイロメトリーを行い，一秒率（一秒量/努力肺活量）を評価する．必要に応じて胸部CT，肺気量分画，肺拡散能などの精密呼吸機能検査を追加する．

●ここがポイント

咳嗽を主訴とする例で，病歴聴取上や強制呼出時に喘鳴を呈する例は咳喘息には含めない[2]．

表2　咳嗽誘発・関連因子に関する問診票

下記のうち咳嗽を誘発する因子にチェックをつけてください（複数可）

☐ 感冒	☐ 食事
☐ 冷たい空気	☐ アルコール摂取
☐ 会話	☐ 胸やけ
☐ タバコの煙や香水などの香り	☐ 湿気
☐ カビの臭い	☐ 乾燥した空気
☐ 疲労・ストレス	☐ 体の向きを変えた時＝横になったとき
☐ カレーや唐辛子などの香辛料	☐ ペットとの接触
☐ 後鼻漏（喉の奥を落ちていく鼻汁）	☐ 花粉
☐ 運動	☐ 季節（咳がよく出ると思われる季節がある）※
☐ 喉のイガイガ感	☐ その他（　　　　）

※以外は文献4より引用

・ステップ④　遷延性・慢性（乾性）咳嗽の鑑別診断のコツ

咳嗽の診療においては，画像を含めて現時点では各種検査でほとんど異常値のない場合が多く，病態の手掛りとなる情報源として病歴聴取が重要になる．狭義の遷延性・慢性咳嗽の患者には，先行感冒の有無，咳嗽持続期間，初発かどうか，反復性であれば咳嗽が出現しやすい時期，喀痰の有無，鼻副鼻腔炎の有無，喫煙歴，frequency scale for the symptoms of GERD（FSSG）問診[3]，咳嗽誘発因子問診[4]（**表2**）などを一連の病歴聴取セットとして用意しておくことをお勧めする．血液検査では，血液像（好酸球＞5％かどうか），血清総IgE値，吸入抗原（ハウスダスト，ダニ，カビ，イヌ・ネコ皮屑，スギ花粉，イネ科花粉，雑草など）特異IgE値，血清CRP値，百日咳抗体，マイコプラズマ抗体（PA法）なども参考にする．可能であれば気道過敏性検査，呼気一酸化窒素濃度（FeNO）測定を行う．

3. 遷延性・慢性咳嗽の鑑別疾患

遷延性・慢性咳嗽では下記疾患が独立して咳嗽の原因になるとともに，複数の原因が併存することもあり注意する．特にGERDは咳嗽遷延例に潜在しやすく，咳喘息とGERD（＋PND）の合併例も多い．また，マイコプラズマ感染後に喘息発症のリスクが増える，喘息やCOPD罹患例では，非罹患例よりも百日咳感染で咳嗽が遷延しやすいというエビデンスもあり，感染後咳嗽に喘息性咳嗽が潜在している可能性も考える．

1 咳喘息・アトピー咳嗽[1]

咳喘息の咳嗽は就寝時（臥位になったとき），深夜あるいは早朝に悪化しやすい．感冒後に遷延する咳嗽のエピソードをくり返す例や，咳嗽に季節性変動がある，特に花粉や黄砂の飛散時期，低気圧や温度変化の大きい（前日から3度低下）時期，冷気，疲労ストレス[4]で悪化する例が多い（**表3**）．咳喘息では気道過敏性は亢進しているが，典型的喘息よりも鈍く，気流閉塞もないか，あっても軽度である．好酸球性気道炎症を反映するFeNOは典型的喘息のみならず咳喘息の診断においてもその有用性が期待されている[5]が，自験の咳喘息例ではFeNOが22 ppb（喘息

表3 遷延性・慢性咳嗽例における咳嗽誘発因子の頻度

	全例 (n = 194) での頻度平均値 (%)	喘息性咳嗽 咳優位型喘息 (n = 57)	喘息性咳嗽 咳喘息 (n = 83)	非喘息性咳嗽 (n = 54)	3群比較 p 値*
喉頭違和感	52.1	50.9 ± 50.4	49.4 ± 50.3	57.4 ± 49.9	0.64
冷気	38.7	50.9 ± 50.4 †	38.6 ± 49.0	25.9 ± 44.2 §	0.027
感冒	37.1	36.8 ± 48.7	33.7 ± 47.6	42.6 ± 49.9	0.58
乾燥した空気	32.0	35.1 ± 48.1	32.5 ± 47.1	27.8 ± 45.2	0.71
タバコ煙・香水香り	27.8	40.4 ± 49.5	21.7 ± 41.5 ‡	24.1 ± 43.2	0.042
会話	26.8	21.1 ± 41.1	33.7 ± 47.6	22.2 ± 42.0	0.17
臥位	22.7	22.8 ± 42.3	20.5 ± 40.6	25.9 ± 44.2	0.76
疲労・ストレス	19.6	31.6 ± 46.9 †	18.1 ± 38.7	9.3 ± 29.3 §	0.012
後鼻漏	16.5	19.3 ± 39.8	16.9 ± 37.7	13.0 ± 33.9	0.66
運動	13.9	17.5 ± 38.4	15.7 ± 36.6	7.4 ± 26.4	0.26
香辛料	11.9	15.8 ± 36.8	6.0 ± 23.9	16.7 ± 37.6	0.095
食事	11.3	7.0 ± 25.8	13.3 ± 34.1	13.0 ± 33.9	0.47
花粉	9.3	15.8 ± 36.8	8.4 ± 28.0	3.7 ± 19.1	0.086
カビの臭い	6.7	10.5 ± 31.0	7.2 ± 26.1	1.9 ± 13.6	0.18
誘発因子数（数）	3.4	3.9 ± 2.1 †	3.3 ± 1.9 ‡	3.0 ± 1.8	0.024
咳嗽に季節性あり（%）	22.7	31.6 ± 46.9	22.9 ± 42.3	13.0 ± 33.9	0.059

平均値 ± SD，*Kruskal-Wallis，$p < 0.05$ を赤字とする．†$p < 0.016$ vs 非喘息性咳嗽，‡$p < 0.05$ vs 咳優位型喘息，§$p < 0.05$ vs 喘息性咳嗽（咳優位型喘息＋咳喘息），飲酒，湿気，胸やけ，ペットとの接触には3群間で差なし
文献4を参考に作成

の診断閾値として最も感度特異度がよいとされる値）未満の例も約半数に存在する．FeNOが22 ppb未満の症例では診断に苦慮するが，冷気，会話のいずれかを誘発因子にもつと，咳喘息診断の陽性的中率が上がることを付記する（投稿準備中）．

　アトピー咳嗽例は，咽喉頭の掻痒感を伴う乾性咳嗽を主症状とし，アトピー素因のある中年女性に多く，スギ花粉への感作頻度が高い[6]．咳嗽発現の時間帯は就寝時，深夜から早朝，起床時，早朝の順に多く，アトピー素因や好酸球性気道炎症を特徴とする点で咳喘息と類似しているが，気道過敏性がなく，気管支拡張薬が咳嗽に無効である点で咳喘息と異なる．また，咳喘息では，経過中に約30％の症例で喘鳴が出現し，典型的喘息に移行するが，アトピー咳嗽では典型的喘息への移行はない[7]．

　咳喘息，アトピー咳嗽が疑われる例では，ともに2週間の吸入ステロイド薬の診断的治療が奨められるが，咳喘息とアトピー咳嗽の鑑別には，気管支拡張薬への反応性の差異をみることが必要である．短時間作用性気管支拡張薬の定期吸入（2pushを1日4回）を1～2週間，診断的治療として行い，咳嗽が気管支拡張薬に反応すれば（10が6～7以下まで鎮咳），咳喘息と診断できる．アトピー咳嗽ではヒスタミンH₁受容体拮抗薬などの抗アレルギー薬が有効である．

2 GERD[1]

　GERDでは，食道の遠位下端粘膜に分布する知覚神経（迷走神経）が，胃酸や胃内容物の刺激を受けることにより，反射として咳嗽が発生する場合と，胃内容物が喉頭近くの近位食道まで逆流，誤嚥することにより咳嗽が発生する場合がある．多くは前者で，GER（胃食道逆流）が重症になると誤嚥による咳嗽の頻度が増える．GERDによる喉頭炎も併発しやすく，咽頭痛，イガイガ感を訴えることも多い．単独で慢性咳嗽の原因になるとともに，咳受容体感受性を亢進させ他疾患に併存しやすい[8]．またGERDの背景に，睡眠時無呼吸症候群が隠れている場合もある．

　GERD咳嗽の診断は，FSSG問診点数（8点以上）からGERDを疑い[3]，プロトンポンプ阻害薬（PPI）にて鎮咳されれば，診断が確定する．注意すべきは，GERD咳嗽には上部消化管内視鏡検査で粘膜病変を認めない，いわゆるnon-erosive reflux disease（NERD：非びらん性胃食道逆流症）例も多く，上部消化管内視鏡検査での正常所見は，GERD咳嗽を否定する根拠にはならない．さらに食道症状に乏しい例もあるため，難治性咳嗽では診断的治療としてPPIを併用することも多い．

3 PNDもしくは上気道疾患

　PNDは喉頭に落ちていく鼻汁をさす（「ここがピットフォール」参照）．PNDと咳嗽出現のタイミングが近く，アレルギー性鼻炎などに対する治療でPNDが消失し鎮咳されれば，PNDによる咳嗽と確定診断される．

●ここがピットフォール

"後鼻漏"は専門用語であり，患者さんにはわかりにくい．痰と"後鼻漏"，鼻汁を混同されている患者さんもいるので注意する

4 難治例

　想定疾患に対する特異的治療で鎮咳されにくい場合，ほかの原因疾患が関与している場合と，原疾患に対する治療が不十分である場合がある．後者では薬剤（特に吸入薬）の剤型を変更する，治療濃度を上げる（GERDの咳では，PPIの増量，消化管運動機能改善薬の追加など）ことで，鎮咳が得られることが多い．

Advanced Lecture

■ 咳喘息・アトピー咳嗽の概念

　1979年Corraoらが，呼吸機能はほぼ正常であるが気道過敏性が亢進し，気管支拡張薬により鎮咳される病態として咳喘息の疾患概念を提唱した．咳喘息は，軽度の好酸球性気道炎症を背景とした軽度の気道平滑筋収縮を契機に，Aδ受容体（機械的刺激に反応）を介して咳嗽が惹起されやすい病態と推察される[9, 10]．なお咳喘息も喘息"症候群"の一端に位置づけられる．

　アトピー咳嗽は中枢気道を炎症の主座とし，カプサイシンに対する咳感受性亢進を基本病態とした非喘息性好酸球性気道炎症である．気道平滑筋収縮の関与は乏しく，喉頭アレルギーに近い病態と考えられる．

おわりに

遷延性・慢性咳嗽は10年前には疾患概念として確立されていなかった領域であるが，諸先輩のご尽力でガイドラインが作成され，多くの症例で適切な診断・管理が可能となった．今後は病態を反映し，治療前に診断につながる客観的指標の確立をめざしたい．

文献・参考文献

1) 「咳嗽に関するガイドライン第2版」（咳嗽に関するガイドライン第2版作成委員会/編），日本呼吸器学会，2012
2) Niimi A, et al：Eosinophilic airway disorders associated with chronic cough. Pulm Pharmacol Ther, 22：114-120, 2009
3) Kusano M, et al：Development and evaluation of FSSG：frequency scale for the symptoms of GERD. J Gastroenterol, 39：888-891, 2004
4) Matsumoto H, et al：Cough triggers and their pathophysiology in patients with prolonged or chronic cough. Allergol Int, 61：123-132, 2012
5) Sato S, et al：Clinical usefulness of fractional exhaled nitric oxide for diagnosing prolonged cough. Respir Med, 102：1452-1459, 2008
6) 松本久子：喘息・咳喘息による咳．日本医師会雑誌，142：1255-1259，2013
7) Fujimura M, et al：Comparison of atopic cough with cough variant asthma：Is atopic cough a precursor of asthma？ Thorax, 58：14-18, 2003
8) Matsumoto H, et al：Prevalence and clinical manifestations of gastro-oesophageal reflux-associated chronic cough in the Japanese population. Cough, 3：1, 2007
9) Matsumoto H, et al：Features of cough variant asthma and classic asthma during methacholine-induced brochoconstriction：a cross-sectional study. Cough, 5：3, 2009
10) Okura N, et al：Heightened cough response to bronchoconstriction in cough variant asthma. Respirology, 17：964-968, 2012

プロフィール

松本久子（Hisako Matsumoto）
京都大学大学院医学研究科呼吸器内科学
専門領域：喘息・慢性咳嗽，難治性気道疾患の病態・予後を反映する客観的指標の確立をめざしています．
どの疾患でも同じですが，不定愁訴のような訴えを続ける患者さんもいれば，寡黙な患者さんもいます．咳嗽を主訴にする患者さんの症状，病歴のどこに注意し，どのような質問を効率よく加え診断に近づけるかは，呼吸器内科医の腕のみせどころです．気道疾患診療の醍醐味を味わいつつ，経験を積んでください．

第2章 咳嗽・喘息・COPDの診療のギモン

2. 慢性期の喘息治療のエッセンスを教えてください

池田顕彦

●Point●

- ・喘息治療薬を知る：喘息治療薬にはさまざまな種類があり，まずはそれらを把握することが第一である
- ・重症度の把握：治療を組立てるにはまず，症状や治療内容から重症度を判断する
- ・治療の基本は吸入ステロイド薬：治療は吸入ステロイド薬を中心として，重症度に合わせて組立てる
- ・管理の方法：状態を的確に判断し，安定していれば3カ月ごとに治療ステップを下げていく

はじめに

喘息の基本病態は好酸球性の慢性気道炎症であり，吸入ステロイド薬が治療の中心であることは周知の通りである．吸入ステロイドの普及により，喘息による死亡件数は減少傾向にあるものの，喘息の有症率は増加傾向にあり，成人で6～10％とされている．喘息は多くの医師が遭遇するcommon diseaseである．

この章では，気管支喘息の診断が確定している患者の管理・治療におけるエッセンスを，エビデンス[1]に基づいて概説する．なお，急性増悪（発作）への対応は次稿を参照していただきたい．

1. 喘息治療薬

まずは治療薬の概要を知ることが重要である．筆者の判断により，選別して列挙した．

1 吸入ステロイド薬（inhaled corticostreroid：ICS）

吸入薬にはドライパウダー定量吸入器（dry powder inhaler：DPI）と加圧噴霧式定量吸入器（pressurized metered-dose inhaler：pMDI）があり，一般に表1のような特徴がある．用量については表2を参照していただきたい．

表1　吸入薬の特徴

	DPI	pMDI
吸入手技	デバイスにより操作が異なるが，一般に容易．ただし，ある程度の吸気流速が必要．	噴霧と吸気の同調，5秒程度かけてゆっくり吸入後，10秒の息止めが必要．
吸入補助器具，スペーサー	不要	使用を推奨
携帯性	やや不良	良好

表2　吸入ステロイド薬の用量（1日量）

吸入薬	低用量	中用量	高用量
シムビコート®	1吸入2回	2吸入2回	4吸入2回
レルベア®	100 μg 1吸入1回	100〜200 μg 1吸入1回	200 μg 1吸入1回
フルティフォーム®	50 μg 2吸入2回	125 μg 2吸入2回	125 μg 2吸入2回
パルミコート®	200〜400 μg	800 μg	1,600 μg
アズマネックス®	100〜200 μg	400 μg	800 μg
キュバール™	100〜200 μg	400 μg	800 μg
オルベスコ®	100〜200 μg	400 μg	800 μg

ICSの用量反応性は，各薬剤とも低用量〜中用量で頭打ちとなることが知られている．したがって中用量でコントロール不良である場合，吸入手技やアドヒアランスに問題がないことを確認したうえで，ICSを増量するよりは，同用量のICS/LABAへ変更するか，LTRAなどの他剤を追加する方が有効である

1）DPI，pMDIの使い分け

　吸入薬は，良好な吸入手技とデバイスの正しい使用ではじめて十分な効果を発揮する．DPIとpMDIの臨床効果に明らかな差異はない．したがって，吸入手技の獲得と適切なデバイスの選択が重要となる．まずは医師自らが吸入手技と各デバイス使用法に習熟することが必要である．そのうえで，個々の患者に適切と思われる吸入薬を選択し，指導を行う．一般的にDPIの方が手技の獲得が容易であることから，筆者はDPIで初期治療を開始することが多い．合剤を含めた吸入ステロイドのデバイスとしては，簡便かつ残量表示が大きいエリプタやツイストヘラーが患者にも評判がよい．

2）ICS/LABA（吸入ステロイド/長時間作用性β2刺激薬）合剤

薬剤名	ICS/LABA	剤型	1 puff（μg）	使用法
シムビコート®	BUD/FM	DPI	160/4.5	1回1〜4吸入，1日2回
レルベア®	FF/VI	DPI	100/25，200/25	1回1吸入，1日1回
フルティフォーム®	FP/FM	pMDI	50/5，125/5	1回2〜4吸入，1日2回

BUD：ブデソニド，FM：ホルモテロール，FF：フルチカゾンフランカルボン酸，VI：ビランテロール，FP：フルチカゾンプロピオン酸

　シムビコート®のみ悪化時の追加吸入（定期吸入と合わせて1日8吸入まで）が認可されているため，1剤で長期管理薬と発作治療薬を兼ねることができる．しかし，ほか2薬に比べやや高価である．レルベア®は吸入手技が最も簡便で1日1回吸入であるため，良好なアドヒアランスが期待されるが，嗄声や咽頭部痛などの局所の副作用がやや多い．フルティフォーム®はきわめて有用性が高いが，pMDIであるため，良好な吸入手技の獲得が必須である．

3）ICS単剤

薬剤名	ICS	剤型	1 puff（μg）	使用法
パルミコート®	BUD	DPI	100，200	1回1～4吸入，1日2回
アズマネックス®	MF	DPI	100	1回1～4吸入，1日2回
キュバール™	BDP	pMDI	100	1回1～4吸入，1日2回
オルベスコ®	CIC	pMDI	200	1回1～2吸入，1日1～2回

MF：モメタゾンフランカルボン酸，BDP：ベクロメタゾンプロピオン酸，CIC：シクレソニド

　パルミコート®は催奇形性における安全性のグレードが一段高い．アズマネックス®は吸入手技が最も簡便である．キュバール™は最初のICSで長く重用されたCFC-BDPの改良型（HFA-BDP）であり，オルベスコ®と並び粒子系が小さく，肺内沈着率が高い．オルベスコ®はプロドラッグであり，吸入後に活性をもつため，局所の副作用が少ない．

2 β₂刺激薬

1）短時間作用性β₂刺激薬（short-acting beta 2 agonist：SABA）

薬剤名	β₂-agonist	剤型	1 puff（μg）	使用法
メプチン®スイングヘラー®	プロカテロール	DPI	10	1回2吸入，頓用
メプチンエアー®	プロカテロール	pMDI	10	1回2吸入，頓用
アイロミール®	サルブタモール	pMDI	100	1回2吸入，頓用
ベロテック®	フェノテロール	pMDI	100	1回2吸入，頓用

　症状悪化時（咳嗽，呼吸困難）に頓用で使用する．1回で効果なければ，20～30分ごとにくり返してよいが，1日に4回以上必要となった場合は，直ちに医療機関を受診するよう指導しておく．

2）長時間作用性β₂刺激薬（long-acting beta 2 agonist：LABA）

　ICSを併用せず，LABA単剤で使用することは禁忌である．ICS/LABA合剤でなく，ICS単剤にLABAを加える際には，セレベント®（サルメテロール，1回1吸入12時間ごと）を用いることになるが，効果および使用の煩雑性からICS/LABA合剤への変更を推奨する．貼付薬にホクナリン®テープ（ツロブテロール）があるが，効果は吸入薬に及ばない．

3 ロイコトリエン受容体拮抗薬（leukotriene receptor antagonist：LTRA）

薬剤名	LTRA	剤型	使用法
シングレア®，キプレス®	モンテルカスト	10 mg錠	1回1錠1日1回就寝前
オノン®	プランルカスト	112.5 mgカプセル	1回2錠1日2回朝夕食後

　ステロイドでは抑制できないロイコトリエンを介した気道炎症に効果があり，気管支拡張作用も有している．適応は，①低～中用量のICSを使用しても良好なコントロールが得られない場合の追加，②アレルギー性鼻炎合併例，③運動誘発性・アスピリン喘息，④気道感染（主に感冒）を契機とした喘息悪化時の追加，である．一般に安全性は高く，妊婦にも使用可能とされている．

4 テオフィリン徐放製剤（slow-release theophylline：SRT）

テオドール®，ユニフィル®LAがある．通常400 mgを眠前に服用する．気管支拡張作用に加え，抗炎症作用やステロイド感受性の回復効果が報告されているが，臨床効果はICSやLTRAには及ばない．

5 長時間作用性抗コリン薬（long-acting muscarinic agonist：LAMA）

薬剤名	LAMA	剤型	1 puff（μg）	使用法
スピリーバ® レスピマット®	チオトロピウム	pMDI	2.5	1回2吸入，1日1回

重症持続型（治療ステップ4）に適応となっている（表3）[2]．ICS/LABAを含む治療をされていてもコントロール不十分であれば使用を考慮する．

6 経口ステロイド薬

喘息症状の悪化時に，SABAを頻回に使用しても症状の改善が得られず，日常生活に支障をきたす場合に，体重10 kg当たり1錠〔例：ソル・メドロール®（プレドニゾロン）1回0.5 mg/kg 1日1回朝食後〕を目安に経口ステロイド薬を短期間（1週間以内）投与する．また，重症持続型の一部の症例では，経口ステロイド薬の定期内服を要する場合がある．

7 ヒト化抗IgE抗体（オマリズマブ：ゾレア®）

皮下投与により遊離IgEが89〜99％減少する．さらに抗原吸入後の急性喘息反応は約1/2，遅延反応も1/10程度に抑制される．主に重症喘息を対象に行われた大規模研究では，単位IgE（IU/mL）当たり0.016 mg/kgを，2ないし4週ごとに皮下注射した場合，急性増悪頻度が平均約30％（15.3〜60.4％）低下すると報告されている．アトピー型重症持続型喘息に対し，高用量ICS/LABAを含む多剤併用で十分にコントロールできない場合に適用する．

2. 治療の導入

まずは症状を把握する（表4）．無治療である場合は相当するステップで治療を開始する（表3）．すでに継続治療を受けている場合は，その治療内容に相当する治療ステップと症状とを組合わせて重症度を判断し，それに応じた治療を開始する（表5）．

3. 喘息の管理

喘息治療の目標は，症状や増悪がなく，正常な呼吸機能を維持し，非可逆的な気道リモデリングへの進展を防ぐことである．治療導入後は，定期的（状態が安定するまでは2〜4週ごと）に受診させ，コントロール状態を評価（表6）する．

表3　喘息治療ステップ

	治療ステップ1	治療ステップ2	治療ステップ3	治療ステップ4
基本薬	低用量ICS	低〜中用量ICS	中〜高用量ICS/LABA	高用量ICS/LABA
追加・代替薬	ICS使用困難な場合，いずれかへ変更： ①LTRA ②SRT	不十分であれば，いずれかを選択： ①低〜中用量ICS/LABAへ変更 ②LTRA追加 ③SRT追加	不十分であれば，いずれかを選択： ①LTRA追加 ②SRT追加	不十分であれば，以下を順次追加： ①LTRA ②SRT ③抗IgE抗体 ④経口ステロイド

文献1を参考に作成

表4　症状と目安となる治療ステップ

	治療ステップ1 軽症間欠型相当	治療ステップ2 軽症持続型相当	治療ステップ3 中等症持続型相当	治療ステップ4 重症持続型相当
対象症状	・症状が週1回未満 ・症状は軽度で短い ・夜間症状は月に2回未満	・症状が週1回以上，しかし毎日ではない ・月1回以上日常生活や睡眠が妨げられる ・夜間症状は月に2回以上	・症状が毎日ある ・短時間作用性吸入β2刺激薬がほぼ毎日必要 ・週1回以上日常生活や睡眠が妨げられる ・夜間症状が週1回以上	・治療下でもしばしば増悪 ・症状が毎日ある ・日常生活が制限される ・夜間症状がしばしば

文献1より引用

表5　現在の治療を考慮した重症度分類

現在の治療における患者の症状	治療ステップ1	治療ステップ2	治療ステップ3	治療ステップ4
コントロールされた状態[*1] ・症状を認めない ・夜間症状を認めない	軽症間欠型	軽症持続型	中等症持続型	重症持続型
軽症間欠型相当[*2] ・症状が週1回未満 ・症状は軽度で短い ・夜間症状は月に2回未満	軽症間欠型	軽症持続型	中等症持続型	重症持続型
軽症持続型相当[*3] ・症状が週1回以上，しかし毎日ではない ・月1回以上日常生活や睡眠が妨げられる ・夜間症状が月2回以上	軽症持続型	中等症持続型	重症持続型	重症持続型
中等症持続型相当[*3] ・症状が毎日ある ・短時間作用性吸入β2刺激薬がほとんど毎日必要 ・週1回以上日常生活や睡眠が妨げられる ・夜間症状が週1回以上	中等症持続型	重症持続型	重症持続型	最重症持続型
重症持続型相当[*3] ・治療下でもしばしば増悪 ・症状が毎日ある ・日常生活が制限される ・夜間症状がしばしば	重症持続型	重症持続型	重症持続型	最重症持続型

[*1] 同一治療継続3〜6カ月でステップダウンを考慮する．
[*2] 各治療ステップにおける治療内容を強化する．
[*3] 治療のアドヒアランスを確認し，必要に応じ是正してステップアップする
文献1より引用

表6　コントロール状態の評価

	コントロール良好	コントロール不十分	コントロール不良
喘息症状	なし	週1回以上	コントロール不十分の項目が3つ以上当てはまる
発作治療薬の使用	なし	週1回以上	
運動を含む活動制限	なし	あり	
呼吸機能（FEV₁，PEF）	予測値あるいは自己最高値の80％以上	予測値あるいは自己最高値の80％未満	
PEF日（週）内変動	20％未満	20％以上	
増悪（予定外受診，救急受診，入院）	なし	年に1回以上	月に1回以上*

FEV_1：forced expiratory volume in one second（1秒量），PEF：peak expiratory flow rate（ピークフロー値）．
＊増悪が月に1回以上あれば，他の項目が該当しなくてもコントロール不良と評価する．
文献1より引用

■ 管理のポイント

1）気道炎症の改善には時間がかかる

吸入ステロイドを中心とした標準治療により，気流閉塞は2週間程度で改善するが，気道炎症性の改善には3カ月程度を要すると考えられている[3]．したがって，症状が安定し，肺機能が正常となっても，それが3カ月間維持できていることを確認したうえで，治療ステップを下げていくことが肝要である．

2）肺機能検査は重要

症状が安定した時点で肺機能検査を行い，気流閉塞がどこまで改善しているかを把握する．その後も定期的（半年～1年に1度）に測定し，経年的な機能低下を生じていないかをチェックする．閉塞性障害が残存する場合は，治療不足やアドヒアランス不良をまず考える．十分に治療された後でも気流閉塞が正常化しない場合は，気道リモデリングやCOPD合併が考えられる．

3）ICS，ICS/LABAの使い分け

通常，治療導入時は症状が持続しており，状態が不安定である．症状緩和のためにはβ_2刺激吸入薬の使用は必須である．ICS＋SABAで開始するかICS/LABAを初期から導入するかについては，症状の早期改善に優れているICS/LABAから開始することを勧める．症状が安定し，肺機能が正常化したらステップダウンしてICS単剤へ変更する．安定してもICS単剤へ変更せず，ICS/LABAを長期に継続する明確なメリットを示す臨床データはない．しかし近年，気道は炎症を起こさなくても収縮することのみでリモデリングを生じること，そしてそれはβ_2刺激薬の使用で抑制されるとの報告がなされ，注目されている[4]．

4）ICS/LABAで初期治療を開始した方がよい患者群の特徴

喘息初期治療におけるICS単剤とICS/LABAを比較した検討では，症状や肺機能の改善においてICS/LABAが優れていることが示されており[5]，初期治療はICS/LABAで開始した方がよいと考える．

5）アドヒアランス向上

2011年に実施された全国喘息患者電話聞き取り調査[6]では，成人喘息患者の62％は過去1カ月以内に症状を有していたが，ICSを含む治療を継続していたのは34％であった．治療を止めた理由の6割は，症状が改善したことによる自己中断とされている．アドヒアランス向上で最も重要なことは信頼関係と考える．信頼を掴むためにはまず，初診時に症状をより早く確実に改善さ

せることが肝要である．睡眠障害など，日常生活に支障をきたしている場合は経口ステロイドの短期使用を躊躇してはいけない．喘息は気道の炎症性疾患であり，ICSがkey drugであること，ICSによる全身性副作用はきわめて少ないことなどをくり返し説明するとともに，吸入手技の再確認を行う．また，スパイロメトリーでのモニタリングや定期的な肺機能検査を行い，症状のみならず，目に見える指標を加えて現状の評価を行うことで，わかりやすい病状説明につながる．

6）難治性喘息とは

治療ステップ4の内容でコントロールできない状態が，最重症持続型であり，難治性喘息と言える．ただし，治療のアドヒアランスが保たれていることが前提である．服薬回数や吸入手技をチェックし，喫煙やアレルゲンからの回避ができているかも確認する．また，喘息の状態に悪影響を及ぼすアスピリン喘息（NSAIDs過敏喘息）の存在や，鼻炎・好酸球性副鼻腔炎・胃食道逆流症・COPD・心不全などの合併も考慮しなければならない．さらに喘息が症状の一部に含まれる好酸球性肉芽腫性多発血管炎やアレルギー性気管支肺真菌症などとの鑑別も重要である．専門医への紹介は，治療ステップ3でもコントロールが困難な場合に行っていただきたい．

7）妊娠と喘息

妊娠中の喘息発作は胎児に低酸素血症をもたらしやすく，流産や胎児発育不全，脳障害のリスクとなることが知られている．多くの喘息治療薬は，催奇形性についてはほとんど問題ない．ICSは胎児に対しても母体に対しても安全性が高い．経口ステロイドもプレドニゾロンやメチルプレドニゾロンは胎盤通過性が低く，胎児への副腎抑制は起こりにくい．各種 β_2 刺激薬も同様に安全である．したがって，最も大事なことは喘息による悪化を生じさせないことであり，そのためには必要に応じた治療薬を積極的に使用すべきである．

文献・参考文献

1) 「喘息ガイドライン専門部会-監：喘息予防・管理ガイドライン2012」（日本アレルギー学会/編），協和企画，2012
2) Grainge CL, et al：Effect of bronchoconstriction on airway remodeling in asthma. N Engl J Med, 364：2006-2015, 2011
3) Oga T, et al：Changes in indices of airway hyperresponsiveness during one year of treatment with inhaled corticosteroids in patients with asthma. J Asthma, 38：133-139, 2001
4) Kerstjens HAM, et al：Tiotropium in asthma poorly controlled with standard combination therapy. N Engl J Med, 367：1198-1207, 2012
5) Gibson PG & Powell H：Initial corticosteroid therapy for asthma. Curr Opin Pulm Med, 12：48-53, 2006
6) 足立　満，他：日本における喘息患者実態電話調査 2011 -Asthma Insights and Reality in Japan：AIRJ 2011-．アレルギー・免疫，19：1562-1570, 2012

プロフィール

池田顕彦（Akihiko Ikeda）
西神戸医療センター呼吸器内科　部長
大学在籍中は喘息・COPDの臨床研究をしていましたが，その後は悪性腫瘍，感染症，間質性肺炎などを含めた多彩な肺疾患と日夜格闘しています．呼吸器疾患はジャンルの広さから難しいと思われがちですが，飛び込んでみればそうでもありません．呼吸器内科医は全国的に不足しています．門を叩いてみませんか？

第2章 咳嗽・喘息・COPDの診療のギモン

3. 喘息発作の対応は？

月野光博

●Point●
- 喘息発作の重症度を判定する
- 短時間作用性β2刺激薬の頻回吸入と全身性ステロイド薬の投与を行う
- 1時間以上治療しても改善しない場合は入院を検討する

はじめに

　喘息発作は，日常臨床でしばしば経験する呼吸器疾患である．喘息発作は，重症化すると死に至る場合があるので，適切な治療が必要である．治療の基本は**短時間作用性β2刺激薬の吸入**と**全身性ステロイド薬**である．喘息発作の初期診療について概説する．

1. 喘息発作の診断

　喘息の既往がある，あるいは治療中の患者の喘息発作の診断は容易である．ただし高齢者の場合は，心不全，COPD（chronic obstructive pulmonary disease）の増悪，誤嚥などと鑑別を要する場合がある．病歴聴取や身体所見に加え，必要に応じて胸部X線をチェックする．

●ここがポイント
高齢者の場合，心不全との鑑別を慎重に！

2. 重症度の判定

1 臨床症状

　臨床症状を参考にして，重症度の判定を行う．症状で分類すると，苦しいが横になれる場合は**小発作**，苦しくて横になれないが，歩行できる場合は**中発作**，苦しくて歩けず，会話も困難な場合は**大発作**，チアノーゼ，意識障害，さらに呼吸停止などを認める場合は**重篤な発作**とする（表1）．

表1 喘息症状・発作強度の分類（成人）

発作強度[1]	呼吸困難	動作	検査値[3]			
			%PEF	SpO$_2$	PaO$_2$	PaCO$_2$
喘鳴／胸苦しい	急ぐと苦しい 動くと苦しい	ほぼ普通	80％以上	96％以上	正常	45 mmHg 未満
軽度（小発作）	苦しいが横になれる	やや困難				
中等度（中発作）	苦しくて横になれない	かなり困難 かろうじて歩ける	60～80％	91～95％	60 mmHg 超	45 mmHg 未満
高度（大発作）	苦しくて動けない	歩行不能 会話困難	60％未満	90％以下	60 mmHg 以下	45 mmHg 以上
重篤[2]	呼吸減弱 チアノーゼ 呼吸停止	会話不能 体動不能 錯乱，意識障害，失禁	測定不能	90％以下	60 mmHg 未満	45 mmHg 以上

1） 発作強度は主に呼吸困難の程度で判定し，他の項目は参考事項とする．異なった発作強度の症状が混在するときは発作強度の重いほうをとる．
2） 高度よりさらに症状が強いもの，すなわち，呼吸の減弱あるいは停止，あるいは会話不能，意識障害，失禁などを伴うものは重篤と位置付けられ，エマージェンシーとしての対処を要する．
3） 気管支拡張薬投与後の測定値を参考とする．
文献1より引用

2 肺機能検査

臨床症状と喘息発作の程度は相関しない場合があるので，可能であればピークフロー（PEF：peak expiratory flow）やスパイロメトリーを測定して重症度を判定する．

3 病歴聴取

以下の内容をすばやく聴取する．
・発症からの時間と増悪の原因（感染，薬剤など）
・服薬状況（吸入ステロイド薬，テオフィリン薬，内服ステロイド薬など）
・喘息による入院および救急外来の受診状況
・薬物アレルギー（アスピリン喘息など）
・合併症（糖尿病，心疾患など）

頻回の救急外来受診歴，気管挿管や人工呼吸管理の既往，経口ステロイド薬を投与中の患者はリスクが高く，軽症であっても全身性ステロイド薬の投与を必要とする．**また糖尿病患者にステロイド薬を投与する場合，インスリンの必要量が増えるため入院治療が必要な場合がある．**

● ここがピットフォール
糖尿病患者へのステロイド薬投与には注意が必要！

4 身体所見

意識状態，起坐呼吸，チアノーゼの有無，胸部聴診（喘鳴の程度）を観察する．著明な発汗，呼吸補助筋の使用は大発作の徴候で，意識レベルの低下，呼吸音減弱ないし消失は，呼吸停止ま

たは切迫を示す．

5 検査所見
　酸素飽和度（SpO$_2$）の測定は全例に行い，血液ガス，血液検査，胸部X線，心電図を必要に応じて行う．

3. 治療薬

1 短時間作用性吸入β$_2$刺激薬（SABA）
　気道閉塞をすみやかに改善するためにSABA（short-acting β$_2$-agonist）の吸入を行う．スペーサーを用いた加圧噴霧式定量吸入器（pMDI）は，簡便に投与可能なため最も勧められる方法である．ドライパウダー定量吸入器（DPI）は吸入する力が必要なため，中等度以上の発作では適さない．ネブライザーによる持続的な吸入は効果的で，救急治療によく用いられている．なかでも酸素駆動のジェット式ネブライザーは安全に投与可能で最も勧められる．超音波ネブライザーは稀に発作を誘発することがあるので注意が必要である．

2 ステロイド薬
　SABAの吸入で改善しない場合や中等度以上の発作には，全身性ステロイド薬の投与を開始する．**経口投与と静注は同等の効果を発揮するため，中等度までの発作では経口薬を選択してもよい．**ステロイド薬の効果発現には4時間程度要し，初回の静注投与時には安全を考慮して30分〜1時間で点滴投与する．アスピリン喘息や，アスピリン喘息が疑われる場合には，コハク酸エステル型ステロイド薬であるメチルプレドニゾロン，水様性プレドニゾロンの使用を回避する．2週間以内の投与であれば漸減せずに中止可能である．

Advanced Lecture

●アスピリン喘息
　アスピリン喘息は，成人患者の5〜10％を占め，NSAIDs投与により重篤な発作をきたす．NSAIDsによる発作の既往があり，嗅覚の低下を認め，鼻茸や慢性副鼻腔炎の既往を有する成人発症の重症喘息の場合に可能性が高い．

3 アミノフィリン
　副作用が多く，SABAに対する追加効果が乏しいため[2]，GINA（The Global Initiative for Asthma）のガイドライン[3]では推奨されていないが，わが国のガイドライン[1]では発作時の治療薬の1つとして推奨されている．「アミノフィリン（250 mg/筒）6 mg/kg＋等張補液薬200〜250 mL」を，まず半量を15分で投与し，残りの半量を45分間で投与する．発作前にテオフィリン薬が十分に投与されている場合は，アミノフィリンを半量もしくはそれ以下に減量する．

表2　ステロイド薬の初回投与量

経口薬
プレドニゾロン 0.5〜1.0 mg/kg（最大 50 mg）
点滴静注薬
ヒドロコルチゾン（ソル・コーテフ®）200〜500 mg メチルプレドニゾロン（ソル・メドロール®）40〜125 mg （アスピリン喘息の場合） デキサメタゾン（デカドロン®）4〜8 mg ベタメタゾン（リンデロン®）4〜8 mg

4 アドレナリン0.1％皮下注射

　SABAの頻回大量吸入でも十分な効果が得られない場合に投与を検討する．アドレナリン（0.1％）0.1〜0.3 mL皮下注射を20〜30分間隔で反復投与可能である．原則として脈拍130/分以下に保つようにモニターする．甲状腺機能亢進症，緑内障，糖尿病，重症不整脈などの合併症がある場合は原則禁忌である．上級医の指導のもとに使用するのが望ましい．

5 短時間作用性抗コリン薬（SAMA）

　SABAとの併用による気管支拡張効果増強を期待して追加投与を検討してもよい．イプラトロピウム（アトロベント®エロゾル）またはオキシトロピウム（テルシガン®エロゾル）をスペーサー併用にて4〜8吸入投与する．

4. 治療の実際

1 小発作の治療（通常は家庭での治療）

SABAをpMDI，DPIで2吸入またはネブライザー吸入

症状が改善しなければ中発作の治療を行う．

> ●処方例
> ・サルブタモール（ベネトリン®吸入液）0.5 mL＋生理食塩液
> ・プロカテロール（メプチン®吸入液）0.5 mL＋生理食塩液

2 中発作の治療

① **SABAをスペーサー併用pMDIで4〜10吸入またはネブライザー吸入**

　20分ごとに3回投与する．

② **ステロイド薬を経口または点滴で投与（表2）**

　1時間以上治療を継続しても改善しない場合は，入院治療を検討する．

3 大発作の治療

　基本的に入院治療となる．

表3　ステロイド薬の継続投与量

経口薬
プレドニゾロン 0.5 mg/kg/日
点滴静注薬
ヒドロコルチゾン（ソル・コーテフ®）200 mg（3日以内とする） メチルプレドニゾロン（ソル・メドロール®）40 mg （アスピリン喘息の場合） デキサメタゾン（デカドロン®）4 mg ベタメタゾン（リンデロン®）4 mg

① 酸素投与（SpO$_2$ 93〜95％を目標）
② SABAをネブライザーで頻回吸入

　20分ごとに3回投与した後は，1時間ごとに症状が改善するまで継続投与する．症状改善後は1日4〜6回へ減量する．入眠時の吸入はスキップしてもよい．

③ ステロイド薬を6時間ごとに点滴静注（表3）

　ステロイド薬を初回投与量に続き，維持量を6時間ごとに点滴静注する．
　症状改善後は，経口薬に変更する．

4　重篤な発作の治療

　集中治療室での治療が必要な状態である．すぐに上級医や専門医に連絡する必要がある．SABAの頻回吸入やステロイド薬投与に反応せず，酸素投与を行っても呼吸不全が持続し，PaCO$_2$の上昇と意識障害が出現する場合は，気管挿管および人工呼吸管理の適応となる．PaCO$_2$が45 mmHgを超えはじめたら，いつでも挿管による人工呼吸管理ができるように準備する．**喘息発作の挿管はきわめてリスクが高いため，経験のある専門医が施行することが望ましい．**

　また，経験のある専門医がいる施設では，NPPV（non-invasive positive pressure ventilation：非侵襲的陽圧換気療法）を試みてもよい．意識障害のある場合や気道分泌物が多い場合は，挿管による人工呼吸管理へ切り替える．

5. 治療効果の評価（帰宅の条件）

　治療を開始して1時間経過した時点で，症状，胸部聴診，SpO$_2$を評価する．咳，呼吸苦，喘鳴が軽減し，SpO$_2$＞95％であれば帰宅可能である．帰宅の場合は，SABAの頓用吸入と経口ステロイド薬（プレドニゾロン 0.5 mg/kg相当）5〜7日間の処方を行う．ブデソニド/ホルモテロール配合剤（シムビコート®）を4吸入/日まで長期管理薬として使用している場合は，SABAの代わりに同薬剤を頓用吸入としてもよい（8吸入/日まで）．吸入手技を確認し，早期に主治医への受診を指示する．初発の喘息患者や長期管理薬を使用していない患者には吸入ステロイド薬を導入する．

●処方例（長期管理薬を使用してる場合）
　・サルブタモール（サルタノール®）　頓用2吸入（1時間あける）
　・プレドニゾロン　1回20〜30 mg　朝食後　1日1回5日間

おわりに

喘息発作の対応について概説した．中等度の発作まではレジデントで対応可能であるが，大発作や重篤発作の場合はリスクが非常に高いため，上級医の応援が必要である．

文献・参考文献

1) 「喘息予防・管理ガイドライン2012」（一般社団法人日本アレルギー学会喘息ガイドライン専門部会/監，喘息予防・管理ガイドライン2012作成委員/作成），共和企画，2012
   ↑日本の喘息ガイドラインです．欧米のガイドラインと若干異なりますが，参考になります．
2) Parameswaran K, et al：Addition of intravenous aminophylline to beta2-agonists in adults with acute asthma. The Cochrane Database of Syst Rev,（4）：CD002742,2000
3) Global initiative for asthma：Global strategy for asthma management and prevention revised 2014
   http://www.ginasthma.org/local/uploads/files/GINA_Report_2014_Aug12.pdf
   ↑ホームページからダウンロードできます．大変わかりやすいガイドラインで治療の参考にしています．

プロフィール

月野光博（Mitsuhiro Tsukino）
彦根市立病院呼吸器科
私が研修医になった頃，夜間の救急患者の大半は喘息発作でした．吸入ステロイド薬の導入で救急患者が著明に減少し，当直がずいぶん楽になった記憶があります．滋賀県は呼吸器内科医が大変不足しており，呼吸器内科をめざす医師を1人でも増やそうと努力しています．

第2章 咳嗽・喘息・COPDの診療のギモン

4. 気道疾患のスパイロメトリーの解釈のポイントを教えてください

上田哲也

● Point ●

- フローボリューム曲線の形をみること．そしてまず検査がきちんとできているかを判断しよう
- フローボリューム曲線の形が下に凸になっていれば，閉塞性障害が疑われる．数値だけでは判断しないこと

はじめに

　咳をはじめとする呼吸器症状を訴えて外来に来た患者に，検査をするとなるとまずは胸部X線検査であるが，それで異常がない場合，次に考慮すべきなのがスパイロメトリーである．特に，日常出会う機会の多い咳嗽・喘息・COPDの診断には欠かせない検査である．そのためにも，スパイロメトリーについて正しく理解しておく必要がある．

1. スパイロメトリーの基本

　スパイロメトリーは，X軸に時間をとり，Y軸に被験者の肺気量の変化を記録する（時間-気量曲線）もので，この記録曲線を**スパイログラム**（図1）という．そして，気流速度と肺気量の関係を図示したものが**フローボリューム曲線**（図2）である．正しくは，「①安静換気→②そこから最大吸気位へ→③最大吸気位から最大呼気位まで強制呼出→④最後に最大吸気位まで一気に吸入」であるが，一般には，③の「最大吸気位から最大努力呼気したときに記録されるフローボリューム曲線」のことを単に「フローボリューム曲線」と呼ぶことが多く，以降は主としてこのフローボリューム曲線について述べていく．

2. フローボリューム曲線の形をみよう

　胸部X線検査にせよ，血液検査にせよ，まずは評価するに足るよう正しく検査できているかを常にチェックする習慣をつけておくこと．特にスパイロメトリーは，患者の努力による部分が大きく，きちんと最大努力呼出（強制呼出）できていなければ正しい評価はできない．そのために

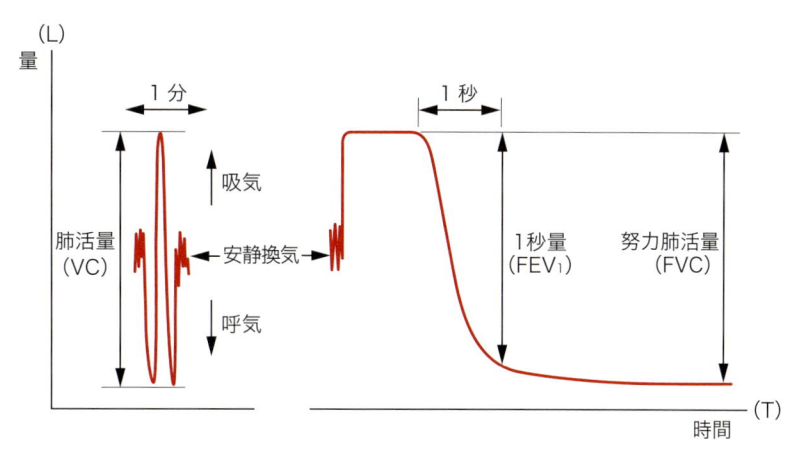

図1 スパイログラム
文献1より引用

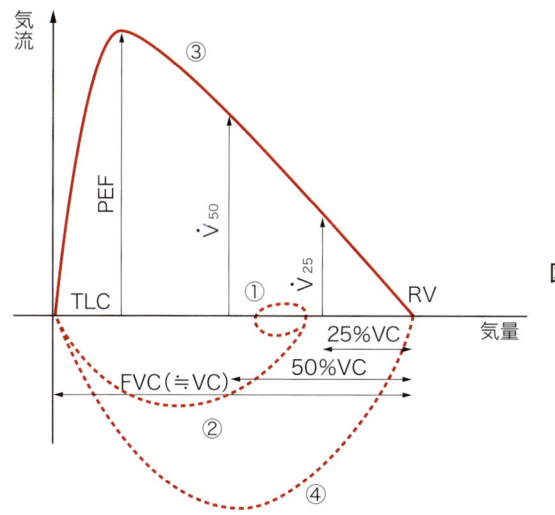

図2 フローボリューム曲線
① 楽な呼吸（安静換気）を行う
② そこから思いっきり息を吸い込む
③ 思いっきり一気に呼出，「吐いて，吐いて」と声かけを続け，最後の一息まで息をしぼりだしてもらう
④ 最後に最大限吸う
TLC：全肺気量，VC：肺活量，RV：残気量
PEF：ピークフロー
FVC：努力肺活量

も，フローボリューム曲線の形をみなければいけない．

　呼出直後にきちんとピークフローが出ているか，その後も呼出を順調に行っているか，途中でやめずに最後まで呼出しているかなどを検証しておく．きちんと強制呼出できず，ふわっと吐いてしまったり（図3），途中で咳をしてしまったり（図4）するとPEF（ピークフロー）やFEV$_1$（1秒量）などが正しく評価できない．

　そして，パターン分析をする．決して，1秒率（FEV$_1$/FVC）だけをみて判断してはいけない．呼気のピークが出ていなければ，前述のように努力呼出不十分であるか，あるいは上気道閉塞が疑われる．下降脚が下に凸であれば，閉塞性障害を疑う．これらは，予測値の曲線と比べるとわかりやすい．もし予測値の曲線が出てなければ，出るように設定し直してもらえばいい．

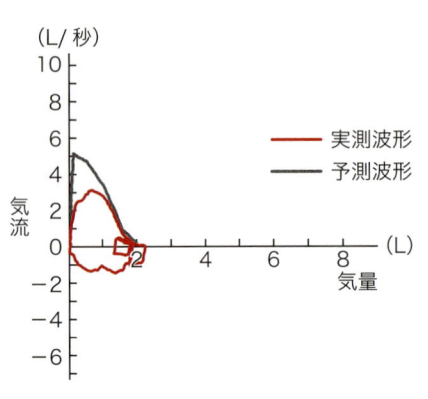

図3 強制呼出不良例のフローボリューム曲線
最初のピークが出ていない

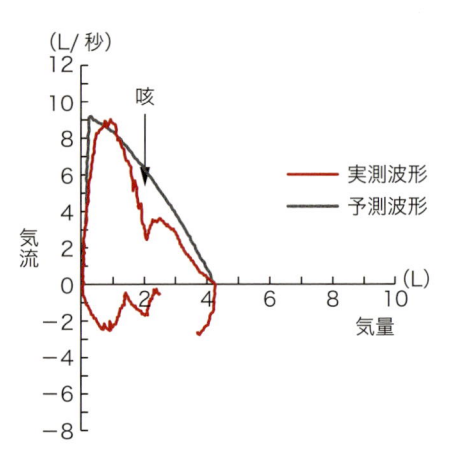

図4 途中で咳が出た場合のフローボリューム曲線
←のところで咳が出ている

3. スパイロメトリー検査で何がわかるのか？どこを見るのか？注意点は？

形状のパターン分析をしたのち，各指標を評価する．いろいろなパラメータが自動計測されるが，主なところをおさえておく．これらも，フローボリュームの形をみながら解釈していく．

① VC（肺活量）とFVC（努力肺活量）
ゆっくりと呼吸した際に測定される
　最大呼気位と最大吸気位の間の肺気量変化量がVCであり，最大吸気位からできるだけ速く強制呼出し，最大呼気位に至るまでの肺気量変化量がFVCである．すなわち，フローボリューム検査で測定されるのはFVCである．通常はFVCとVCはほぼ同じであるが，強制呼出の努力不足（最後まで吐き切らない）があると，FVCが低めの値になってしまう．また，COPDや喘息のように末梢気道の著明な狭窄がある場合，十分な呼出ができなくなり，やはりFVCが低下する．これをair-trappingといい，ATI指数（air-trapping index）という指標が使われる場合もある．これは，ATI（％）＝｛(VC－FVC)/VC｝×100で表される．健常者ではATI指数は±5％以内が目安である．努力不足なのか病的意義のあるFVCの低下かは，フローボリューム曲線のパターンを見ればわかる．

② FEV₁（1秒量）
最大吸気位から最初の1秒間にどれだけ呼出できるか？
　正常であれば，1秒間でFVCのかなりの量を吐き切ることができる．これが低下すると，閉塞性障害をきたしていることになる．すなわち，FEV₁/FVC（1秒率）が70％未満の場合を閉塞性障害あり，と判断するわけであるが，前述したように，数値だけでは判断できない．

③ %VC，%FEV₁
　VC，FEV₁などは，性，年齢，身長により標準値が異なる．これらから求めた標準値（予測値）に対するVC，FEV₁の割合を%VC，%FEV₁などと表す．%FEV₁は閉塞性障害の重症度の指標で

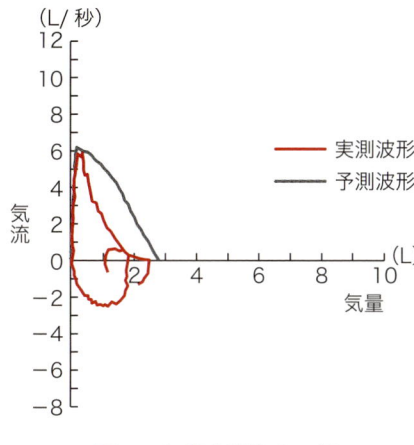

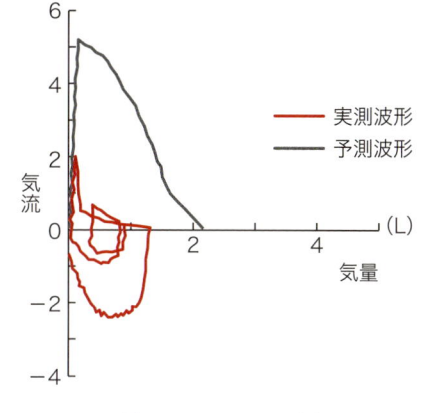

図5　気管支喘息の一例

図6　COPDの一例

あり，COPDの国際ガイドラインであるGOLDでも，重症度分類に用いられている．

4 PEF（ピークフロー，最大呼気流量）

フローボリューム曲線において，初期に出現する呼気流速の最大値．呼出努力に大きく依存するため，PEFがごく初期にきちんと出現しているかしっかりと確認しておく．

5 $\dot{V}_{50}$，$\dot{V}_{25}$

FVCの最大吸気位を100%，最大呼気位を0%としたときの50%，25%肺気量位の呼気流速．呼気後半以降の流速であり，比較的末梢の気道の閉塞性の指標と考えられる．これが低下すると，フローボリューム曲線の下降脚が下に凸になる．流速そのものは呼出努力にほぼ依存しないが，FVCが最大限測定できているかどうかで50%，25%の肺気量位が変わってくるので，それに対応する$\dot{V}_{50}$，$\dot{V}_{25}$も大きく変わり得る．図4のように咳でスムーズな曲線でない場合にも正しく評価できない．数値の評価は慎重にしなければいけない．

4. 具体例で見てみよう

1 気管支喘息の一例（図5）

この1週間調子が悪く，ゼーゼーはしないが夕方息苦しい，と言って受診された患者．明らかにフローボリューム曲線は下に凸である．しかし，FVC：2.62 L（92%），FEV$_1$：2.37 L（72%）でFEV$_1$/FVC：73%である．数値だけからいって，閉塞性障害なし，といってはいけない．症状もあるからだが，明らかに閉塞性障害がある．

コントロールの悪化した喘息患者であり，呼気NO濃度も68 ppbと上昇していたが，シムビコート®吸入などにより，症状，FEV$_1$，呼気NO濃度の改善を認めた．

2 COPDの一例（図6）

75才女性．COPD Ⅲ期で，スピリーバ®，アドエア®吸入などを行っている．FVC 1.36 L

(64％), FEV₁ 0.55 L（38％), FEV₁/FVC 40％である．これも，フローボリューム曲線の形状から明らかに閉塞性障害がある．しかし，VC 低下もあり，拘束性障害も伴っている？　というわけではない．COPD が重症化すると，FEV₁ だけでなく FVC も低下し，このような形になってくる．

Advanced Lecture

1 肺年齢

　最近の器械では，肺年齢なるものが表示できる．
　呼吸機能（特に FEV₁）は，誰でも 20 歳前後をピークに歳とともに低下していく．FEV₁ の実測値を FEV₁ の予測式に当てはめてみて，何歳の FEV₁ に相当するかを計算している．すなわち，「FEV₁ が●.●L 低下している」といってもピンとこないが，「●●歳レベルの呼吸機能になっている」といえば実感しやすい．今日は何歳になった，何歳若返った，などといって一喜一憂しても仕方ない（実際に肺が老化したり若返ったりするわけではない）が，患者にとっては気になる指標のようである．もっとも，ある程度以上肺機能が低下してしまうと常に「95 歳以上」となってしまって一喜一憂もできないのだが．

2 気道可逆性試験

　閉塞性障害と判定した場合，次にそれが可逆性かどうかの評価が必要である．サルブタモール（サルタノール®）2 吸入などの気管支拡張薬を吸入させ，10〜15 分後に再度スパイロメトリーを施行，前後での FEV₁ の比較を行う．
　　FEV₁ 改善率＝｛(吸入後の FEV₁ －吸入前の FEV₁) / 吸入前の FEV₁｝× 100（％）
　改善率が 12％以上かつ改善量が 200 mL 以上であれば，可逆性ありと判定する．一般的には可逆性があれば気管支喘息を示唆するが，COPD において可逆性を示す例もあるため，可逆性の有無だけでは必ずしも気管支喘息と COPD の鑑別にはならない．また，吸入前の％FEV₁ が 80％以上など比較的良好な場合には喘息であっても基準に達しないことがあり，有症状時に行う方が検査の感度が高い．また逆に重症の喘息発作の場合，短時間作用型の気管支拡張薬だけでは効果がなく，改善を示さないこともある．気管支収縮がごく軽度で FEV₁ 改善率が基準に達しない場合，最近臨床応用されるようになった気道抵抗の測定（IOS，モストグラフ）が有用な場合がある．

おわりに

　スパイロメトリー/フローボリューム曲線は，やりようによって結果がかなり変わってくるために，解釈が難しい場合がある．しかし，そのなかにはさまざまな情報が含まれており，非常に奥が深い．まずはここにあげた基本的なことからおさえ，身近に活用していけるようになっていってほしい．くれぐれも，とりあえずルーチンで検査しただけ，で終わらないようにしっかりと解釈するようにしてほしい．

文献・参考文献

1)「呼吸機能検査ガイドライン―スパイロメトリー，フローボリューム曲線，肺拡散能力―」（日本呼吸器学会肺生理専門委員会/編），メディカルレビュー社，2004
　↑呼吸機能検査（スパイロメトリーと肺拡散能のみ）について，簡潔に記されている．ただし，非売品である
2)「フロー・ボリューム・カーブの理論と使い方」（斉藤陽久/監，鈴木範孝/著），真興交易医書出版部，2013
　↑フローボリューム曲線に特化し，詳細にわかりやすく解説されている
3)「肺年齢の利用について」（日本呼吸器学会　肺年齢普及推進事務局/編），2008
　↑ホームページから参照できる
　http://www.hainenrei.net/

プロフィール

上田哲也（Tetsuya Ueda）
大阪府済生会中津病院呼吸器内科　副部長
大阪の真ん中であらゆる呼吸器疾患を診ています．充実した設備・態勢のもと，呼吸器疾患で診れないものはないと自負して，忙しさのなかで，教育・指導・研究などにも注力しています．

第2章 咳嗽・喘息・COPDの診療のギモン

5. COPDと喘息の鑑別や両者合併の病態について教えてください

小賀 徹

●Point●
- 喘息とCOPDの鑑別には，鑑別を意識した病歴聴取が重要である
- 鑑別のための決定的な検査はないが，スパイロメトリーは簡便で有用
- 喘息とCOPDの両方の特徴をもつ疾患群が"ACOS"と命名された

はじめに

　喘息とCOPD（chronic obstructive pulmonary disease：慢性閉塞性肺疾患）は，慢性気道疾患の範疇で最も多い．その典型例，例えば，若年者の喘息や，喫煙高齢者のCOPDなどは，鑑別も容易であろう．しかし臨床現場においては，特に喫煙者や高齢者において，喘息とCOPDの両者の特徴をもち合わせる鑑別の困難なケースに，しばしば遭遇する．予後や治療法は必ずしも同じではなく，症状は不安定で，発作を起こしやすいなど，臨床的に問題になりやすい．診療ガイドラインにおいても，その取り扱いは変遷したが，近年新しい疾患概念asthma-COPD overlap syndrome（ACOS）と提唱された．本稿では，喘息とCOPDの鑑別について，ACOSにも触れながら，臨床現場で役立つよう概説したい．

1. 診察

1 詳細な病歴聴取が重要である

　喘息とCOPDの鑑別において，決定的な検査はなく，その両者の特徴をよく認識したうえで，年齢や喫煙歴，既往歴，アトピーといった患者背景や，症状の発症パターンや経過を詳細に聴取することにより，ある程度絞り込みできる（表1）．例えば，若年者や非喫煙者ならば喘息をまずは考えるであろうし（α_1-アンチトリプシン欠損症による若年性肺気腫は日本人は稀），症状を聞く際にも，鑑別を意識した聞き方が重要になる．喘息では，日内（夜間や早朝に悪化）や季節間，あるいは，運動を含めた何らかの刺激で誘発される経験，など症状の変動性についての病歴聴取は役に立つ．COPDでは，慢性の咳や痰もあるが，主なのは緩徐に進行する息切れで，これも漫然と「息切れしますか？」と聞くのではなく，むしろ，「階段や坂道でどうですか？ 平坦な道は？ 以前と比べてどうですか？」といったように，具体的な負荷下での病歴聴取が参考になる．Medical Research Council（MRC）呼吸困難スケール修正版（表2）は，息切れを客観的に

表1 喘息，COPD，ACOSの特徴

	喘息	COPD	ACOS
発症	通常小児発症だが，どの年齢でも	中年以降	通常中年以降だが，小児や成人初期に症状があることあり
既往歴など	多くはアレルギー歴（鼻炎や皮膚炎など）や小児喘息の既往，家族の喘息歴がある	長期の喫煙歴（もしくは粉塵曝露歴）	喘息の診断，アレルギーや喘息の家族歴，有害粉塵の曝露
症状	時間で変化し得る（日内，日々，季節間など）夜間や早朝に悪化 運動，感情，埃，アレルゲンなどで誘発され得る	緩徐に進行する 労作時の息切れ（最初は階段や坂道で自覚される）	労作時の息切れを含む呼吸器症状は持続性だが，変動性が顕著なこともある
臨床経過	通常は治療に反応して改善し，自然に良くなることもある 気流制限は固定化することもある 経時的に必ずしも悪化するとは限らず，変動し得る	通常は治療しても徐々に進行する	症状は治療により部分的にだが有意に軽減する 通常進行性で治療の必要性は高い

文献1を参考に作成

表2 MRC呼吸困難スケール修正版

Grade 0	激しい運動をしたときだけ息切れがある
Grade 1	平坦な道を早足で歩く，あるいは緩やかな上り坂を歩くときに息切れがある
Grade 2	息切れがあるので，同年代の人よりも平坦な道を歩くのが遅い，あるいは平坦な道を自分のペースで歩いているとき，息継ぎのために立ち止まらなければならない
Grade 3	平坦な道を約100 m，あるいは数分歩くと息継ぎのために立ち止まる
Grade 4	息切れがひどく家から出られない，あるいは衣服の着替えをするときにも息切れがある

文献2を参考に作成

評価するのに，世界で頻用されている．

過去に，喘息，肺気腫，気管支炎，COPDなどと診断されたことがあったり，吸入薬を処方されたりしたことは，診断名は必ずしも正しいとは限らないが，慢性気道疾患が以前よりあった，または症状が出現していたことを示唆しており，注意して病歴聴取する．発症時期や罹病期間，疾患の進行を推定したり，吸入薬に対する反応性（喘息の方が吸入ステロイド薬や気管支拡張薬に対する改善度は速やかで明らか）などの情報は有用である．また経過を考えるうえでも，喘息は経時的に必ずしも悪化するとは限らず，季節や年で変動したり，自然に改善したりすることさえあるのに対し，COPDでは通常は治療しても徐々に進行する（表1）．

なお本稿では，喘息とCOPDの鑑別を前提に記載しているが，臨床現場では，咳嗽や息切れに関しては，さらに類縁疾患を意識した病歴聴取（先行気道感染，副鼻腔炎，逆流性食道炎，睡眠時無呼吸症候群，心不全など）も必要であるので，本稿を基盤に知識や経験を深め，手際よく，診断に近づけるようにしたい．

2 身体所見での鑑別は困難である

　身体所見では，安定期には正常であることも多く，喘息とCOPDを鑑別することは困難である．時に，肺過膨張を示唆するようなビール樽状胸やHoover徴候（吸気時に下部肋骨弓部が内方に陥凹する），ほかに呼吸補助筋の使用や口すぼめ呼吸などがCOPD患者に特徴的にみられることもあるが，むしろ軽〜中等症ではみられないことが多い．また，聴診上では喘鳴やラ音などの異常音があることがあるが，喘鳴は，喘息に特異的ではなく，COPDや心不全でも聴取し得るので注意したい．なお急性期では，明らかな喘鳴や呼吸補助筋使用など異常所見がみられるが，やはり身体所見での鑑別は困難である．

2. 検査

1 胸部X線写真はむしろ合併症や他疾患の除外のため

　呼吸器疾患の診断において，胸部X線写真は重要であるが，喘息やCOPDの場合，確定診断や鑑別のためより，肺癌，肺炎，気管支拡張症，間質性肺炎，心不全，気胸などの合併症や他疾患の除外をするのに重要である．COPDでは，教科書的には肺野透過性亢進や肺過膨張を示唆する所見とされているが，ある程度進行した場合や気腫の強い場合であり，むしろ正常であることも多い．

2 スパイロメトリーは簡便かつ重要な検査である

　慢性気道疾患において，スパイロメトリーは簡便かつ重要な検査である．診断のみならず，治療効果の判定や疾患の進行などの評価の指標になる．スパイロメトリーに基づいた喘息，COPD，後述するACOSの判定の目安を表3にまとめた．気管支拡張薬吸入後の1秒率（FEV$_1$/FVC）が70％未満であれば，気流制限の存在を示唆する．特に喘息の場合は，これが正常である場合もある．1秒量FEV$_1$の予測値に対する割合（％）は，気流制限の程度，つまり重症度の指標の1つとなり，死亡や増悪と関係する．

　単回測定だけではなく，可逆性の評価も有用である（例えば，サルブタモールインヘラー200μgを吸入前と吸入15分後に再検査する，表3）．誤解のないようにしたいのは，COPDでもある程度可逆性はあるが，治療により気流制限は正常化しないことである．

　PEF（peak expiratory flow）値が1秒量と良い相関があることを利用し，比較的安価で携帯できるピークフローメーターを用いて，自宅で気流制限の程度を客観的に測定するのも有効である．測定は，喘息が夜間から早朝に不安定になりやすいので，1日2回〔以上（起床時と就寝前）〕とし，変動が大きい場合は，喘息の要素ありと判定する．

3 精密肺機能や胸部CTも必須ではないが有用

　これまでで，おおよそ喘息か，COPDか，合併としてのACOSかは判定できる．喘息かACOSならば，吸入ステロイド薬を含んだメニューで治療を開始し，気管支拡張薬単剤とならないようにする．COPDならば，気管支拡張薬を中心に治療を開始し，吸入ステロイド薬単剤とならないようにする．治療効果を症状やスパイロメトリーで再検し，診断を再検証する．

　そのほかに，専門的な鑑別検査を表4に記載する．精密肺機能検査での拡散能や胸部CT検査

表3 喘息，COPD，ACOSのスパイロメトリーの指標

	喘息	COPD	ACOS
正常 FEV₁/FVC（気管支拡張薬吸入前または後）	診断に矛盾しない	診断にあわない	慢性気流制限の他の根拠がなければ，あわない
気管支拡張薬吸入後 FEV₁/FVC＜0.7	気流制限を示唆するが治療または自然に改善することあり	診断に必須	通常存在
FEV₁ 予測値の80％以上	診断に矛盾しない（良好な喘息コントロール，または症状間の合間）	気管支拡張薬吸入後 FEV₁/FVC＜0.7 なら，GOLDの軽度気流制限の分類に合致（カテゴリーAまたはB）	軽症ACOSに矛盾しない
FEV₁ 予測値の80％未満	診断に矛盾しない 喘息増悪の危険因子	気流制限の重症度や将来のイベント（死亡や増悪）の指標	気流制限の重症度や将来のイベント（死亡や増悪）の指標
気管支拡張薬吸入後 FEV₁ の基礎値から12％，200 mLの上昇（可逆性の気流制限）	通常経過中にあるが，良好管理中や，コントローラー治療中はないかもしれない	よくあり，FEV₁ が低いときはよりあり得るが，ACOSも考慮する	よくあり，FEV₁ が低いときはよりあり得るが，ACOSも考慮する
気管支拡張薬吸入後 FEV₁ の基礎値から12％，400 mLの上昇（顕著な可逆性）	喘息の可能性高い	COPDでは稀 ACOSを考慮	ACOSの診断に矛盾しない

GOLD：Global Initiative for Chronic Obstructive Lung Disease，ACOS：asthma-COPD overlap syndrome
文献1より引用

表4 専門的な検査による喘息とCOPDの鑑別

	喘息	COPD
呼吸機能検査 　拡散能（DL_CO） 　動脈血液ガス分析 　気道過敏性	正常 正常 亢進	しばしば低下 異常なことあり 亢進することあり
胸部CT	通常正常 エアトラッピングや気道壁肥厚があることもあり	気腫性変化を示唆する低吸収領域（LAA）があり得る 気道壁肥厚や肺高血圧所見があることもある
アトピー（IgEや皮膚プリックテスト）	中等度に上昇していれば喘息の可能性 診断には必須でない	COPDを除外するものではない
呼気一酸化窒素濃度（FeNO）	非喫煙者で高値ならば好酸球性気道炎症	通常正常 現喫煙者で低値
血中好酸球数上昇	あり	あるかもしれない（悪化時）

文献1を参考に作成

は特にCOPDで異常所見がみられ，喘息との鑑別に有用である．採血でのアトピーや，血液・痰中の好酸球数の確認などは，喘息でよく実施されるが，COPDでも陽性があり得るので注意したい．

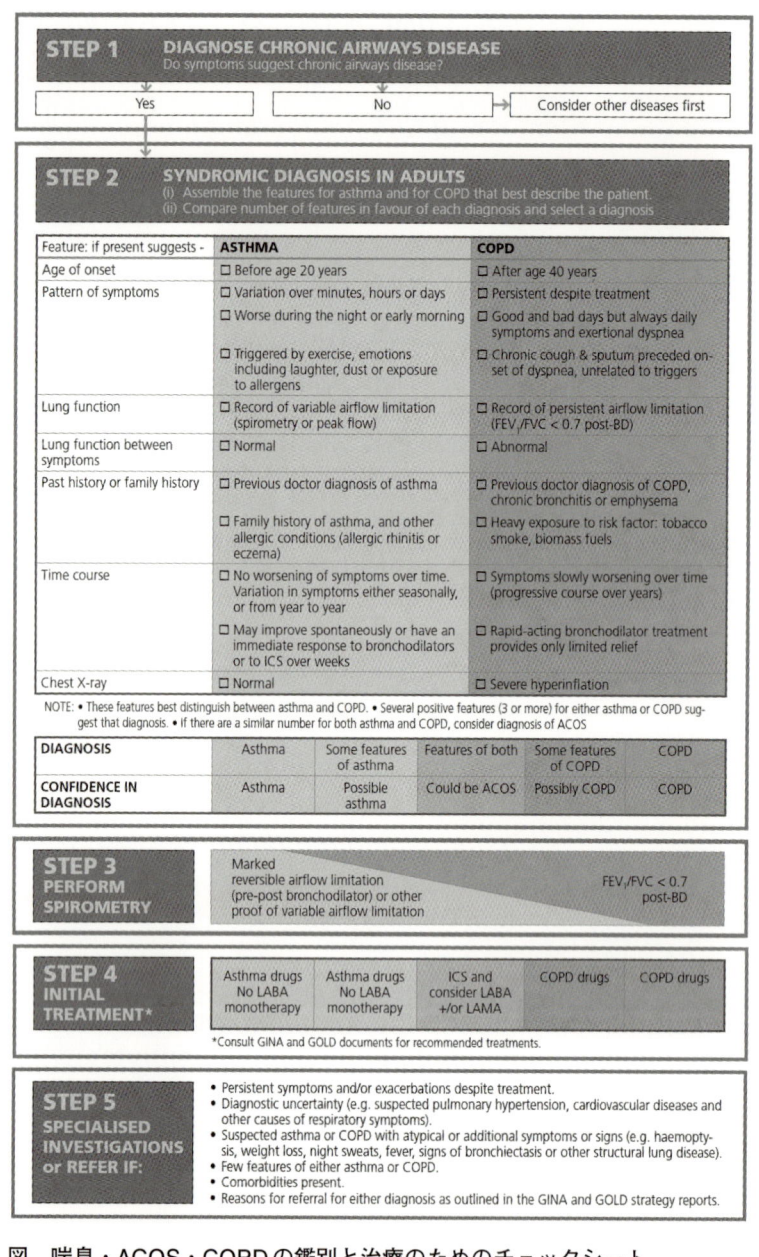

図　喘息・ACOS・COPDの鑑別と治療のためのチェックシート
文献1より引用

3. ACOSの疾患概念の提唱

　従来，喘息とCOPDと両方の特性をもった患者群の存在は認識されていた．喘息とCOPDは鑑別し得るという近年の立場から，そのような患者群をどう扱うか常に問題となってきた．この度"ACOS"と呼ぶことが提唱され，その診断と治療のためのドキュメントがGINA (http://www.ginasthma.org/) とGOLD (http://www.goldcopd.org/) の共同の形で発表されており[1]，本稿

でも表を中心に参照している．それによると，ACOSは，「持続する気流制限が特徴で，通常喘息に関係する特徴と，通常COPDに関連する特徴とをあわせもつ．それゆえ，喘息とCOPDの両方に共有する特徴により識別される」と定義されている．鑑別診断と治療のためのチェックシート（図）も掲載されており，ご参照いただきたい．

おわりに

　喘息とCOPDの鑑別については，決定的なものはないが，意識した詳細な病歴聴取とスパイロメトリーを忠実に行うことで大部分は解決できよう．また，長年どちらに属するのか曖昧であった合併的な症例群に対し，ACOSという概念を提唱することで可及的に曖昧さを排除したことは，今後の検査・治療や，臨床経過など，差別化できるようになり，一定の評価ができる．ただ，不明確な診断基準や，日本の患者群にも同様に適用し得るか，などの検証はこれからで，今後の進展を注視する必要がある．

文献・参考文献

1) Diagnosis of Diseases of Chronic Airflow Limitation : Asthma, COPD and Asthma-COPD Overlap Syndrome (ACOS). Based on the Global Strategy for Asthma Management and Prevention and the Global Strategy for the Diagnosis, Management and Prevention of Chronic Obstructive Pulmonary Disease, 2014
2) Global Initiative for Chronic Obstructive Lung Disease. Global strategy for the diagnosis, management, and prevention of chronic obstructive pulmonary disease. (updated 2014)

プロフィール

小賀　徹（Toru Oga）
京都大学大学院医学研究科呼吸管理睡眠制御学講座　准教授
呼吸器内科全般に関して，臨床にも研究にも貢献できるように頑張っています．

第2章 咳嗽・喘息・COPDの診療のギモン

6. COPD増悪時のNPPVや人工呼吸器の設定を教えてください

永田一真

●Point●

・COPD増悪で呼吸不全の悪化をきたした場合にはNPPVがまず考慮される
・患者と人工呼吸器がうまく同調するようにNPPVを装着する
・内因性PEEPや呼吸仕事量の軽減を意識して設定の調整を行う

はじめに

　COPD（chronic obstructive pulmonary disease：慢性閉塞性肺疾患）増悪とは，呼吸困難，咳，喀痰といった症状が日常の生理的変動を越えて増悪を呈した場合をいう．増悪の原因として気道感染が最も多いといわれているが，約1/3の症例では原因が特定できない．治療としては気管支拡張薬の吸入やステロイドの全身投与などの薬物治療が第一選択であるが，重症化すると呼吸不全を呈するようになり，酸素療法や人工呼吸管理により低酸素血症や高二酸化炭素血症に対して適切な管理を行うことも必要となる．またCOPD増悪に対してはNPPV（noninvasive positive pressure ventilation：非侵襲的陽圧換気療法）が有用であることが多くの臨床試験で示されており，広く使用されている．本稿ではCOPD増悪に対してのNPPVや人工呼吸器の適応および設定を含めた使い方について解説する．

1. COPD増悪に対する酸素療法，NPPV，人工呼吸器

1 酸素療法

　COPD増悪が重症化し呼吸不全を呈する場合にはまず酸素療法が適応となる．酸素投与方法としては鼻カニューラや簡易酸素マスク，リザーバー付酸素マスクなどが用いられることが多いが，二酸化炭素の貯留が懸念される場合にはベンチュリーマスクが用いられることもある．ベンチュリーマスクは患者の1回換気量に左右されず，吸入酸素濃度が24〜50％の安定した酸素吸入ができる．これでも十分な酸素化が得られない場合や二酸化炭素の貯留をきたす場合には，NPPVや人工呼吸器への移行を検討する．

2 NPPVの効果と適応

　酸素療法を行っても呼吸不全の悪化をきたした場合にはNPPVがまず考慮される．COPD増悪

表1 COPD増悪におけるNPPVの患者選択

適応基準（以下のうち，1項目以上）
呼吸性アシドーシス（動脈血：pH≦7.35かつ/あるいはPaCO₂≧45 mmHg）
呼吸補助筋の使用，腹部の奇異性動作，または肋間筋の陥没など，呼吸筋の疲労または呼吸仕事量の増加あるいはその双方が示唆される臨床徴候を伴う重度の呼吸困難

文献3より引用

表2 COPD増悪に対する挿管人工呼吸の適応

NPPVが忍容できない，またはNPPVに失敗
呼吸停止または心停止
呼吸減弱（意識消失または息苦しさによるあえぎを伴うもの）
意識低下，鎮静によるコントロールが不十分な精神運動性激越
大量の誤嚥
呼吸器分泌物を持続的に除去できない
心拍数50/分未満で，俊敏性に欠ける
血行動態が重度に不安定で，輸液と血管作動薬に反応しない
重度の心室性不整脈
NPPVが忍容できない患者において，生命を脅かす低酸素血症を認める場合

文献3より引用

に対するNPPVはThe Global Initiative for Chronic Obstructive Lung Disease（GOLD）[1]でもエビデンスレベルAで推奨されており，これまで数多くその有用性について報告されている．高二酸化炭素血症（PaCO₂＞45 mmHg）を伴うCOPD増悪の患者を対象とした14のランダム化比較試験のメタ解析では，NPPVを使用しない場合と比較してNPPV群では死亡率の低下（11％対21％），挿管率の低下（16％対33％），治療失敗の低下（20％対42％）がみられ，入院日数や治療関連合併症も低下がみられた[2]．

どのような患者がNPPVの対象となるかについてはガイドライン[3]において表1のように示されている．すなわち，呼吸性アシドーシスや呼吸筋の疲労または呼吸仕事量の増加が示唆される臨床徴候を認める場合に適応と考えられる．しかし呼吸停止や呼吸循環動態が不安定な場合など表2に示した条件に当てはまる場合にはNPPVの使用は原則禁忌と考えられ，挿管人工呼吸を考慮する必要がある．ただし禁忌であってもDNI（do-not-intubate：年齢，基礎疾患などにより挿管下人工呼吸を行わない意思表明のある場合）では行うことはあるし，慎重なモニタリング下ではNPPVが適する場合もあるため，必ずしもすべて絶対に使用してはならないというものではないことに注意する必要がある．特にCO₂ナルコーシスによる意識低下の場合，NPPVにより改善が期待できるため，まずはNPPVを試みてもよいと考えられる．

NPPVの導入後は挿管人工呼吸への移行を常に念頭に置いておく．呼吸困難などの症状，バイタルサイン，胸郭の動きを慎重に観察するとともに，血液ガスを定期的に（最初は30分後，その後は安定するまでくり返し）確認することが重要である．これらに悪化がみられる場合には挿管人工呼吸への移行をためらわないようにする．

3 挿管人工呼吸の適応

　NPPVがCOPD急性増悪に対して有効であることは上述の通りだが，NPPVで対応できない場合には挿管人工呼吸が必要となる．一般的に挿管人工呼吸の適応として，①低酸素血症および高二酸化炭素血症による呼吸不全，②気道防御機能の破綻（咳嗽反射消失，舌根沈下など），③NPPVが禁忌，もしくはNPPVで改善しない呼吸不全，があげられる．ガイドライン[3]においてはCOPD増悪に対する挿管人工呼吸の適応は**表2**のように示されている．

　特にNPPVが禁忌，もしくはNPPVで改善しない呼吸不全に対して挿管人工呼吸を行うことは重要であり，挿管人工呼吸へ移行するタイミングを逃さないようにする．

2. NPPVと人工呼吸器の設定

1 NPPVの設定

1）モードと圧設定

　COPD増悪でNPPVが導入となる場合には$PaCO_2$の上昇や呼吸仕事量の増加があることが多く通常S/Tモード※を用いることが多い．初期設定は患者の不快感が少ないように低い圧（IPAP 8 cmH_2O，EPAP 4 cmH_2O程度）で開始し，状態を見ながら調整を行う．EPAP（呼気気道陽圧）は内因性PEEPを打ち消す効果を期待して用いているため，通常は4～6 cmH_2Oで設定する．トリガーがかかりにくい場合には8 cmH_2O程度まで上げることもある．IPAP（吸気気道陽圧）は患者の呼吸困難，呼吸回数，$PaCO_2$などを参考にしながらEPAP＋10 cmH_2O程度以下で設定する．$PaCO_2$の目標値は呼吸不全前の安定期の値とし，$PaCO_2$の低下がみられることを経時的に確認を行う．呼吸困難が強い場合や$PaCO_2$の上昇がみられる場合にはIPAPを増加させる．設定の変更を行っても呼吸困難が強い場合や$PaCO_2$の上昇がみられる場合には挿管人工呼吸への移行を検討する．

2）呼吸回数

　NPPVは基本的には自発呼吸であり，強制換気を行っても十分な換気量が得られないことが多い．そのため呼吸回数は患者の呼吸回数よりも少なく（10～15回/分程度）設定しバックアップ程度に考えるのがよい．またNPPVを開始すると呼吸仕事量が減り呼吸回数が減少してくるため，患者の呼吸回数を上回らないように適宜調整する必要がある．ただし，同調性が悪い場合には患者の呼吸回数よりも多く（20～30回/分程度）設定し，調節呼吸的に使用することもある．

3）ライズタイム

　NPPVでは患者の呼吸パターンに合うような呼吸補助を行うことが重要であり，患者の吸気の勢いを見てライズタイム（EPAPからIPAPへの立ち上がりにかかる時間）を設定する．つまり吸気が遅い場合にはライズタイムを長く，早い場合には短くし，患者の不快感が少ないように調節を行う．

4）FiO_2

　高すぎるSpO_2（95％以上程度）は換気抑制を招く恐れがあるため，SpO_2 88～92％（PaO_2 55～60 mmHg）程度を保つようにFiO_2を調節する．

※S/Tモード：自発呼吸を補助しながら一定時間自発呼吸がない場合にバックアップ呼吸が入るモード

表3 COPD増悪患者の人工呼吸管理中のモニタリング

症状とバイタルサイン
患者と人工呼吸器の同調性
内因性PEEP
プラトー圧
動脈血液ガス
循環動態

●NPPVを成功させるコツ

NPPVは患者の協力が不可欠であり,治療を始める前に現在の病状,NPPVの必要性,合併症などを患者と家族に十分説明する必要がある.これは治療に対する不安感を取り除くためにも重要である.

またマスクの装着は非常に重要なポイントである.マスクを装着するときはすぐにストラップで固定せず,手でマスクを保持し,まずはマスクの装着感と陽圧換気に慣れてもらう.また慌てずにゆっくり呼吸すれば,器械が空気を吸うのを助けてくれることを説明し,患者にリラックスしてもらえるように声かけを行うなどの工夫をする必要がある.皮膚の発赤やびらんを避けるため,装着をする際にはストラップをきつく締めすぎないように注意する.

マスクやNPPVの機種には多くの種類がありそれぞれに応じた特徴があるため,臨床工学技士と連携をとりながら選択する必要がある.

2 人工呼吸器の設定

1) モード,モニタリングと圧設定

人工呼吸器のモードとしてはプレッシャーコントロール換気(PCV),ボリュームコントロール換気(VCV)ともに用いることができる.プレッシャーサポート換気(PSV)も使用できるが,PSVにおける吸気の終了は流速によって規定されており,患者と人工呼吸器との間で吸気終了にずれが生じる場合には不快感が増すことがある.呼吸回数と吸気時間を設定できる点ではPCVの方がPSVよりも好まれる.

COPD増悪に対して人工呼吸管理をする際には表3に示した事項のモニタリングが重要である.特に内因性PEEPのモニタリングは必須で,呼気時の流速波形が基線に戻る前に吸気が始まってしまう現象をとらえたり,呼気休止を行うことで測定したりする.

設定としては,PEEPはNPPVの項で解説した通り,内因性PEEPを打ち消すため4〜8 cmH$_2$O程度で設定する.また,大きな一回換気量は肺過膨張を悪化させるため一回換気量は少なく(6〜8 mL/kg程度)なるように設定し,プラトー圧も可能な限り低く(30 cmH$_2$O未満)する.

Advanced Lecture

●内因性PEEPについて

COPD増悪においては,呼気流量の制限や呼気時間の短縮が原因で,呼気終末にも肺胞が完全

に空にならず，空気とらえこみ現象が起こる．呼気終末の肺胞圧は通常は大気圧と同等であるが，空気とらえこみ現象が起こると大気圧より陽圧となりこれを内因性PEEPという．内因性PEEPが存在すると，肺内へ空気が流入するために強い吸気圧が必要となる．その結果，呼吸仕事量は増加し，また人工呼吸器装着時にはトリガーが難しくなる．

2）呼吸回数

COPD増悪では呼吸回数を多くするとエアトラッピング（呼気が終了しないうちに末梢気道が閉塞して呼気が肺胞内に残ること）により換気状態は悪化するため，少なめの呼吸回数（10～15回/分程度）で設定する．呼気時間を長く確保することにより息を吐ききることができる状態が望ましい．その後はPaCO$_2$の推移と内因性PEEPの状態に合わせて調整する．

3）吸気時間

呼気時間を長く確保するため吸気時間は短め（1.0秒以内程度）に設定する．吸気時間：呼気時間が1：2以上となることが望ましい．また，人工呼吸開始後早期には吸気時間を固定する（0.6～1.0秒）方が忍容性が高くなることがある．特にPSVではサイクル不同調が起こりやすいため，フローターミネーションを高く設定することでサイクル不同調を軽減できることがある．

4）FiO$_2$

NPPVの項目で述べたのと同様に調整を行う．

さいごに

本稿ではCOPD増悪に対してのNPPVと人工呼吸器の適応，設定について解説を行った．COPD増悪の治療において呼吸管理方法の選択，およびその設定と調整は非常に重要であり，患者の快適性や予後に大きくかかわってくる．本稿が読者の今後のCOPD増悪の診療の一助になれば幸いである．

文献・参考文献

1) Vestbo J, et al：Global strategy for the diagnosis, management, and prevention of chronic obstructive pulmonary disease：GOLD executive summary. Am J Respir Crit Care Med, 187（4）：347-365, 2013
2) Ram FS, et al：Non-invasive positive pressure ventilation for treatment of respiratory failure due to exacerbations of chronic obstructive pulmonary disease. Cochrane Database Syst Rev,（1）：CD004104, 2004
3) 「NPPV（非侵襲的陽圧換気療法）ガイドライン（改訂第2版）」（日本呼吸器学会NPPVガイドライン作成委員会/編），南江堂，2014

プロフィール

永田一真（Kazuma Nagata）
神戸市立医療センター中央市民病院呼吸器内科
急性期，慢性期問わず呼吸不全の診断や治療について興味をもっており，臨床にも研究にも頑張って取り組んでいきたいと思っています．

第3章 間質性肺炎の診療のギモン

1. 間質性肺炎の分類や診断が難しいです

谷澤公伸

> ● Point ●
> ・間質性肺炎の診断には他疾患の除外が必要である
> ・間質性肺炎は特発性と続発性に大別される
> ・特発性間質性肺炎では特発性肺線維症の診断が重要である

はじめに

　間質性肺炎は「胸部放射線画像上両側びまん性の陰影を認める疾患のうち，肺の間質を炎症の場とする疾患」と定義される[1]．間質性肺炎の診断，分類は，①病歴聴取，身体所見，血液検査などによる臨床診断，②画像もしくは病理組織による形態学的な診断，③生理学的指標もしくは運動耐容能による機能障害の評価を組み合わせて行う．本稿では，厚生労働省診断基準，**特発性肺線維症**：idiopathic pulmonary fibrosis（IPF）および**特発性間質性肺炎**：idiopathic interstitial pneumonias（IIPs）の最新のガイドラインを中心に，概説する．

1. 間質性肺炎と診断する前に

1 間質性肺炎の診断の流れ

　「間質性肺炎」そのものの診断は，他疾患（肺癌など）に対する肺切除術で偶然に組織診断が得られた場合を除き，①胸部画像での間質影の指摘，②他疾患の除外という流れをとる．表1に本邦におけるIIPs（原因不明の間質性肺炎）の診断基準を示した．ここでは，症状，身体所見，血液検査，呼吸機能検査，血液ガス検査，6分間歩行検査，画像診断，組織診断を組み合わせながら，除外すべき鑑別診断が列挙されている（表2）．単一の症状，身体所見，検査所見では，間質性肺炎の診断には至らない点に注意してほしい．

2 間質性肺炎と鑑別すべき疾患

　間質影をきたす間質性肺炎以外の疾患として肺炎，うっ血性心不全，他疾患に合併した急性呼吸促迫症候群：acute respiratory distress syndrome（ARDS），癌性リンパ管症，肺癌，結核後遺症がある．背景肺に気腫性変化や結核後遺症などによる正常な肺胞構造の破壊があると，肺炎やうっ血性心不全によるコンソリデーションが非典型的な網状影をとり，間質性肺炎のように見

表1　厚生労働省指定難病「特発性間質性肺炎」の診断基準

①主要症状および身体所見： 1. を含む2項目以上	④胸部X線画像： 1. を含む2項目以上
1. 捻髪音（fine crackles） 2. 乾性咳嗽 3. 労作時呼吸困難 4. ばち指	1. 両側びまん性陰影 2. 中下肺野，外側優位 3. 肺野の縮小
②血清学的検査：1項目以上	⑤胸部HRCT：病理診断を伴わないIPFでは 1. および2. が必須要件
1. KL-6上昇 2. SP-D上昇 3. SP-A上昇 4. LDH上昇	1. 胸膜直下の陰影分布 2. 蜂巣肺 3. 牽引性気管支・細気管支拡張 4. すりガラス陰影 5. 浸潤影（コンソリデーション）
③呼吸機能：2項目以上	
1. %VC＜80% 2. %DLco＜80% 3. 低酸素血症：1項目以上 　安静時PaO₂＜80 Torr 　安静時AaDO₂≧20 Torr 　6分間歩行時SpO₂≧90%	IPFの診断 確実：①〜⑤のすべて，または外科的肺生検でUIP ほぼ確実：①〜⑤のうち⑤を含む3項目以上 疑い：①〜⑤のうち⑤を含む2項目

IPF：idiopathic pulmonary fibrosis，UIP：usual interstitial pneumonia
文献1を参考に作成

表2　厚生労働省指定難病「特発性間質性肺炎」の鑑別除外診断

心不全	薬剤性肺炎
肺炎（特に異型肺炎）	好酸球性肺炎
既知の原因による急性肺障害（ALI）	びまん性汎細気管支炎
膠原病	癌性リンパ管症
血管炎	肺胞上皮癌
サルコイドーシス	肺リンパ脈管筋腫症（LAM）
過敏性肺臓炎	肺胞蛋白症
じん肺	ランゲルハンス細胞肉芽腫症
放射線肺臓炎	

※「ALIのうちPaO₂/FiO₂≦200の場合」ARDSと定義される
文献1より引用

えることがある．

　CTが撮影されていなければ，可能な限りhigh-resolution computed tomography（HRCT，基本的に造影不要）を撮影する．同時に経過が手がかりとなる．過去の画像を可能な限り入手し，臨床経過と併せて，特に急性期疾患の合併による修飾を検討する．慢性型の間質性肺炎は急性増悪や感染症を合併しない限り，発熱や急速に進行する呼吸不全の原因となることは稀である．急性経過をたどる場合，急性型もしくは亜急性型の間質性肺炎であるのか，むしろ間質影を呈する他疾患であるのか，初期治療への反応も含めて検討する．またHRCT撮影時の吸気不良や重力効果も間質影の原因となるが，腹臥位撮影を追加することで重力効果を除外できる．

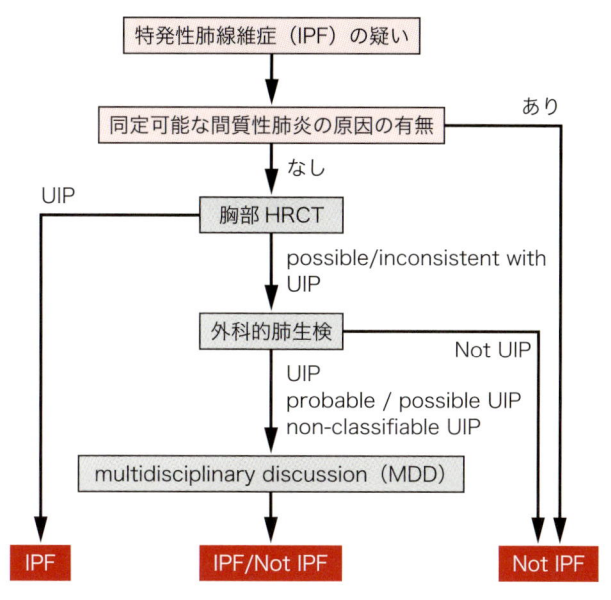

図 ATS/ERS/JRS/ALTAガイドラインによる特発性肺線維症の診断の流れ
文献2より引用

2. 間質性肺炎の診断，分類の進め方

1 診断過程の概要

　間質性肺炎の診断，分類においては，最も予後不良で難治性とされるIPFをいかに診断するかということに主眼が置かれてきた．図は2011年に発表された米国胸部学会：American Thoracic Society（ATS）/欧州呼吸器学会：European Respiratory Society（ERS）/日本呼吸器学会：Japan Respiratory Society（JRS）/ラテンアメリカ胸部疾患協会：Latin American Thoracic Association（ALTA）によるIPFガイドラインから，IPFの診断過程を示したものである[2]．

2 特発性間質性肺炎と続発性間質性肺炎

　間質性肺炎は同定可能な原因のない，いわゆる原因不明の「特発性」idiopathic interstitial pneumonias（IIPs）と原因や背景疾患のある「続発性」に分類される．IPFガイドラインにおいても，はじめに同定可能な原因の有無を臨床的に検討し，続発性間質性肺炎を除外することが求められている．2013年に発表されたIIPsの分類に関するATS/ERS statementでは，除外すべき続発性間質性肺炎として過敏性肺臓炎，膠原病・血管炎：collagen vascular disease（CVD），家族性間質性肺炎を特にとり上げている[3]．加えて，薬剤性肺障害，塵肺などの職業性間質性肺炎，放射線肺臓炎にも注意が必要であり，いずれも病歴聴取が診断のキーとなる．

3 注目すべき続発性間質性肺炎

1）過敏性肺臓炎

　過敏性肺臓炎の診断は原因物質の曝露歴，胸部HRCTでの小葉中心性陰影，気管支肺胞洗浄：bronchoalveolar lavage（BAL）でのリンパ球増多（細胞分画で25％以上），病理組織での気道中心性の細胞浸潤や線維化，肉芽腫に基づいてなされる．

急性過敏性肺臓炎では入院による抗原回避による改善，外泊試験による再燃を確認することが大きな意義をもつ．ただし，原因抗原の同定には，特異的な血清抗体の測定や原因抗原を用いたリンパ球刺激試験や吸入誘発試験が必要であり，保険診療のなかでは抗トリコスポロン・アサヒ抗体（夏型過敏性肺臓炎の代表的な原因抗原 Trichosporon asahii に対するIgG）の測定しか行うことができない．また**慢性過敏性肺炎**は，急性に類似した発熱，咳嗽，呼吸困難などのエピソードをくり返す**再燃症状軽減型**と，明らかな悪化のエピソードがないままに進行する**潜在性発症型**に大別される．後者は抗原回避や再曝露による病状の変化が明らかでないため，IIPsとの鑑別に苦慮する．

　急性／亜急性過敏性肺臓炎の原因抗原としては居宅の夏カビであるTrichosporon属，ほかの真菌，非結核性抗酸菌，慢性過敏性肺臓炎の原因抗原としては鳥類の羽毛や排泄物が知られる．したがって，居宅環境（真菌），加湿器やエアコンの使用歴（真菌），24時間循環式風呂の使用歴（非結核性抗酸菌），鳥類の飼育歴や羽毛製品の使用歴（慢性鳥関連過敏性肺炎）を詳細に聴取する．

Advanced Lecture

■ 慢性鳥関連過敏性肺炎

　慢性過敏性肺臓炎の原因抗原として鳥糞や羽毛といった鳥抗原が重要であり，鳥類の飼育者に限らず羽毛製品の使用でも発症し得ることから，「慢性鳥関連過敏性肺炎」と総称される．潜在性発症型の慢性鳥関連過敏性肺炎は，繊維化主体の画像や病理所見を示し，特に進行例では特発性肺線維症との鑑別がしばしば問題となる．胸部CTでは上肺野優位の病変分布や粒状影，病理組織では小葉中心性の病変分布，架橋線維化が特徴とされるが，急性過敏性肺臓炎と異なり，肉芽腫の検出率は高くない．スペインからの報告では，特発性肺線維症と診断されていた症例の約半数が慢性過敏性肺炎であり，その大半が羽毛製品使用などに起因する慢性鳥関連過敏性肺炎であったとされる．

2）膠原病・血管炎に関連した間質性肺炎

　CVDに関連した間質性肺炎の除外では，各種疾患の診断基準を念頭に，病歴聴取と身体診察を行う．具体的にはレイノー現象，関節炎の疼痛および腫脹，日光過敏症，意図しない体重減少，朝の手足のこわばり，眼や口の乾燥症状，嚥下困難，発熱，胸焼け，皮疹，くり返す口内炎・口内潰瘍，脱毛，四肢の筋力低下や筋痛などを聴取する．身体所見では蝶形紅斑，ヘリオトロープ疹，甲状腺腫，上肢の皮膚硬化とその広がり，四肢の関節腫脹，Gottoron兆候，爪周囲紅斑，爪下出血などに注意する．ばち指と併せて，初診時には必ず患者さんの手を診る習慣をもつ．また症状や身体所見の初診時チェックリストを作成しておくとよい．症例に応じて，膠原病内科，眼科，皮膚科，神経内科，口腔外科との連携が望ましい．

　血清学的評価については，IPFガイドラインではリウマチ因子，抗核抗体，抗CCP抗体をスクリーニングに用いることが推奨されている．そのほかの自己抗体測定の意義は未定とされているが，ANCA関連間質性肺炎はIPFと鑑別困難なことも多く，MPO-ANCA測定が有用である．また抗ARS抗体は筋炎に関連した自己抗体であり，最近，保険診療での測定が可能になった．筋炎

表3　ATS/ERS/JRS/ALTAガイドラインによるHRCT画像でのUIPパターン

UIP pattern/possible UIP pattern	inconsistent with UIP pattern（7つのどれか）
・胸膜直下，肺底部優位 ・網状影 ・蜂巣肺±牽引性気管支拡張 ・inconsistent with UIP patternの特徴がない	・上肺または中肺優位 ・気管支血管束周囲優位 ・広範なすりガラス影（網状影を上回る） ・多数の粒状影（両側性，上葉優位） ・散在性の囊胞（多発性，両側性，蜂巣肺から離れた部位） ・びまん性モザイク陰影/air-trapping（両側性，3葉以上） ・区域/葉単位でのコンソリデーション
UIP：蜂巣肺を含む4つ possible UIP：蜂巣肺を含まない3つ	

文献4を参考に作成

表4　ATS/ERS/JRS/ALTAガイドラインにおけるHRCTパターンおよび病理組織パターンによる特発性肺線維症の診断

HRCT	外科的肺生検	診断
UIP	UIP probable UIP possible UIP nonclassifiable fibrosis	IPF
	not UIP	not IPF
possible UIP	UIP probable UIP	IPF
	possible UIP nonclassifiable fibrosis	probable IPF
	not UIP	not IPF
inconsistent with UIP	UIP	possible IPF
	probable UIP possible UIP nonclassifiable fibrosis not UIP	not IPF

文献4を参考に作成

を認めない特発性間質性肺炎の約7％でも検出され，陽性例の臨床像は筋炎に関連した間質性肺炎に類似する．なお，現在のガイドラインでは，自己抗体陽性であっても診断基準を満たさない限り，IIPsと診断される．ただし間質性肺炎の診断後に遅れてCVDが顕在化することもあり，症状や身体所見には絶えず注意が必要である．

3. 特発性間質性肺炎の診断，分類

1 特発性肺線維症の診断

「特発性」と臨床診断された場合，HRCTでUIP（通常型間質性肺炎）パターンの有無を評価する（表3）．現在のガイドラインではUIPパターンであればIPFと確定され，possible UIPまたはinconsistent with UIPであれば，外科的肺生検による組織診断を要するとされている（図）．表4に組織診断（UIP, probable UIP, possible UIP, not UIPに分類されるが詳細は文献1参照）も含めたIPFの診断基準を示した．IPFをはじめとするIIPsの診断では，臨床，放射線画像，病理

表5　ATS/ERSガイドラインによる特発性間質性肺炎の分類

主要な特発性間質性肺炎	major IIPs
特発性肺線維症 特発性非特異性間質性肺炎 呼吸細気管支炎を伴う間質性肺疾患 剥離性間質性肺炎 特発性器質化肺炎 急性間質性肺炎	IPF：idiopathic pulmonary fibrosis idiopathic NSIP：idiopathic nonspecific interstitial pneumonia RB-ILD：respiratory bronchiolitis interstitial lung disease DIP：desquamative interstitial pneumonia COP：cryptogenic organizing pneumonia AIP：acute interstitial pneumonia
頻度の低い特発性間質性肺炎	rare IIPs
特発性リンパ球性間質性肺炎 特発性胸膜肺実質線維弾性症	idiopathic LIP：idiopathic lymphoid interstitial pneumonia idiopathic PPFE：idiopathic pleuroparenchymal fibroelastosis
分類不能の特発性間質性肺炎	unclassifiable IIPs

文献3を参考に作成

表6　ATS/ERSガイドラインにおける主要な特発性間質性肺炎のカテゴリー分類

カテゴリー	診断	HRCTまたは組織パターン
慢性線維化性間質性肺炎	IPF NSIP	UIP NSIP
喫煙関連間質性肺炎	RB-ILD DIP	RB-ILD DIP
急性/亜急性間質性肺炎	COP AIP	OP DAD

文献3を参考に作成

の専門家が合議し診断に至る過程が重視されており，multidisciplinary discussion（MDD）と言われる．

2 multidisciplinary discussion（MDD）

1）MDDにおける呼吸器科医の役割

MDDでは，画像診断や組織診断に目が行きがちであるが，呼吸器科医の呈示する臨床情報はきわめて重要である．画像や病理組織の所見にすべての診断を委ねるのではなく，臨床経過との整合性を議論し，必要に応じて病歴聴取や各種検査を追加する．特に喫煙関連間質性肺炎，慢性過敏性肺臓炎，CVD関連間質性肺炎，職業性間質性肺炎，薬剤性肺障害が疑われた場合，焦点を絞った詳細な病歴聴取を再度行うことで，診断に直結する情報が得られることも少なくない．最新のIIPsガイドラインでも，頻度，病因，臨床経過といった臨床情報に基づくカテゴリー化が明記されている（表5，6）．

2）気管支鏡検査の意義

MDDにおける組織診断は，特発性器質化肺炎：cryptogenic organizing pneumonia（COP）を除き，複数部位での**外科的肺生検**を原則とする．しかし，実際には，年齢，呼吸機能，手術侵襲に伴う急性増悪のリスク，治療の緊急性を考慮すると，外科的肺生検が困難な症例は少なくない．外科的肺生検に至る前に，あるいは外科的肺生検に替わって行うべき検査として，気管支鏡検査，特に**BAL**があげられる．

BALによって特定の間質性肺炎の確定診断に至ることはないが，細胞分画は診断の手がかりと

なる．ATSのBALガイドラインでは，リンパ球分画＞25％の鑑別診断に肉芽腫性疾患（サルコイドーシス，過敏性肺臓炎，慢性ベリリウム肺），細胞性非特異性間質性肺炎，薬剤性肺障害，リンパ球性間質性肺炎，COP，リンパ腫をあげている[4]．特にリンパ球＞50％の症例では急性過敏性肺臓炎，細胞性非特異性間質性肺炎，薬剤性肺障害を考える．

経気管支肺生検：transbronchial lung biopsy（TBLB）はサルコイドーシスや急性過敏性肺臓炎などの肉芽腫性疾患や腫瘍性疾患の診断には有用だが，外科的肺生検に比べて得られる検体が微小であり，器質化肺炎を除き間質性肺炎の組織診断に用いるには限界がある．また，TBLB検体での器質化肺炎像は，COPだけでなく非特異性間質性肺炎，CVDに伴う間質性肺炎，薬剤性肺障害の部分像としてもしばしばみられる．COPの診断に至るには，TBLBでの組織所見だけでなく，臨床像や画像所見も含めて検討する．

3）MDDの限界

MDDでは外科的肺生検が重視されてきたが，実際に施行可能な症例は必ずしも多くはない．外科的肺生検が行われても，①臨床，画像，病理組織の情報が不適切（検体不良例を含む），②臨床診断，画像診断，組織診断に大きな隔たりがある（先行治療による修飾，現行のガイドラインでは分類困難な所見など），③複数の画像および組織パターンが混在，といった理由で診断困難な場合があり，IIPsのガイドラインではこれらを分類不能（unclassifiable）と総称している．また個々の画像所見や組織所見をめぐって，専門家の間でも見解が一致しないこともある．またMDDで診断に至っても，その後の経過で診断が変わることもあり，臨床経過を積極的にフィードバックする姿勢が望ましい．

おわりに

間質性肺炎の診断，分類は臨床情報，画像所見，組織所見を総合して検討する点に奥深い魅力があるが，一致した見解に至らず，クリアカットな解答が得られないことも少なくない．1つ1つの症例に対して，解決された部分と未解決の部分を意識しながら診療にあたることで，症例ごとの新たな発見に出会えるはずである．

文献・参考文献

1) 厚生労働省指定難病「特発性間質性肺炎」概要，診断基準
   http://www.mhlw.go.jp/file/06-Seisakujouhou-10900000-Kenkoukyoku/0000067817.pdf
2) Raghu G, et al：An official ATS/ERS/JRS/ALAT statement：Idiopathic pulmonary fibrosis：Evidence-based guidelines for diagnosis and management. Am J Respir Crit Care Med, 183：788-824, 2011
3) Travis WD, et al：An official American Thoracic Society/European Respiratory Society statement：Update of the international multidisciplinary classification of the idiopathic interstitial pneumonias. Am J Respir Crit Care Med, 188：733-748, 2013
4) Meyer KC, et al：An official American Thoracic Society clinical practice guideline：The clinical utility of bronchoalveolar lavage cellular analysis in interstitial lung disease. Am J Respir Crit Care Med, 185：1004-1014, 2012

プロフィール

谷澤公伸（Kiminobu Tanizawa）
京都大学大学院医学研究科呼吸管理睡眠制御学講座　特定助教
勤務先では呼吸管理・睡眠外来，間質性肺疾患外来を担当しています．

第3章 間質性肺炎の診療のギモン

2. 間質性肺炎の画像読影のコツを教えてください

長尾大志

●Point●
- 間質性肺炎に特徴的な画像を知る
- 特発性肺線維症を画像的に診断する，診断基準を理解する
- UIPパターン，possible UIPパターン，inconsistent UIPパターンを判定できるように

はじめに

　間質性肺炎の種類は多く，鑑別は多岐に渡るが，治療に結びつく診断として重要なのは，画像から診断可能な**特発性肺線維症**（IPF：idiopathic pulmonary fibrosis）をいかに鑑別するかということだ．本稿ではIPFを中心に間質性肺炎の画像読影について解説する．

1. 間質性肺炎の画像診断

1 間質性肺炎と実質性肺炎の違い

　実質性肺炎（多くの細菌性肺炎）が肺胞腔（肺胞内の空気がある部分）内で生じる炎症であるのに対し，**間質性肺炎**は肺の間質＝肺胞上皮細胞と隣の上皮細胞の間の結合組織で起こる炎症である（図1）．

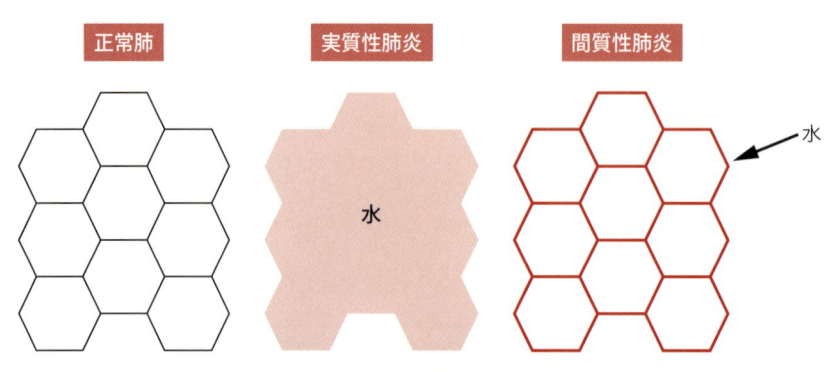

図1　実質性肺炎と間質性肺炎の違い（模式図）
　　　実質性肺炎では肺胞腔が水びたしになり，間質性肺炎では肺胞壁が浮腫を起こす

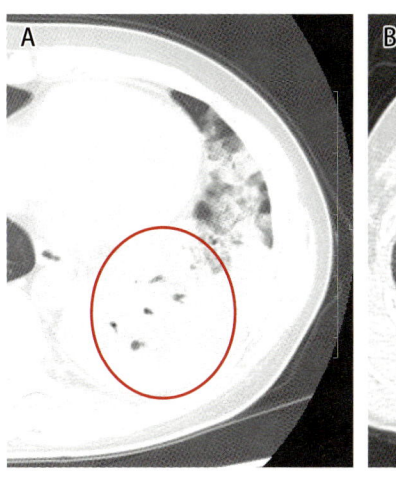

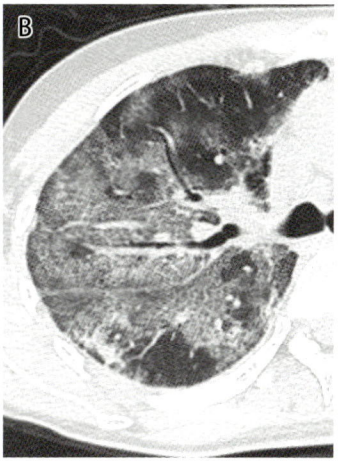

図2 コンソリデーション・すりガラス影
A) コンソリデーション，B) すりガラス影．詳細は本文参照

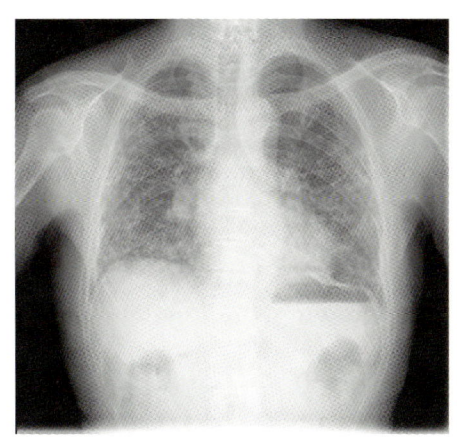

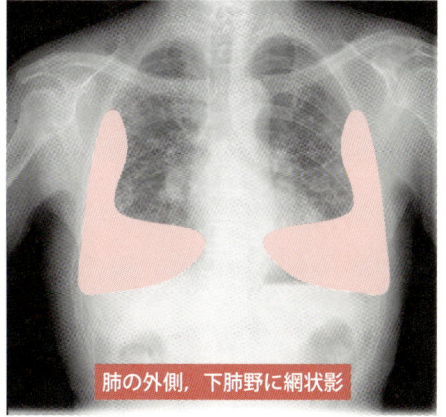

図3 間質性肺炎の典型像
この症例では両側びまん性に拡がるすりガラス影・網状影が肺の外側，下肺野に強くみられる

　実質性肺炎では肺胞がすべて水びたしになることから，胸部画像上は連続性に真っ白となる，**コンソリデーション**を呈する．それに対して間質性肺炎では，肺胞の壁に水が溜まって浮腫となるが，肺胞腔内の空気は残っているので，真っ白でなく血管などが透けて見える**すりガラス影**となる（図2）．

2 間質性肺炎は両側，びまん性に陰影があるのが特徴

　間質性肺炎では胸部X線写真にて，両側びまん性（肺野全体）にぼんやりと白い陰影がみられる（図3）．びまん性というのは限局性に対応する言葉で，あまねく広く，全体的に，という意味である．一部分に限局するのではなく，両肺，全体的に陰影があることを示す．
　末梢，特に**両側下肺野の胸膜直下**に病変の主体があれば間質性肺炎・肺線維症が考えられやす

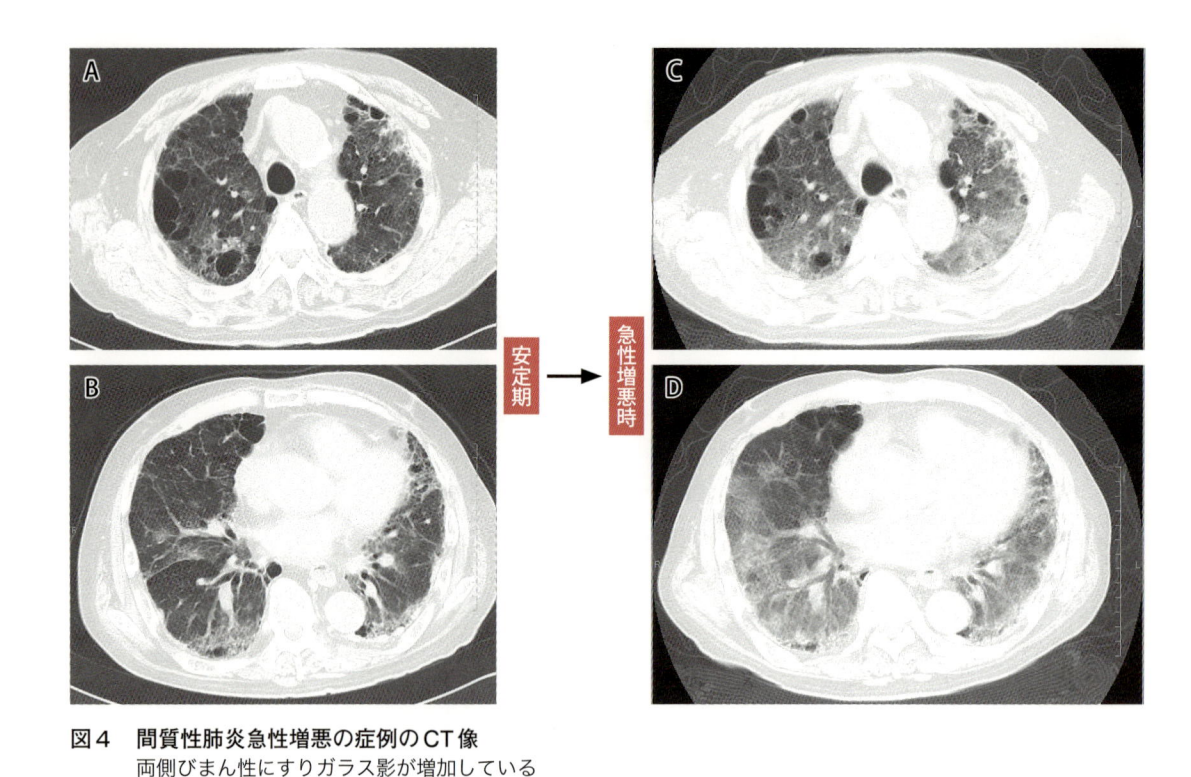

図4 間質性肺炎急性増悪の症例のCT像
両側びまん性にすりガラス影が増加している

（安定期 → 急性増悪時）

く，網状影（図3）がみられたり肺が両側で縮んでいたりすれば，なおその可能性は高くなる．
　陰影が片側性であったり限局性であったりする場合は，どちらかというと感染や腫瘍という，限局性に生じる疾患であることが多く，鑑別の一助になる．

3 間質性肺炎の急性増悪か，肺炎合併か

　例えば基礎に間質性肺炎があって，急に悪化したという場合，いわゆる急性増悪は両側びまん性にすりガラス影が増加するが（図4），細菌性肺炎の合併であれば限局したコンソリデーションが生じる（図5），という具合に違いがみられるので，鑑別の参考になる．

2. 特発性肺線維症（IPF）の画像診断

　間質性肺炎は原因別，あるいは病理別に多くの種類に分類されており，治療方針はそれぞれ少しずつ異なる．したがって「間質性肺炎である」という診断をすると同時に，間質性肺炎の「どれ」にあたるかを診断する必要がある．
　あとは原因があるかないか，特に薬剤性のものと過敏性肺炎，それに膠原病性，血管炎に伴うものを診断することが重要である．その理由は，薬剤性であれば薬剤中止，過敏性肺炎なら原因物質からの隔離が治療にほぼ必須であり，また，膠原病や血管炎であれば，ステロイドに加えるべき薬剤（主に免疫抑制薬の系統）が診断によってある程度決まるからである．

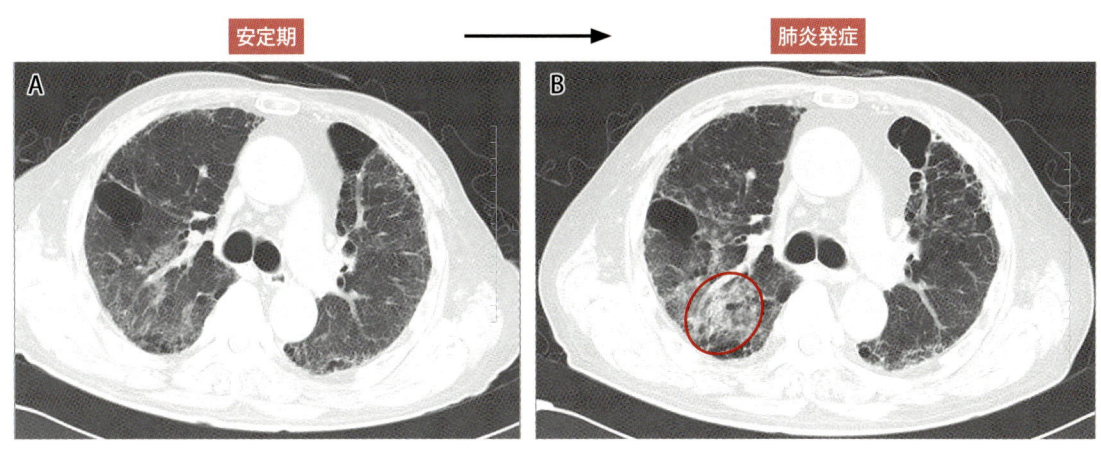

図5　細菌性肺炎の合併症例
右肺に限局したコンソリデーション（○）がみられる

表1　IPFの診断基準

ほかの既知のびまん性肺疾患を除外する
外科的肺生検なし：高分解能CT（HRCT）で通常型間質性肺炎（UIP）パターンを認める
外科的肺生検あり：HRCT所見と病理所見を組合わせて診断する

文献1を参考に作成

1 特発性肺線維症の診断

　原因のない（特発性）群のなかでも画像診断で重要なことは，外科的肺生検を施行しなくても診断が可能な，IPFの診断をすることである．IPFは国の定めた特定疾患治療研究事業の指定難病であり，有効な治療薬はほとんどなく**介入が困難**である．IPF以外の間質性肺炎であればステロイドの効果が期待できるが，IPFでは期待できないため，IPFの診断は治療方針に大きくかかわってくる．

　IPFの診断基準は2011年のATS（American Thoracic Society：米国胸部学会）他によるガイドラインが使われる[1]．日本の特定疾患申請のための診断基準も大筋では同じであるが，より多くの事項について触れられており，申請をする場合には難病情報センターホームページ（http://www.nanbyou.or.jp/entry/302）などで確認されたい．

　表1の通り，臨床像と画像診断，病理診断を組合わせた「総合判断」が診断のポイントになるが，昨今ではIPFの診断に外科的肺生検を行うことは少なく，ほとんどの症例で**画像診断が診断の根拠**となっている．

2 HRCT所見のパターン分類

　ATSガイドラインでは，HRCT（高分解能CT）所見でUIP（usual interstitial pneumonia：通常型間質性肺炎）パターン，possible UIPパターン，inconsistent UIPパターンが示されている．おのおの，表2のような所見からなる．

　UIPパターンとpossible UIPパターンとの違いは**蜂巣肺**である（図6A）．蜂巣肺とは嚢胞が何

表2 ATSガイドラインによるHRCT所見のパターン分類

UIPパターン： 4つの所見すべてを満たす	possible UIPパターン（UIPの可能性があるパターン）： 3つの所見すべてを満たす	inconsistent UIPパターン（UIPに矛盾するパターン）： 7つの所見のうち、いずれかがある
胸膜直下，肺底部優位の分布	胸膜直下，肺底部優位の分布	上中肺優位の分布
		気管支血管束周囲優位の分布
		広範囲のすりガラス影（範囲が網状影の範囲より大きい）
網状影	網状影	小粒状影が多数見られる（両側，上葉優位）
蜂巣肺（traction bronchiectasis）はあってもなくてもよい		嚢胞が散在（多発，両側，蜂巣肺から離れた場所に存在）
	UIPパターンに矛盾する所見（inconsistent UIPパターン）がない	びまん性のモザイクパターン／エア・トラッピング（両側，3葉以上に存在）
UIPパターンに矛盾する所見（inconsistent UIPパターン）がない		肺区域や葉に及ぶコンソリデーション

エア・トラッピング：呼気CTで正常肺実質よりも黒っぽく見え，収縮を伴わない領域．呼気と吸気のCT画像を比較するとわかりやすい[2]
文献1より引用

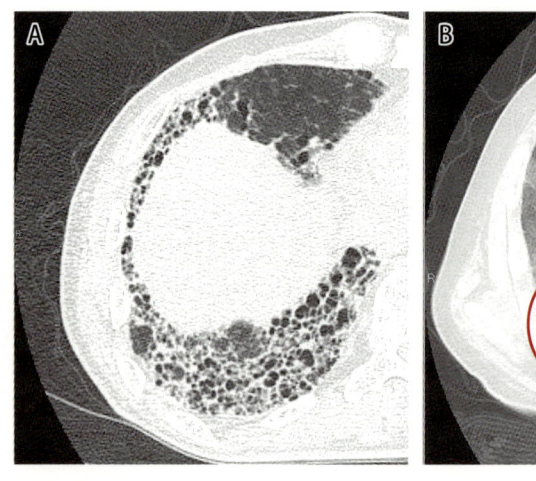

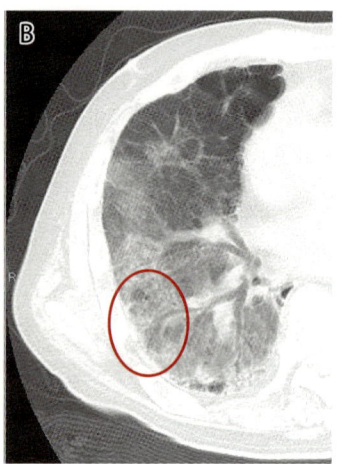

図6 蜂巣肺・網状影
　A）蜂巣肺，B）網状影（○）．詳細は本文参照

層にも積み重なった像で，線維化のなれの果て，全く可逆性のない（治療効果が期待できない）状態を意味する．それに対して，網状影ははっきりした嚢胞ではなく，細かい網目状の陰影で，可逆性のある部分も含むと考えられる（図6B）．

蜂巣肺があれば予後の不良なUIPパターンと考えてよく（図7），蜂巣肺がなければ断言はできないが，分布などからUIPの可能性を考える（possible UIPパターン）．

inconsistent UIPパターンの所見は，いずれもUIP以外の間質性肺炎で特徴的にみられる所見であり，こういう所見がある場合にはUIPと違う疾患が疑われる．

画像読影に必要な用語を表3にまとめた．

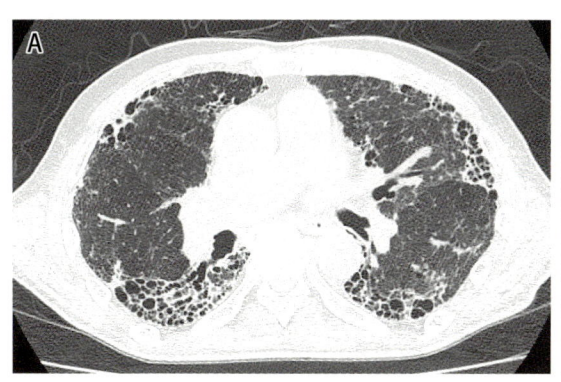

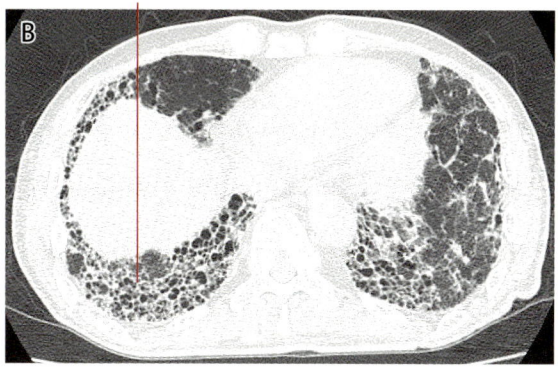

図7 HRCTにおける典型的なUIPパターン像
A) 両中肺野，B) 両下肺野．
網状影・蜂巣肺が胸膜直下，肺底部優位に分布してみられる．広範なすりガラス影やコンソリデーション，小粒状影など（UIPパターンに矛盾する所見）は認めない

（上部画像: 蜂巣肺，胸膜直下，肺底部優位）

表3　用語説明

コンソリデーション（consolidation）	連続性の，べったりとした真っ白の領域．もともとの肺の大きさは基本的に変わらない．背景にある血管は見えなくなっていて，しばしばエア・ブロンコグラムを伴う
すりガラス影	連続性の白い領域であるが，背景にある血管は透見可能な程度の濃度（白さ）である
蜂巣肺	比較的壁の厚い嚢胞が数層，重なり集まって見られる陰影．肺の容量減少を伴うことが多い
網状影	ハッキリした蜂巣肺ではない，より細かい網目状の陰影．すりガラス影を背景とすることが多い
病変の場所	下肺野優位・上肺野優位・胸膜直下中心・気管支血管束周囲主体，など

エア・ブロンコグラム：背景の肺が水びたし（真っ白）になることで，空気が入っている気管支が黒く浮き上がって見えるパターン[2]
文献2を参考に作成

●専門医のクリニカルパール

実際にHRCTのUIPパターンと外科的肺生検による病理的UIPパターンは必ずしも一致しない，ということが判明している．また，当初明らかな蜂巣肺がなくても経過中に悪化し最終的にUIPパターンとなる症例もしばしば経験される．
そのようなわけで，IPFは最終的には経過も含めたエキスパートの総合判断で診断，治療適応を決めるべきとされているのである．例えばpossible UIPパターンでもステロイド治療を積極的に行うケースもある，というような，裁量の幅をもたせた基準となっている．

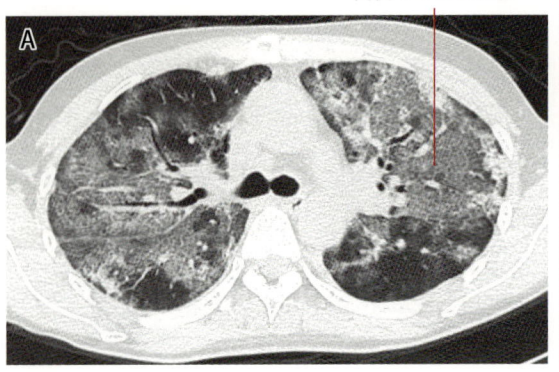

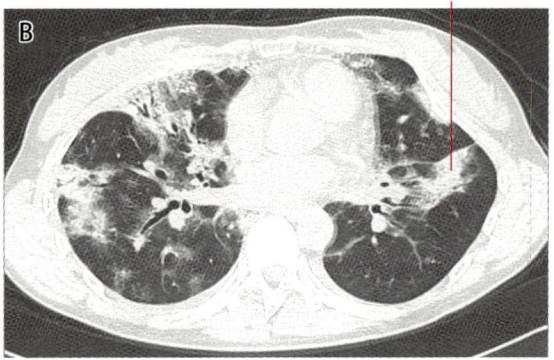

図8　HRCTにおける典型的なNSIPパターン像
上肺野（A），気管支血管束周囲（B）に優位な分布であり，すりガラス影，コンソリデーション主体で網状影や蜂巣肺を認めない

Advanced Lecture

■ NSIPパターン（図8）

　inconsistent UIPパターンのうち，すりガラス影優位であること，胸膜直下や肺底部優位の分布ではないこと，気管支血管束周囲優位の分布であること，これらの所見で代表されるのが，いわゆるNSIP（nonspecific interstitial pneumonia：非特異性間質性肺炎）パターンとなる．

　NSIPは膠原病に合併することも多く，多くの場合ステロイドが効果を現すので，IPFとは異なり積極的にステロイド（＋免疫抑制剤）治療を行うことが多い．専門医に頼らずともUIPパターンとNSIPパターンの鑑別ができるよう，「両側，びまん性」の陰影を見たら，上記のキーワードに注意して読影をするよう心掛けておきたい．

おわりに

　診断で重要なことは，いかに治療に結びつけるか，ということである．間質性肺炎領域で治療方針決定に直結する，IPFの画像診断は非専門医であっても重要である．

文献・参考文献

1) Raghu G, et al：An official ATS/ERS/JRS/ALAT statement：idiopathic pulmonary fibrosis：evidence-based guidelines for diagnosis and management. Am J Respir Crit Care Med, 183（6）：788-824, 2011
　↑IPFの診断，治療を考えるうえで避けては通れないガイドライン．
2) Hansell DM, et al：Fleischner Society：glossary of terms for thoracic imaging. Radiology, 246（3）：697-722, 2008
　↑専門用語集．用語の定義がわからなくなったら参照すべき．
3) 藤本公則，他：特発性間質性肺炎のABC－ATS/ERS特発性間質性肺炎の高分解能CT所見と病理組織所見．「新胸部画像診断の勘ドコロ」（髙橋雅士／編），pp 201-236，メジカルビュー社，2014
　↑胸部画像診断の決定版．分量が多く通読は大変だが，胸部画像診断に必要なことは何でも載っている．

4)「やさしイイ呼吸器教室」(長尾大志/著), 日本医事新報社, 2013
5)「やさしイイ胸部画像教室」(長尾大志/著), 日本医事新報社, 2014
↑いずれも拙著. 呼吸器分野の研修中につまずきがちなポイント, 胸部画像の基礎・機序・読影法を丁寧に解説したもの.

プロフィール

長尾大志（Taishi Nagao）
滋賀医科大学呼吸器内科
平成25年度滋賀医科大学ベストティーチャー
日本内科学会　指導医・専門医・認定医
日本呼吸器学会　指導医・専門医
日本呼吸ケア・リハビリテーション学会　代議員
日本医学教育学会
ひとこと：大学で10年間, 学生と研修医の指導をしてきて, 教え方のコツがようやくわかってきました. 呼吸器内科医は日本全国を見渡しても非常に少なく, 全国の研修医の先生方から, なかなかきちんと呼吸器分野の指導を受けられない, という声をよくいただきます. その状況にあって少しでも世の中の役に立つよう, ブログや書籍, 講演などを通じて呼吸器の知識をわかりやすくお伝えする活動を続けています.

第3章 間質性肺炎の診療のギモン

3. 間質性肺炎に対するステロイドパルスや免疫抑制薬の使い方を教えてください

橋本成修

Point

・特発性肺線維症の慢性期治療薬として，近年，ステロイドや免疫抑制薬にかわり，抗線維化薬が用いられている

・特発性肺線維症の急性増悪に対するエビデンスのある治療法はなく，ステロイドパルスや免疫抑制薬は経験的に使用されている

はじめに

　本稿では，間質性肺炎に対するステロイドや免疫抑制薬の使い方について解説することが目的だが，間質性肺炎といってもさまざまな病態が含まれており，それぞれ述べることは困難であるため，その代表とされる**特発性肺線維症**（idiopathic pulmonary fibrosis：IPF），およびその急性増悪を中心に話を進めたいと思う．

1. IPF慢性期治療におけるステロイドおよび免疫抑制薬

　IPFの慢性期治療について，本邦の特発性間質性肺炎診断と治療の手引き[1]では，図1のようにステロイドや免疫抑制薬を中心に治療例が示されているが，近年，ピルフェニドンやニンテダニブといった抗線維化薬が台頭してきている．肺の線維化が，慢性炎症により，肺胞上皮障害と異常な創傷治癒をくり返すため進行することが明らかとなったことが寄与していると考えられる．ATS/ERS/JRS/ALATのIPFに対する診断と治療のガイドライン[2]によると，IPFに対するステロイド単独治療や，ステロイドおよび免疫抑制薬併用療法について，"Strong No（強く推奨しない）"とされている．また，プレドニゾロン，アザチオプリン，N-アセチルシステイン（NAC）経口投与の3剤併用療法と，NAC単独療法，プラセボの3群間で前向きに比較検討されたPANTHER試験[3,4]において，中間解析で，3剤併用療法群がプラセボ群に比べて死亡率，入院率や急性増悪率が高いことがわかり，試験中止となった（NAC単独群とプラセボ群には差は認めず）．この試験の問題点も指摘されているが，実際にこの試験も背景に，慢性期治療においてステロイドや免疫抑制薬による治療がさらに逆風となっているのは確かである．

```
┌─────────────────────────┐      ┌─────────────────────────┐
│  ①ステロイド漸減          │      │  ②ステロイド隔日          │
│        ＋                │      │        ＋                │
│    免疫抑制薬療法         │      │    免疫抑制薬療法         │
└─────────────────────────┘      └─────────────────────────┘
```

PSL 0.5 mg/kg/日　4週間 ＋免疫抑制薬（#1，#2，#3） ↓ PSLは2～4週ごとに5 mgずつ減量 ＋免疫抑制薬 ↓ 計3カ月後効果判定 ↓ PSL 10 mg/日あるいは20 mg/隔日 ＋免疫抑制薬	PSL 20 mg/隔日 ＋免疫抑制薬（#1，#2，#3） ↓ 減量せず 上記を継続 ↓ 計3カ月後効果判定 ↓ 同量で維持

\#1　シクロスポリン 2～3 mg/kg/日～（トラフ値 100～150 ng/mL）
\#2　アザチオプリン 2～3 mg/kg/日
\#3　シクロホスファミド 1～2 mg/kg/日

図1　ステロイドおよび免疫抑制薬によるIPF治療の例
　　PSL：プレドニゾロン
　　文献1より引用

2. IPF急性増悪の定義および診断

　IPFにおける急性増悪（acute exacerbation）とは，IPFの経過中に，明らかな原因がなく，1カ月の経過で，①呼吸困難の増強，②両肺に新たなすりガラス影・浸潤影の出現，③動脈血酸素分圧の有意な低下を呈するものと定義されている[1]．そして，急性増悪は，IPFそのものの予後決定因子として非常に重要な病態である．IPF急性増悪は，1993年Kondohらによってはじめて報告され[5]，近年，ようやく国内のみならず海外でも認知されるようになってきた．臨床の現場では，呼吸器専門医のみならず，心不全との鑑別が問題となる循環器内科や，抗癌剤・分子標的薬を使用する各科，また，全身麻酔下に手術を行う外科からも恐れられている．しかし，実は，その診断そのものが，実臨床では難しい場合もあることを肝に銘じておく必要がある（特に心不全や感染症，薬剤性肺障害などとの鑑別）．

3. IPF急性増悪の治療

1 ステロイド

　現在のところ，IPF急性増悪に対してエビデンスの確立した治療法はなく，経験的治療がなされているのが現状である．先述のATS/ERS/JRS/ALATのIPFガイドライン[2]では，急性増悪時のステロイド使用について，"Weak Yes（推奨するが，その程度は弱い）"としており，一般的に高用量ステロイドを使用した報告は多いものの，その効果を判定できるだけのcontrolled trialはなく，また，使用するステロイドの量，投与方法，投与期間も定まったものはないとしている．
　それでは，国内ではどうかというと，特発性間質性肺炎診断と治療の手引き[1]によると，図2のように，ステロイド治療を中心とし，免疫抑制薬も併用する治療法が記されている．そして，初期治療（ステロイドパルス療法やステロイド連日静注法）が終了したのち，ステロイド後療法として，図1のIPFの治療に準ずるとしている．

```
①ステロイドパルス療法              ②ステロイド連日静注療法

メチルプレドニゾロン 1,000 mg/日,    メチルプレドニゾロン 2 mg/kg/日, 2週
3日間, 点滴静注                      →1 mg/kg/日, 1週
反応を見ながら1週ごとくり返す(1〜4回)  →0.5 mg/kg/日, 1週
```

IPFの治療例
(図1)

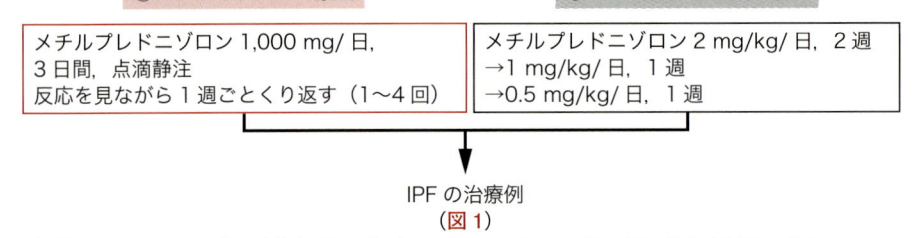

1) ①の場合, パルス療法非施行日にプレドニゾロン 60 mg/日の経口投与を試みてもよい.
2) ①, ②の治療ともに免疫抑制薬(#1, #2, #3)を初めから併用してもよい.
3) 反応性に乏しい場合, シクロホスファミド療法(500 mg/日, 1〜2週ごと静注)を試みてよい.
 #1 シクロスポリン 2〜3 mg/kg/日〜(トラフ値 100〜150ng/mL)
 #2 アザチオプリン 2〜3 mg/kg/日
 #3 シクロホスファミド 1〜2 mg/kg/日

図2 IPF急性増悪に対する本邦での治療例
文献1より引用

　本邦でのIPF急性増悪に対する治療状況について, 呼吸器学会認定施設および関連施設を対象に行った全国アンケート調査が田口らにより報告されている[6]. この報告によると, ステロイドパルス療法は87.4％, ステロイド後療法は83.7％の症例で施行されていた. これに先行するアンケート調査では, ステロイドパルス療法は1週間ごとに複数回行っている施設が多く, 施行回数は施設によりばらつきはあるものの, 2回施行する施設が最も多かった. また, ステロイド後療法はプレドニゾロン換算で(0.5〜)1 mg/kg/日で開始し, 漸減する施設が多かったとしている.

●ここがピットフォール
ステロイド漸減時は急いで減量しない

ステロイドの減量を急速に行うと再増悪することがよく経験される. 増悪をくり返すごとに救命率は初回増悪時より悪くなるため, 再増悪を起こさないようにすることがポイントとなる. また, 減量する際の減量幅について, プレドニゾロン換算で5 mgあるいは10％量としていることが多いが, ベースの量が中等量以下になると, 5 mgでは減量幅がやや大きくなるため, 10％量が適度かもしれない.

2 免疫抑制薬

　免疫抑制薬について, 本邦の手引き[1]では, シクロスポリン, アザチオプリン, シクロホスファミドがあげられている. 前述のアンケート調査[6]では, 免疫抑制薬は37.7％の症例で投与されており, 薬剤としては, シクロスポリンが最も多く, ついでシクロホスファミド, アザチオプリンの順に使用されていた. 以下に各免疫抑制薬の使用法や注意点(副作用も含め)について簡単に述べる(詳細は成書を参照).

1）シクロスポリン（cyclosporine A：CsA）

> ●処方例
> ネオーラル® 1回1〜1.5 mg/kg 1日2回（朝・夕食後）より開始

CsAは先述のアンケート調査[6]では半数以上の施設で使用されていたが，有効血中濃度と中毒域の差が小さく，治療薬物濃度モニタリング（therapeutic drug monitoring：TDM）が必要な薬剤の1つである．通常，2〜3 mg/kg/日で開始し，TDMを行いながら量を調節する．臨床の現場では，トラフ値（C_0）が測定しやすく，腎障害などの副作用の生じやすさを反映するため，C_0でモニタリングしている施設も多い．一方，臨床効果に最も相関するとされる血中濃度－時間曲線下面積（area under the blood concentration-time curve：AUC）との関連性がより高いとされるC_2（服用2時間後の血中濃度）を指標に治療に当たる施設もある．なお，当施設では，C_0 100 ng/mL前後，C_2 800 ng/mL前後でコントロールしている[7]．

副作用：肝障害や腎障害など．肝障害は投与初期に起こることがあり，ST合剤など併用薬の副作用と鑑別が難しいことがある．また，腎障害は長期投与に伴い出現する場合があるので注意が必要である．

●専門医のクリニカルパール
ネオーラル®の血中濃度が上がりにくい場合は食前投与をトライ

サンディミュン®（CsA）に比べネオーラル®は食事の影響を受けにくく，食後投与でも血中濃度はすみやかに上昇し安定しやすくなったが，血中濃度が思うように上がらない症例がある．その場合，吸収遅延をきたしていることがあり（slow absorber），食前投与により良好な血中濃度を得る場合がある．

●ここがピットフォール
ステロイドパルス療法中にはCsAの投与は行わない

血中濃度が急激に上昇するため，CsAの投与はステロイドパルス療法が終了してから開始すること．

2）シクロホスファミド（cyclophosphamide：CPA）

> ●処方例
> ・内服：エンドキサン®（エンドキサンP®）1回50 mg 1日1回内服より開始
> ・点滴：注射用エンドキサン® 1回500 mg 2週間ごとに点滴

CPAの投与方法には，経口投与と間欠的大量療法（点滴）がある．

経口投与は，50 mg/日（1 mg/kg/日）より開始し，副作用の程度をみながら，1.5〜2 mg/kg/日に増量する．

間欠的大量療法は，本邦の手引き[1]では，ステロイドパルス療法への反応が不良の場合に試みてもよいとされている．アンケート調査[6]では14.9％の症例で使用されており，投与法は1回500 mgもしくは10 mg/kgを2週間ごとに行われることが多かった．この場合，内服連日投与よりも副作用が少ないとされる．

副作用：血球減少（骨髄抑制），出血性膀胱炎，二次発癌など

3）アザチオプリン（azathioprine：AZP）

> ●処方例
> イムラン®（アザニン®）1回50 mg　1日1回より開始

　50 mg/日（1 mg/kg/日）より開始し，消化器症状や白血球減少に注意して，1〜2週間ごとに25 mgずつ増量し，2〜3 mg/kg/日まで増量する．アロプリノールとの併用で血中濃度が上昇し副作用が出やすくなるため併用に注意を要する．

　副作用：血球減少（骨髄抑制），消化器症状（食欲不振・嘔気・嘔吐）肝障害など

●ここがピットフォール
ST合剤，消化性潰瘍予防薬，骨粗鬆症予防薬の投与を忘れない

ステロイドの副作用は，糖尿病，感染症（ニューモシスティス肺炎やサイトメガロウイルス肺炎など），消化性潰瘍，骨粗鬆症，精神症状，高血圧，緑内障，白内障などさまざまである．間質性肺炎に対し使用する場合は長期にわたることが多く，間質性肺炎のみならず，副作用の管理が非常に重要である．

●専門医のクリニカルパール
急性増悪に対する初期治療効果は予後良好因子の1つである

感覚的にはなんとなくわかる気がするが，近年，急性増悪に対する初期治療効果は予後良好因子の1つといわれている．つまり，ステロイドパルス療法に対する反応性がその後の経過を決定してしまうのかもしれない．ただ，急性増悪を乗り越えた後も，感染症や気胸・縦隔気腫などをきっかけに再増悪をきたすことがあるので注意が必要である．

おわりに

　今回は，特発性肺線維症およびその急性増悪に対するステロイド・免疫抑制薬による治療法を中心に述べてきたが，表題の「間質性肺炎」と一言で言っても，他稿にも述べられているが，特発性間質性肺炎に限らず，膠原病肺や慢性過敏性肺炎などさまざまな病態が隠れている可能性があることを忘れてはいけない．そして，病態だけではなく，患者さんの背景〔年齢や併存症（悪性腫瘍など），社会的背景など〕によって治療の選択肢も変わってくるため，上級医や専門医と相談しながら，それぞれの患者さんに合った適切な治療を行うことが大事である．

文献・参考文献
1) 「特発性間質性肺炎　診断と治療の手引き（改訂第2版）」,（日本呼吸器学会びまん性肺疾患診断・治療ガイドライン作成委員会/編）南江堂, 2010
2) Raghu G, et al：An official ATS/ERS/JRS/ALAT statement：idiopathic pulmonary fibrosis：evidence-based guidelines for diagnosis and management. Am J Respir Crit Care Med, 183：788-824, 2011
3) The Idiopathic Pulmonary Fibrosis Clinical Research Network：Prednisone, Azathioprine, and N-Acetylcysteine for pulmonary fibrosis. N Engl J Med, 366：1968-1977, 2012
4) The Idiopathic Pulmonary Fibrosis Clinical Research Network, et al：Randomized trial of acetylcysteine in

idiopathic pulmonary fibrosis. N Engl J Med, 370：2093-2101, 2014
5) Kondoh Y, Taniguchi H, Kawabata Y, et al：Acute exacerbation in idiopathic pulmonary fibrosis. Analysis of clinical and pathologic findings in three cases. Chest, 103：1808-1812, 1993
6) 田口善夫, 他：特発性肺線維症急性増悪症例後ろ向き多施設共同研究. 厚生労働科学研究難治性疾患克服研究事業びまん性肺疾患に関する研究班平成25年度報告書：83-87, 2014
7) 井上哲郎, 他：間質性肺炎におけるシクロスポリン（ネオーラル®）の血中濃度モニタリングに関する検討. 日呼吸会誌, 42：153-157, 2004

プロフィール

橋本成修（Seishu Hashimoto）
天理よろづ相談所病院呼吸器内科
専門：呼吸器全般，びまん性肺疾患

第3章　間質性肺炎の診療のギモン

4. 膠原病を伴う間質性肺炎の治療はどうしたらよいですか

有田眞知子

Point

- ROS（review of system）を駆使した病歴聴取や身体診察は"間質性肺炎合併膠原病"診療の要
- 治療を急ぐ緊急性の高い病態があることを知っておこう
- 治療薬の薬理作用，用法用量，副作用に精通しよう
- 間質性肺炎と同様，呼吸困難をきたす肺動脈性肺高血圧症を見逃さない

はじめに

　膠原病において，間質性肺炎の合併率は比較的高く，予後を左右する臓器病変の1つである（表）．一般に原因が特定できない特発性間質性肺炎（IIPs：idiopathic interstitial pneumonias）に比べて治療選択肢があり，予後が良好であることが明らかになっている．したがって間質性肺炎の診療に際しては，背景疾患である膠原病を疑う症状，所見を見逃さないことは基本である．

　膠原病関連間質性肺炎（CVD-ILD）の治療は通常，患者背景，背景疾患である個々の膠原病，間質性肺炎の画像・病理パターン，進行の速さや重症度などを総合して考える．なかでも進行の速さと重症度の把握は重要で，早急に治療を要する緊急性の高い症例から，経過観察が妥当と考えられる慢性経過例までを見極めなければならない．

　治療は通常，副腎皮質ステロイド（以下ステロイド）に免疫抑制薬を併用することが多く，それぞれの薬剤の薬理作用，用法用量，副作用に精通しておく必要があることは言うまでもない．

　本稿では，膠原病関連の間質性肺炎のなかでも，初期治療の遅れが生命予後に大きく影響する緊急度の高い病態の紹介を中心に，慢性経過のマネジメントや治療上の一般的な留意点についても記載した．

1. 治療を急ぐ緊急性の高い病態

代表的な2疾患について解説する．

症例1

32歳，男性．受診1カ月前頃から乾性咳嗽，全身倦怠感を自覚するようになり，歩行時の

表　膠原病に合併する間質性肺炎・肺高血圧症の頻度

合併病変	RA	PM/DM	SSc	SjS	MCTD	SLE	MPA
間質性肺炎	19〜33%	30〜60%	52〜75%	10〜25%	30〜40%	3〜5%	約50%
肺高血圧症	—	—	10〜15%	—	約16%	約9%	—

RA：関節リウマチ，PM/DM：多発性筋炎/皮膚筋炎，SSc：全身性強皮症，SjS：シェーグレン症候群，MCTD：混合性結合組織病，SLE：全身性エリテマトーデス，MPA：顕微鏡的多発血管炎
＊頻度は報告により，また用いる検査法によっても幅がある

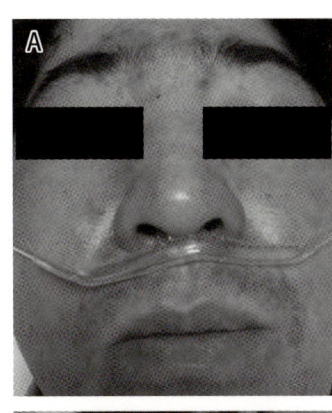

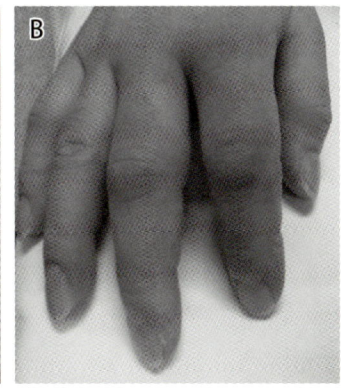

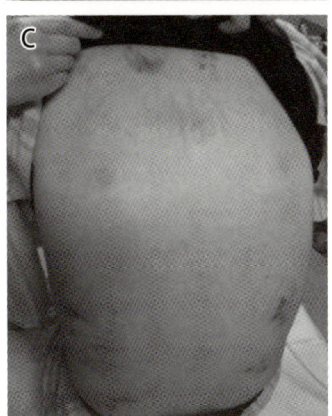

図1　症例1の皮膚所見
32歳，男性．
A）ヘリオトロープ疹，顔面の紅斑，B）手指のゴットロン徴候，爪周囲紅斑，C）背面の紅斑．
皮膚筋炎に特異性の高いゴットロン徴候やヘリオトロープ疹に加え，VサインやショールサインとよばれるVサインやショールサインと呼ばれる紫紅色斑も診断的価値は高い．これらを認めた場合は皮膚筋炎を積極的に疑う（Color Atlas①参照）

息切れも出現してきた．近医で抗菌薬などを処方されたが症状は徐々に悪化し，呼吸器内科を受診した．

既往歴：高血圧（経過観察）常用薬なし，粉塵曝露歴なし，喫煙歴なし．

身体所見：血圧137/82 Torr，脈拍110回/分，呼吸数16回/分，体温37.5度，SpO$_2$ 89%（室内気），呼吸音両背側にfine crackles聴取，皮疹あり（図1），筋把握痛・筋力低下なし，関節所見なし

検査データ：CRP 0.46 mg/dL, Alb 3.8 g/dL, AST（GOT）69 IU/L, ALT（GPT）47 IU/L, LDH 390 IU/L, ALP 252 IU/L, γ-GTP 62 IU/L, Cr 0.63 mg/dL, BUN 5 mg/dL, Na 137 mEq/L, K 4.0 mEq/L, Cl 102 mEq/L, CK（CPK）232 IU/L, RF 4.9 IU/mL, KL-6 1,183 U/mL, Hb 14.4 g/dL, PLT 25.2×10^4/μL, WBC 4.7×10^3/μL（Neu 78.0%, Ly 10%, Eos 1%）

動脈血ガス（O$_2$ 1 L）：pH 7.427, PCO$_2$ 40.0 Torr, PO$_2$ 86.1 Torr, HCO$_3$ 25.9 mmol/L
胸部画像を図2に示す．

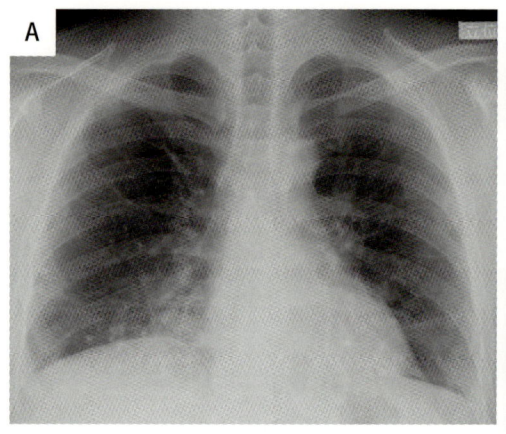

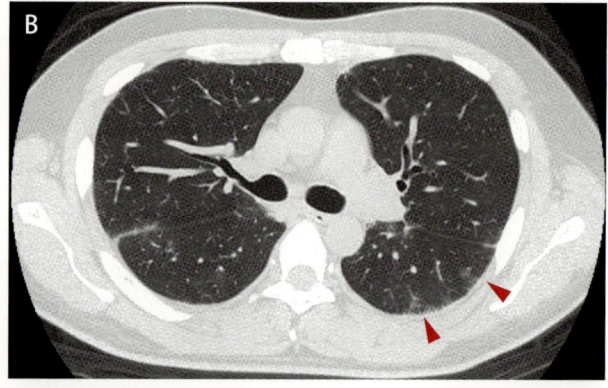

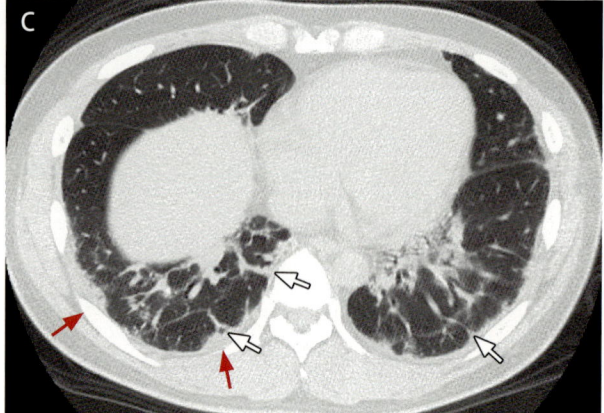

図2 症例1の胸部画像所見
32歳，男性．
A）胸部X線：両下肺野に網状影．両下葉の volume lossが目立つ．
B）胸部HRCT（高分解能CT）
下葉では胸膜下優位にコンソリデーション（→）を認め，線状・板状影（⇨）を伴う．上葉には胸膜下に散在性のすりガラス影（▶）が散見される．

1）診断に至るプロセス

　若年者が発熱と急速進行性の呼吸不全をきたし来院した．LDHを含め肝胆道系酵素は上昇していたが，CRPの上昇は軽微であった．画像所見も参考に非感染性の病態，間質性肺炎と考えた．CVD-ILD，特にclinically amyopathic dermatomyositis（CADM）の鑑別のため，病歴と身体所見を再確認した．DM（皮膚筋炎）に特徴的な皮疹を認めたが，筋炎症状はなく，CADMに合併する急速進行性の間質性肺炎（RP-IP）と診断した．後日，抗MDA5抗体陽性が判明した．

2）治療と経過

　受診初日からプレドニゾロン（PSL，プレドニン®）1 mg/kg＋シクロホスファミド静注（IVCY，エンドキサン®）＋シクロスポリンA（CsA，ネオーラル®）の3剤併用治療を開始した．治療への反応は良好で，3カ月後に職場復帰した．この症例では免疫抑制薬2剤のうちCYが有効であったため，外来では，プレドニゾロンの減量をしながら，IVCYを繰りかえした．寛解状態に入ったと判断した後，IVCYからアザチオプリン（イムラン®）内服に変更し，継続中である．

3）clinically amyopathic dermatomyositis（CADM）

　DMのなかに，特徴的な皮膚所見を有しながら，筋炎症状がないか乏しい症例があり，CADMと呼ばれる．RP-IPを高率に合併し，日本を含む東アジアからは致死的な経過をとる症例の報告が多い．抗MDA5抗体との関連が指摘されているが，結果判明まで時間を要し，急性期の診断の助けにはならない．

　エビデンスが確立された治療法はないが，蓄積された知見から，ステロイド（ステロイドパル

ス含む）＋IVCY＋カルシニューリン阻害薬（CsA，FK506）の3剤併用によるintensiveな治療が推奨されている．早期に治療を開始することにより救命できる可能性が示唆されており，また自験例では初期治療に反応すれば長期予後は良好であることを経験している．したがって，初診時にいかに早く特徴的な皮膚病変を診断し得るかどうかが予後に直結する．CADMと診断したら，間質性肺炎の画像パターンや重症度に関わらず，治療開始を躊躇わない．また，治療前に間質性肺炎の病理診断に踏み込む必要はない．ただし，早期に治療介入をしても，治療抵抗性で致死的な経過をとる症例も存在する．免疫グロブリン大量静注法やエンドトキシン吸着療法が有効であったとする報告もあるが，少数例に留まる．

近年，血清フェリチン高値と予後との関連が明らかになってきており，治療や予後の指標として有用である．

症例2

78歳，女性．受診4日前から咳嗽と血痰が出現し，2日前から発熱，全身倦怠感と呼吸苦も自覚するようになった．近医を受診し肺炎の診断で抗菌薬の点滴静注を受けていたが，症状は改善しなかった．

既往歴：気管支喘息，喫煙歴なし，粉塵曝露なし．

身体所見：血圧120/86 mmHg，脈拍89回/分（整），呼吸数26回/分，体温38.3度，SpO$_2$ 92％（酸素経鼻2 L），呼吸音両側背側にcoarse crackles聴取，皮疹なし，筋把握痛なし．神経学的所見なし．

検査データ：CRP 23.81 mg/dL，TP 7.4 g/dL，Alb 3.0 g/dL，T-Bil 1.2 mg/dL，AST（GOT）28 IU/L，ALT（GPT）17 IU/L，LDH 338 IU/L，Cr 0.91 mg/dL，Na 140 mEq/L，K 4.0 mEq/L，Cl 102 mEq/L，CK（CPK）194 IU/L，RBC 3.01×10^6/μL，Ht 26.4％，Hb 8.7 g/dL，PLT 26.5×10^4/μL，WBC 11.1×10^3/μL，(Neu 80.4％，Eos 1.3％，Ly 13.9％)，PT活性％ 73.0％，PT-INR 1.23，KL-6 342 U/mL，尿検査（pH 6.0，蛋白（2＋），潜血（2＋），RBC 10〜19/HPF）

動脈血ガス（室内気）：pH 7.49，PO$_2$ 66.6 Torr，PCO$_2$ 30.4 Torr，HCO$_3$ 24.7 mmol/L

胸部画像を図3に示す

1）診断に至るプロセス

発熱などの全身症状と血痰，貧血，呼吸苦を認め，末梢を残した，肺門から拡がる斑状の浸潤影とすりガラス影から，全身性疾患に合併するびまん性肺胞出血（DAH）を疑った．尿蛋白・潜血も陽性であった．ただちに気管支肺胞洗浄（BAL）を行い，徐々に濃くなる血性洗浄液から肺胞出血と診断した．肺と腎に病変のあるANCA関連血管炎（AAV）のなかでも，顕微鏡的多発血管炎（MPA）を疑い，BVAS（バーミンガム血管炎活動性スコア）を使用して臓器病変の再検索を行い，ANCAを測定した．後日MPO-ANCA陽性が判明しMPAと診断した．

2）治療と経過

呼吸不全を伴うDAHからAAVの重症型として，入院初日から，ガイドラインの推奨に従いステロイドパルス＋IVCY＋血漿交換を開始した．IVCYを6回施行した後に寛解状態に入ったと判断し，IVCYをアザチオプリン内服に変更して継続している．プレドニゾロンは高齢ということもあり可及的にすみやかに減量している．

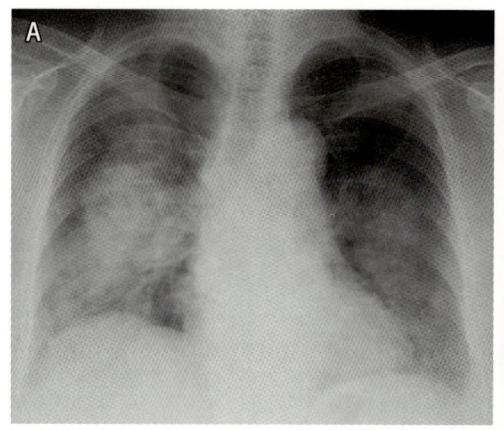

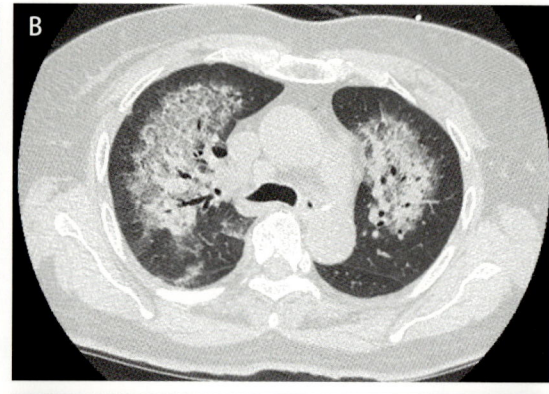

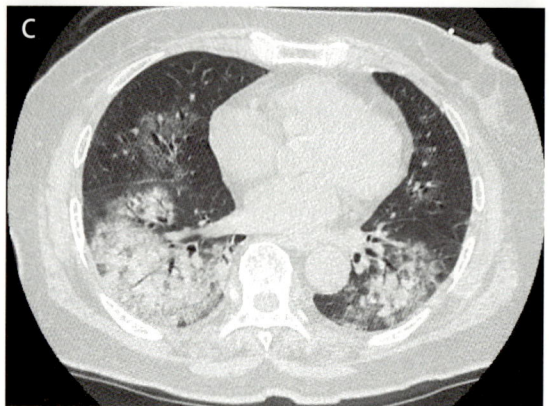

図3 症例2の胸部画像所見
78歳, 女性.
A) 胸部X線：肺門から広がる浸潤影, 末梢には陰影は少ない.
B) HRCT（高分解能CT）：肺門から広がる斑状の浸潤影とすりガラス影, 比較的肺末梢には陰影は少ない

3）ANCA関連血管炎（AAV）

　AAVは, 抗好中球細胞質抗体（anti-neutrophil cytoplasmic antibody：ANCA）という共通の疾患標識抗体をもつ血管炎の総称で, 顕微鏡的多発血管炎（MPA）, 多発血管炎性肉芽腫症（GPA）, 好酸球性多発血管炎性肉芽腫症（EGPA）の3疾患を含む. 小血管（細〜毛細血管）が障害され, 発熱などの非特異的全身症状に加え, 臓器実質内の血管炎による多臓器症状（肺病変, 紫斑, 糸球体腎炎, 副鼻腔炎, 多発性単神経炎, 消化管出血など）が現れやすい. 膠原病に伴う肺胞出血はAAVや全身性エリテマトーデス（SLE）に認められるが, 大半がAAVで, MPAで25〜55％, GPAで5％に合併する. DAHの場合は生命予後に影響する重大な臓器病変である. 1/3のケースでは血痰・喀血を伴わないが, Hbが低下することが多い. 気管支肺胞洗浄が診断確定に有用である. AAVを鑑別するためには, 積極的に他臓器症状, 所見を探しにいくことが重要で, またANCAの測定は早期診断に有用である.

　血管炎の診断のゴールドスタンダードは病理所見であるが, 最近の診断アルゴリズムでは必須ではない. 特にDAHのように緊急性のある病態では, 生検のために治療が遅れることがあってはならない.

2. 慢性経過の病態

慢性経過をとる患者のマネジメントには医師としての苦労も醍醐味もある

CVD-ILDは，関節リウマチ（RA）やPM/DMでは急性〜亜急性の経過をとる場合もあるが，一般には全身性強皮症（SSc）や混合性結合組織病（MCTD）のように慢性経過が多い．慢性経過例の治療目標は現状維持であり，通常，薬物治療の適応はない．緩徐な進行により呼吸不全が進行すれば，酸素療法やリハビリなどの対症療法を試みる．ただし，数カ月から1年で症状，画像や肺機能，動脈血ガスなどが悪化する場合は，年齢や合併疾患などを考慮して治療を検討する．なお，数日〜数週間ですりガラス影が新たに出現し，急速に呼吸状態が悪化する急性増悪が起こることがあり，その場合はステロイドパルス療法などで直ちに治療に入らなければならない．急性増悪はRAで多く，致死率も高いと報告されている．

　一般にCVD-ILDの治療はステロイドと免疫抑制薬〔CY，CsA，FK506，アザチオプリン（AZP）など〕の併用が多いが，エビデンスは少なく治療法は標準化されていない．しかし以前のステロイド単剤治療に比べれば，免疫抑制薬の併用は寛解導入・維持がしやすく，副作用の多いステロイドの早期減量も可能となる．背景の膠原病や個々の症例で使用薬剤や用法用量は異なる．経験豊富な専門医の指導下での治療が望ましい．

　CVD-ILDの治療反応性や予後の指標として，IIPsの分類を用いた通常型間質性肺炎（UIP），非特異性間質性肺炎（NSIP），器質化肺炎（OP）といった画像・病理学的パターンや肺機能（特に％FVC）の低下のスピードが参考となる．しかし，IIPsと違い全身性疾患である膠原病性の場合，病理，画像は特発性に比べ多彩で，治療反応性も異なる．さらに，背景の膠原病により，呼吸筋の筋力低下，嚥下機能低下，肺高血圧症など，呼吸状態や予後に影響する病態を合併してくることも知っておきたい．

3. 治療上の留意点

　間質性肺炎のマネジメントが上手くいっているときこそ気をつけよう．

1 肺高血圧症を見逃さない（表）

　膠原病で呼吸困難をきたす主な病態は間質性肺炎と肺動脈性肺高血圧症（PAH）である．PAHの合併頻度は，MCTDやSScでは高く，また一般に予後不良である．したがって，無症状時からの早期診断，早期治療介入が原則で，普段から心エコーなどによるスクリーニングをしておく．PAHと間質性肺炎による肺高血症（PH）の鑑別は難しいが，呼吸困難が必ずしも間質性肺炎のみの症状ではないことを肝に銘じたい．

2 薬剤性肺障害のrisk factorの1つは間質性肺炎

　治療適応のない慢性経過の間質性肺炎であっても，薬剤性肺障害のrisk factorとなることを知っておこう．特にRAのkey drugであるメトトレキサートや生物製剤での報告が多い．治療開始前に必ず間質性肺炎の有無を確認しておきたい．

3 膠原病の薬物治療は副作用との闘いでもある

　使用されるステロイドや免疫抑制薬は副作用も多く，投与期間も通常長い．副作用の管理如何では，患者のQOLを著しく損なうことになる．日和見感染症，骨粗鬆症，糖尿病，高血圧症，肝・腎機能障害，消化管潰瘍などの予防や治療に習熟しておきたい．予防策を講じるために，治療前のスクリーニングは重要である．

4 治療中に新たに出現したすりガラス影の診断は難しい

膠原病の治療中に新たに出現したすりガラス影は原疾患の悪化，薬剤性肺障害，ニューモシスチス肺炎などの日和見感染症，肺水腫（心不全）など鑑別すべき疾患・病態が多いことを知っておきたい．

終わりに

標準化された治療法が少ないことや誌面の都合もあって，個々の膠原病ごとの具体的な治療にまで踏み込む内容にはなっていない．物足りなく思われるかもしれないが，研修医にはまずは診断できる力を磨くことに重きをおいた研修をしてもらいたいと思っている．

膠原病の診断には総合内科医としての力量が，治療とそのリスクマネジメントには高い専門性が必要である．しかし患者さんは必ずしも最初から膠原病専門医にたどり着くわけではなく，研修医が初療を担当する場合もあり得る．膠原病ではないか，間質性肺炎ではないかと疑うことが診断の第一歩であり，常日頃から鑑別疾患の引き出しをたくさんもっておいてほしいと思う．

文献・参考文献

1) 「Evidence Based Medicine を活かす　膠原病・リウマチ診療 第3版」（東京女子医科大学附属膠原病リウマチ痛風センター/編）Medical View，2013
2) Sato S & Kuwana M：Clinically amyopathic dermatomyositis. Curr Opin Rheumatol, 22：639-643, 2010
3) Kameda H, et al：Combination therapy with corticosteroids, cyclosporin A, and intravenous ntravenous pulse cyclophosphamide for acute/subacute interstitial pneumonia in patients with dermatomyositis. J Rheumatol, 32：1719-1726, 2005
4) Sato S, et al：Anti-CADM-140/MDA5 autoantibody titer correlates with disease activity and predicts disease outcome in patients with dermatomyositis and rapidly progressive interstitial lung disease. Mod Rheumatol, 23：496-502, 2013
5) Miyazaki E, et al：Early assessment of rapidly progressive interstitial pneumonia associated with amyopathic dermatomyositis. Clin Rheumatol, 26：436-439, 2007
6) Terya A, et al：Successful Polymyxin B Hemoperfusion Treatment Associated With Serial Reduction of Serum Anti-CADM-140/MDA5 Antibody Levels in Rapidly Progressive Interstitial Lung Disease With Amyopathic Dermatomyositis, Chest, 144：1934-1936, 2013
7) Ntatsaki E, et al：BSR and BHPR guideline for the management of adults with ANCA-associated vasculitis. Rheumatology（Oxford），53：2306-2309, 2014
8) 「ANCA関連血管炎の診療ガイドライン」（尾崎承一，他/編），厚生労働省　難治性疾患克服研究事業，2011

プロフィール

有田眞知子（Machiko Arita）
大原記念倉敷中央医療機構倉敷中央病院呼吸器内科
近年，膠原病の診断基準は満たさないが，自己抗体が陽性であったり，膠原病の症状・身体所見を伴う特発性間質性肺炎の一群を，lung-dominat CTDやUCTDと呼んで，議論になっている．肺野病変先行型膠原病のような膠原病に関連した病態かどうか，まだ結論は出ていないが，間質性肺炎の病因やメカニズムを解明するうえで興味深い一群と思われる．

第4章 肺癌の診療のギモン

1. 肺癌の化学療法について教えてください

西村尚志

Point

- 小細胞癌，非小細胞癌で考え方が異なる
- 進行癌・再発癌に対する化学療法，局所進行癌に対する放射線化学療法，外科的切除後の術後補助化学療法というシチュエーションがある
- 分子標的薬の使用には癌細胞の遺伝子の状況を知ることが必要であり，組織採取が重要である
- 基本的には外来で行う
- 全身状態不良の症例に化学療法を行うかどうかは慎重に対応すべきである
- 化学療法は継続することが重要で，そのために副作用対策が重要である

はじめに

　日本肺癌学会から肺癌診療ガイドラインが作成されており，ほぼ毎年更新されている[1]．本稿では，そのガイドラインに沿って説明していく．

　日常診療においては，組織型（小細胞癌か扁平上皮癌かそれ以外の非小細胞癌か），遺伝子の状況（EGFR[※1]遺伝子変異，ALK[※2]融合遺伝子の有無），病期（TNM分類），全身状態（PS），各種臓器機能や合併症を考慮して，ガイドラインに基づきつつ，個々の患者さんの状況に合わせて治療方針を決定しているのが現状である（表1，2，3）．

※1　EGFR：上皮増殖因子受容体，※2　ALK：未分化リンパ腫キナーゼ

1. 小細胞癌に対する化学療法（表4）

1 限局型小細胞癌の場合

　臨床病期Ⅰで手術可能な場合は，手術を行いその後に化学療法を追加する．使用される抗癌剤はシスプラチン＋エトポシドでの2剤併用療法で，3〜4週ごとに4コース施行する．

　臨床病期Ⅰ期でも手術不能例，Ⅱ期，Ⅲ期の場合，根治的放射線治療が可能でPS0-2であれば，同時化学放射線治療を行う．抗癌剤はシスプラチン＋エトポシドを用い，放射線治療は1日2回照射（1回1.5 Gy）で合計45 Gyを1コース目と同時に行う．化学療法は4コースを目標とする．

表1 肺癌の治療方針を決めるのに考慮すべき事柄

組織型
臨床病期
遺伝子の状況
全身状態
主な臓器の機能
合併症
患者側の意向

表2 ECOG（Eastern Cooperative Oncology Group）Performance Status

Score	定義
0	全く問題なく活動できる．発病前と同じ日常生活が制限なく行える
1	肉体的に激しい活動は制限されるが，歩行可能で，軽作業や座っての作業は行うことができる 例：軽い家事，事務作業
2	歩行可能で自分の身の回りのことはすべて可能だが作業はできない．日中の50％以上はベッド外で過ごす
3	限られた自分の身の回りのことしかできない．日中の50％以上をベッドか椅子で過ごす
4	全く動けない．自分の身の回りのことは全くできない．完全にベッドか椅子で過ごす

文献4より引用

表3 病期ごとの肺癌の治療方針

小細胞癌

Ⅰ期	手術→化学療法
限局型（LD）	化学療法＋放射線治療
進展型（ED）	化学療法

非小細胞癌

ⅠA期	手術
ⅠB期	手術→化学療法（UFT）
ⅡA期，ⅡB期	手術→化学療法
ⅢA期	化学療法＋放射線治療
	手術→化学療法
	化学療法→手術
	化学療法＋放射線治療→手術
ⅢB期	化学療法＋放射線治療
Ⅳ期	化学療法（分子標的薬も含む）

UFT：ユエフティ®（テガフール・ウラシル）

表4 小細胞肺癌の化学療法に使用される主な薬剤

プラチナ製剤	シスプラチン
	カルボプラチン
非プラチナ製剤	イリノテカン
	エトポシド
	アムルビシン
	ノギテカン

　同時化学放射線治療が困難な場合は化学療法のみの施行を考慮する．PS不良例での化学療法については慎重を要する．

　化学療法の効果がほぼCR（complete response：完全奏効）でPS良好な場合は，治療開始6カ月以内に予防的全脳照射を行う．

　こういった治療の全生存期間中央値は約2年～2年半という報告が多い．

2 進展型小細胞癌

　Ⅳ期，Ⅲ期以下でも根治的放射線治療が不可能な場合は化学療法を4～6コース施行する．70歳以下でPS0-2であればシスプラチン＋イリノテカンが推奨され，そうでない場合はシスプラチンまたはカルボプラチン＋エトポシドが使用される．これらの併用化学療法での無増悪生存期間はおおむね数カ月，全生存期間は1年前後である．

表5　非小細胞肺癌の化学療法に使用される主な薬剤

分類	薬剤
プラチナ製剤	シスプラチン
	カルボプラチン
非プラチナ製剤	ペメトレキセド（扁平上皮癌以外）
	パクリタキセル
	nab-パクリタキセル
	ドセタキセル
	ゲムシタビン
	ビノレルビン
	S-1
	アムルビシン
	イリノテカン
	UFT（ⅠB期術後補助化学療法）
分子標的薬	ゲフィチニブ（EGFR遺伝子変異陽性）
	エルロチニブ
	アファチニブ（EGFR遺伝子変異陽性）
	クリゾチニブ（ALK融合遺伝子陽性）
	アレクチニブ（ALK融合遺伝子陽性）
	ベバシズマブ（扁平上皮癌以外）

S-1：ティーエスワン®（テガフール・ギメラシル・オテラシルカリウム），UFT：ユーエフティ®（テガフール・ウラシル）

なお，小細胞癌に有用な分子標的薬は現時点（2015年5月）では存在しない．

3 再発小細胞癌

　初回化学療法が奏効し，終了後60～90日以上経過後に再燃がみられた症例を**sensitive relapse**と定義し，その場合には初回化学療法には使用していない抗癌剤での単剤治療を考慮する．日常臨床においては，アムルビシン，イリノテカン，ノギテカンでの単剤治療を行っている．また，初回化学療法を再チャレンジするという選択肢もあり得る．

　初回化学療法無効，あるいは奏効しても終了後60～90日以内に再燃がみられた症例を**refractory relapse**と定義する．全身状態が良好であれば同様にアムルビシンなどでの単剤治療を考慮する．

　3次治療以後はエビデンスが乏しい．日常臨床では，良好なPSが保たれていて患者が希望する場合，今まで使用していない薬剤を中心に使用して，効果と副作用とを天秤にかけつつ化学療法を継続している症例もあるが，慎重に対応すべきである．

2. 非小細胞癌に対する化学療法（表5）

1 臨床病期Ⅳ期を対象とした初回化学療法

　治療方針を決めるに当たって，組織型（扁平上皮癌かそうでないか），癌細胞の遺伝子の状況，全身状態や合併症の有無・程度が重要となる．日本肺癌学会編の肺癌診療ガイドライン[1]で推奨

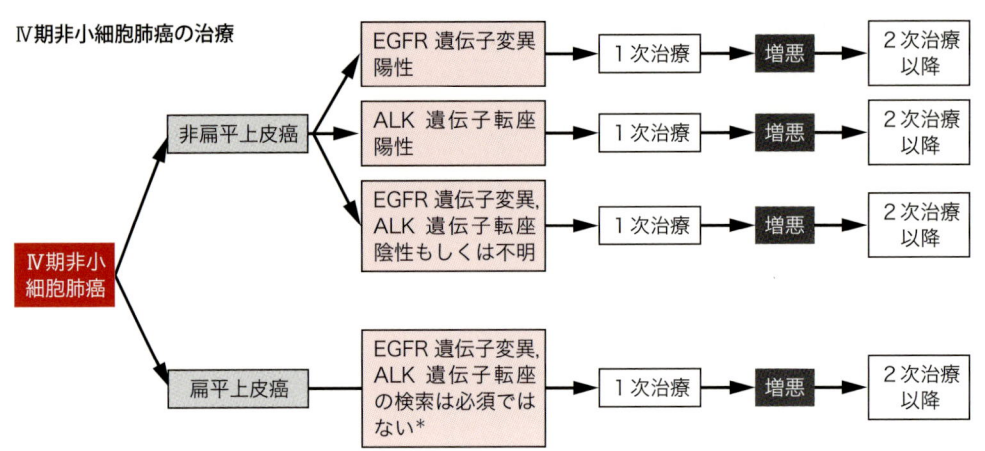

Ⅳ期非小細胞肺癌の治療

```
                          ┌─ EGFR遺伝子変異陽性 ─→ 1次治療 →[増悪]→ 2次治療以降
                          │
              ┌─非扁平上皮癌─┼─ ALK遺伝子転座陽性 ─→ 1次治療 →[増悪]→ 2次治療以降
              │           │
Ⅳ期非小       │           └─ EGFR遺伝子変異，ALK遺伝子転座
細胞肺癌 ─────┤              陰性もしくは不明 ─→ 1次治療 →[増悪]→ 2次治療以降
              │
              └─扁平上皮癌 ─── EGFR遺伝子変異，ALK遺伝子転座
                              の検索は必須ではない* ─→ 1次治療 →[増悪]→ 2次治療以降
```

＊診断が生検や細胞診などの微量の検体の場合においては，腺癌が含まれない．組織でもEGFR遺伝子変異，ALK遺伝子転座の検索を考慮する．

図1　Ⅳ期非小細胞肺癌の治療
文献1より転載

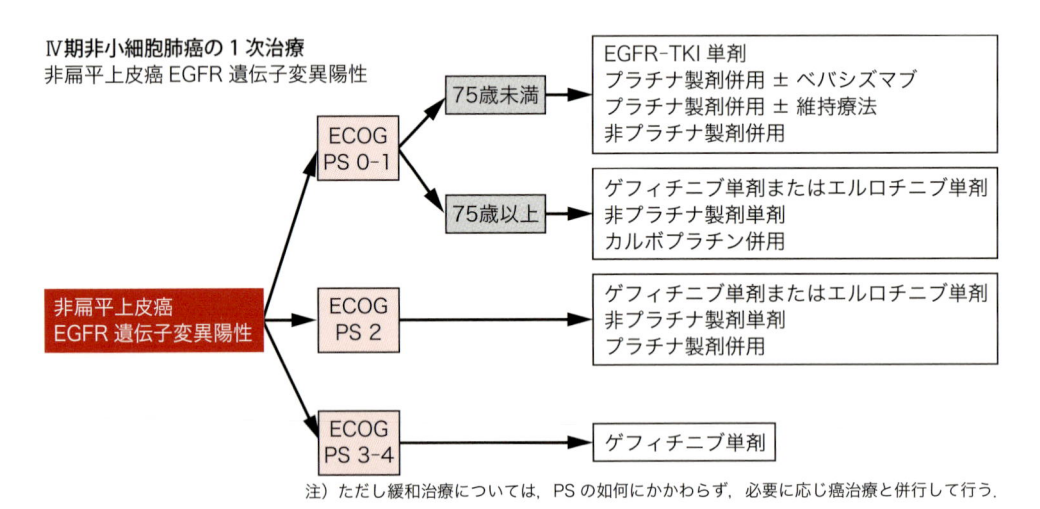

Ⅳ期非小細胞肺癌の1次治療
非扁平上皮癌 EGFR遺伝子変異陽性

```
                    ┌─ ECOG ─┬─ 75歳未満 ─→ EGFR-TKI単剤
                    │ PS 0-1 │              プラチナ製剤併用 ± ベバシズマブ
                    │        │              プラチナ製剤併用 ± 維持療法
                    │        │              非プラチナ製剤併用
                    │        │
                    │        └─ 75歳以上 ─→ ゲフィチニブ単剤またはエルロチニブ単剤
                    │                       非プラチナ製剤単剤
非扁平上皮癌         │                       カルボプラチン併用
EGFR遺伝子変異陽性 ─┤
                    │                    ゲフィチニブ単剤またはエルロチニブ単剤
                    ├─ ECOG PS 2 ──────→ 非プラチナ製剤単剤
                    │                    プラチナ製剤併用
                    │
                    └─ ECOG PS 3-4 ────→ ゲフィチニブ単剤
```

注）ただし緩和治療については，PSの如何にかかわらず，必要に応じ癌治療と併行して行う．

図2　Ⅳ期非小細胞肺癌の1次治療（非扁平上皮癌EGFR遺伝子変異陽性）
文献1より転載

されているアルゴリズムを図1～5に示す．

　75歳未満でPS0-1で各種臓器機能が良好な症例の場合，プラチナ製剤を含む2剤併用化学療法を4～6コース行うのが標準的治療である．

　扁平上皮癌以外の非小細胞肺癌で血痰がみられないなどの条件を満たす症例では，抗VEGF（血管内皮増殖因子）抗体のベバシズマブの併用を考慮する．その場合は，導入化学療法終了後，増悪がなければ維持療法としてベバシズマブ単剤を継続する．

　扁平上皮癌以外の非小細胞肺癌ではプラチナ製剤＋ペメトレキセドを使用する場合も多いが，その場合，4コース終了時点で増悪がなければペメトレキセド単剤の維持療法を継続する．プラチナ製剤＋ペメトレキセド＋ベバシズマブでの治療をした場合，4コース終了時点で増悪がない場

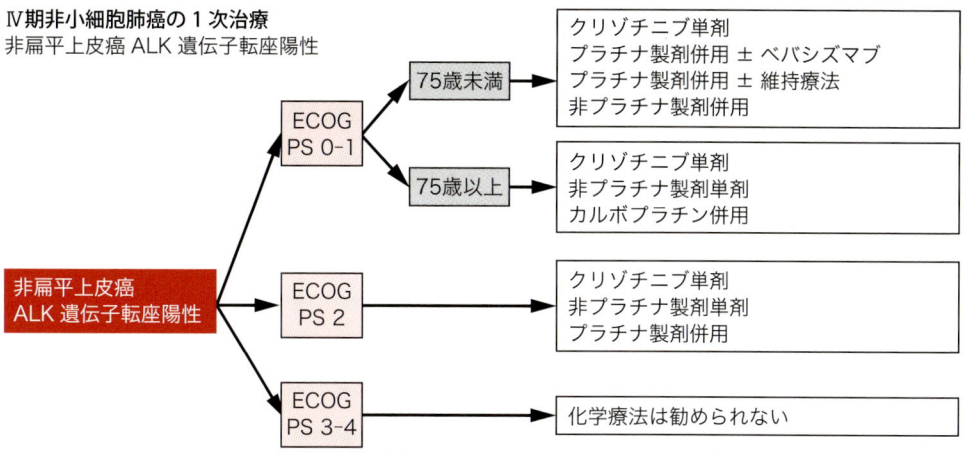

図3　Ⅳ期非小細胞肺癌の1次治療（非扁平上皮癌ALK遺伝子転座陽性）
文献1より転載

```
Ⅳ期非小細胞肺癌の1次治療
非扁平上皮癌 ALK 遺伝子転座陽性

非扁平上皮癌             ECOG     ─ 75歳未満 ─ クリゾチニブ単剤
ALK 遺伝子転座陽性  ─  PS 0-1                  プラチナ製剤併用 ± ベバシズマブ
                                                             プラチナ製剤併用 ± 維持療法
                                                             非プラチナ製剤併用
                                     ─ 75歳以上 ─ クリゾチニブ単剤
                                                             非プラチナ製剤単剤
                                                             カルボプラチン併用

                         ─  ECOG PS 2  ─ クリゾチニブ単剤
                                                    非プラチナ製剤単剤
                                                    プラチナ製剤併用

                         ─  ECOG PS 3-4 ─ 化学療法は勧められない
```
注）ただし緩和治療については，PSの如何にかかわらず，必要に応じ癌治療と併行して行う．

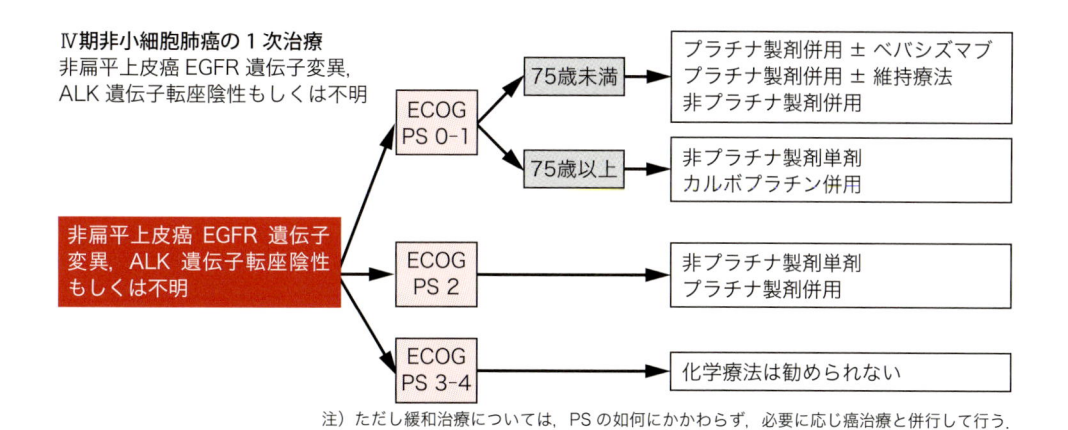

図4　Ⅳ期非小細胞肺癌の1次治療（非扁平上皮癌EGFR遺伝子変異，ALK遺伝子転座陰性もしくは不明）
文献1より転載

```
Ⅳ期非小細胞肺癌の1次治療
非扁平上皮癌 EGFR 遺伝子変異，
ALK 遺伝子転座陰性もしくは不明

非扁平上皮癌 EGFR 遺伝子    ECOG     ─ 75歳未満 ─ プラチナ製剤併用 ± ベバシズマブ
変異，ALK 遺伝子転座陰性 ─ PS 0-1                  プラチナ製剤併用 ± 維持療法
もしくは不明                                                 非プラチナ製剤併用
                                                 ─ 75歳以上 ─ 非プラチナ製剤単剤
                                                                  カルボプラチン併用

                                  ─  ECOG PS 2  ─ 非プラチナ製剤単剤
                                                           プラチナ製剤併用

                                  ─  ECOG PS 3-4 ─ 化学療法は勧められない
```
注）ただし緩和治療については，PSの如何にかかわらず，必要に応じ癌治療と併行して行う．

合，維持療法はペメトレキセド＋ベバシズマブの2剤で行った方が無増悪生存期間が延長するという報告もある．

　前述の併用化学療法での無増悪生存期間はおおむね数カ月，全生存期間は1年前後である．

　75歳以上の高齢者やPS2の場合は1剤での化学療法も考慮する．癌細胞の遺伝子の状況では後述の分子標的薬も適応となる．

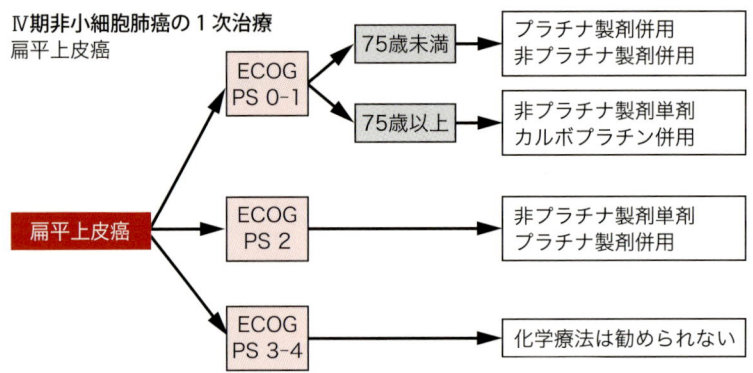

図5　Ⅳ期非小細胞肺癌の1次治療（扁平上皮癌）
文献1より転載

●ここがポイント

PS不良例では抗癌剤治療はメリットよりデメリットが大きくなり，かえって患者の苦痛を強くする結果になり得る．効果と副作用，メリットとデメリットを天秤にかけつつ，継続していく，あるいは中止することが重要である．腫瘍の増大がなく副作用が強い場合，投与量を減量して化学療法の継続を考慮する．具体的にはGrade 4の血液学的毒性，Grade 2あるいは3の非血液学的毒性が見られた場合は，投与量を20％程度減量している．それでも副作用が強い場合はさらに20％程度減量することもある．それでも副作用が強い場合は薬剤変更を考慮している．

2 切除不能臨床病期Ⅲ期，肺尖部胸壁浸潤癌（いわゆるパンコースト腫瘍）を中心に行う放射線化学療法

　70歳未満でPS0-1で各種臓器機能が良好な場合，カルボプラチン＋パクリタキセル，シスプラチン＋ドセタキセルといったプラチナ製剤を含む2剤併用化学療法に胸部放射線治療を同時併用する．

　切除不能臨床病期Ⅲ期で同時化学放射線療法を行った場合，奏効率は60〜80％，全生存期間の中央値は2年前後，無増悪生存期間の中央値は1年弱，5年生存率は20％前後と報告されている．

　同時化学放射線療法の場合，化学療法と放射線治療の副作用が重なることになり，適用症例の選択には十分な配慮が必要である．

　現時点では同時化学放射線療法後に積極的に地固め化学療法を推奨するエビデンスは明確ではない．しかし，日常診療において，PS良好で副作用が許容範囲内だった場合，地固め化学療法のみを2コース追加する場合もある．

　化学放射線療法の適応とならないⅢ期非小細胞肺癌症例には根治的放射線単独療法が勧められる．

3 術後病期ⅠB以上で行う術後補助化学療法

　最初の治療として手術を行い，術後病期ⅠB以上であり，全身状態が良好であれば，術後補助

化学療法を追加する．術後病期がⅠB期の場合はUFTを2年間内服し，Ⅱ期以上の場合はシスプラチン＋ビノレルビンなどの併用化学療法を追加する．これらにより，5年生存率は5〜15％改善する．

4 切除可能臨床病期ⅢA期症例に対する術前治療

切除可能臨床病期ⅢA期症例に対するプラチナ製剤を含む2剤併用療法での術前化学療法の有効性が示されており，臨床病期ⅢA期N2症例での術前化学放射線療法の忍容性は良好との報告もある．

ただし，エビデンスの質・量とも術後補助化学療法が優っており，日常診療においては手術可能症例であれば最初の治療として手術を検討し，その後に術後補助化学療法を考慮する場合の方が多い．

明確なエビデンスは乏しいが，日常診療においては，肺葉切除可能な切除可能ⅢA期N2症例の場合は，プラチナ製剤を含む2剤併用化学療法と合計40Gyの胸部照射との同時放射線化学療法を行い，その時点で手術を行うか放射線化学療法を60Gyまで継続するかを検討する場合もある．

5 2次治療以後の化学療法

1回目の治療後に再燃がみられた場合，ドセタキセル，ペメトレキセド（扁平上皮癌以外），エルロチニブなどでの単剤での化学療法が標準的である．

> ●ここがポイント
>
> 3次治療以後の化学療法は小細胞癌と同様にエビデンスが乏しい．日常臨床では良好なPSが保たれていて患者が希望する場合，今まで使用していない薬剤を用いて，効果と副作用とを天秤にかけつつ化学療法を継続している症例もあるが，これも慎重に対応すべきと考えている．

3. 分子標的薬について

2015年2月の時点で，日本で使用可能な肺癌に対する分子標的薬には，上皮増殖因子受容体チロシンキナーゼ阻害薬（EGFR-TKI）のゲフィチニブ，エルロチニブ，アファチニブ，未分化リンパ腫キナーゼ（ALK）阻害薬のクリゾチニブ，アレクチニブ，前述の抗VEGF抗体のベバシズマブがある．

EGFR-TKIはEGFR遺伝子変異陽性例（図2）で，ALK阻害薬はALK融合遺伝子陽性例（図3）で，初回治療あるいは2次治療として使用するが，奏効率が高い，奏効までの期間が短い，無増悪生存期間が長い，という点から日常診療では初回治療に選択される場合の方が多い．

EGFR遺伝子変異のうち，exon19のdeletionの場合はアファチニブの有効性がより高いという報告がある．

Advanced Lecture

■ 肺癌化学療法の展望

　EGFR-TKIあるいはALK阻害薬で治療すると，症例によっては非常に奏効し，ほぼCRとなる場合も少なくはないが，やはり再発がみられ，無増悪生存期間の中央値は1〜2年程度である．耐性化の克服は今後の大きな課題であり，EGFR-TKIあるいはALK阻害薬と殺細胞性抗癌薬との併用，増悪後にこれらの薬剤を継続，新規薬剤の開発等々，多くの臨床試験，治験が進められている．これらを踏まえて，肺癌化学療法はさらに個別化医療の方向に向かうものと思われる．

4. 外来化学療法について

　進行または再発肺癌に対する現在の抗癌剤治療の有効性はまだまだ不十分であり，治癒を目標とすることは現実的ではなく，現時点での目標は延命，QOL・ADLの維持・改善，症状緩和となる．抗癌剤治療を行っている症例でも，癌であることをできる限り意識せずに日常生活・家庭生活を普通に続けてもらうことが，抗癌剤治療の大きな目標となる．そういった意味から，現在の医療では抗癌剤治療は外来治療が中心となっていて，各施設で外来化学療法センターが整備されてきている．

　筆者が所属する施設でも，1コース目の化学療法は入院で行う場合も多いが，2コース目以後は基本的には外来で行っている．逆に入院が必要となるような有害事象が起こるのであれば，その症例についてはその治療は適していないと考えるべきである．

5. 副作用対策，支持療法について

　抗癌剤治療を行うと，ほぼ100％の症例で副作用が発生するが，その種類や程度は非常に個人差が大きい．

　殺細胞性抗癌剤での頻度の多いものには，骨髄抑制，消化器症状（嘔気，嘔吐，食欲低下など），脱毛，末梢神経障害，全身倦怠感などがあるが，頻度の少ないものを含めると非常にさまざまな副作用が起こり得る．重症化しやすい副作用は好中球減少に伴う感染症，肺障害（間質性肺炎）であり，肺癌化学療法時の治療関連死は一般的に1〜2％に起こるとされている．

　これらの副作用と効果を天秤にかけて，抗癌剤治療を続けるのかどうかを考えていくこととなるが，化学療法はQOLを維持しつつ継続していくことが重要であり，そのためにも副作用対策，支持療法は非常に重要である．

　制吐薬の使用，好中球減少に対するG-CSFの使用についてはガイドラインが作成されており，日常診療においてもそれに則って対応している[2, 3]．

● **ここがポイント**

化学療法は1コースだけでは意味がない．継続していくことが重要で，そのためには支持療法，副作用対策が重要となる

おわりに

　以上，肺癌診療ガイドラインに基づいて，肺癌に対する化学療法について述べた．

　以前より治療成績は改善されてきているが，現時点では進行・再発肺癌は化学療法では治癒は困難であり，延命，QOL維持，症状緩和が現実的な目標となる．それゆえ，PS不良患者での化学療法については，症例によっては，かえって患者のQOLを低下させ，苦痛を増強させ，極端な場合寿命を縮めてしまう可能性もあり，慎重に対応すべきであり，緩和医療に専念するという選択肢も考慮すべきである．

　また，今後，分子標的薬の発展に伴い，さらに個別化医療が進むものと思われ，そのためには，癌の組織あるいは細胞採取が今まで以上に必要となってくると考えられる．

　治癒はまだまだ困難ではあるが，よりよい治療をめざして，さまざまな治験，臨床試験が進められているのが現状である．

文献・参考文献

1) 「EBMの手法による肺癌診療ガイドライン2014年版」(日本肺癌学会/編)，金原出版，2014
   https://www.haigan.gr.jp/modules/guideline/index.php?content_id=3
2) 「制吐薬適正使用ガイドラインver.1.2」(日本癌治療学会/編)，2014
   http://www.jsco-cpg.jp/item/29/index.html
3) 「G-CSF適正使用ガイドライン2013年版ver. 2」(日本癌治療学会編/編)，2014
   http://jsco-cpg.jp/item/30/index.html
4) Common Toxicity Criteria, Version2.0 Publish Date April 30, 1999
   http://ctep.cancer.gov/protocolDevelopment/electronic_applications/docs/ctcv20_4-30-992.pdf
   JCOGホームページ http://www.jcog.jp/

プロフィール

西村尚志（Takashi Nishimura）
京都桂病院呼吸器センター呼吸器内科
専門：肺癌，呼吸器内科全般
総合病院の呼吸器内科の入院患者の半数近くは進行期の肺癌患者である．そういった患者達に呼吸器内科医として，どのようなことをすべきなのか，どのようなことができるのか，簡単には答はでないが，常に考え続けている日々である．

第4章 肺癌の診療のギモン

2. 肺癌の疼痛コントロールで悩んでいます

郷間　厳

● Point ●

- 痛みは，主観的なものであることを確認しながら痛みの評価を行い，適切な画像診断を実施する
- 脊髄圧迫や長管骨転移など，局所治療を急ぐ病態をまず鑑別する
- WHO方式3段階除痛ラダーがやはり基本．激しい疼痛には，フェンタニルやオキシコドンの注射薬は用いやすい
- 神経障害性疼痛への対応を知っておくと，オピオイドだけでは難しい疼痛のコントロールが改善できる

はじめに

　肺癌は，原発巣に関連した疼痛や転移巣による疼痛から発症することも多い．そのため最初の診断時から疼痛コントロールが要求されることも少なくない．そのようなときには積極的な治療に緩和的ケアを同時に，あるいは緩和ケアを先行して実施することを考えねばならない．

　さらに進行した状態での疼痛コントロールは他部位の癌と同様にQOLの点で非常に重要であり，疼痛以外の症状のコントロールも必要となってくる．原因となる癌自体への治療も常に考えつつ，その治療による患者への影響も配慮することが求められる．

1. 痛みの診断・評価が大切

　癌の広がりを考えるとともに痛みの「診断」が治療の前に必要である．

1 原因の評価，特に神経障害性疼痛かどうかを意識する：癌性疼痛の分類

　癌性疼痛のうち，神経障害性疼痛はコントロールの難しいものの1つである．肺癌ではしばしば神経障害性疼痛が合併する．その特徴をまず知ったうえで，疼痛の評価をしていくとよい．

1）神経障害性疼痛とは

　痛覚の伝達のどこかが損傷されることで発生する．肺癌では，Pancoast腫瘍による腕神経叢の障害や，脊椎や骨盤などの骨転移による神経根の障害由来の神経障害性疼痛がしばしば経験される．オピオイドのみでは鎮痛が十分でないことから治療が難しく，薬剤の選択にも大きくかかわっ

てくることになる．

　神経障害性疼痛のなかには，さらに脊髄圧迫によるオンコロジー・エマージェンシー（後述のAdvanced Lectureを参照）の状態の症状で出現していることもあり，CT，MRIなど画像診断を緊急で実施するかどうかの判断が重要である．

　神経障害性疼痛の場合，痛覚を伝える神経の直接的な損傷が原因となっており，障害された神経の支配領域に痛みが発生し，かつ，その領域に感覚異常も伴うことがある．

　症状の特徴は次のようなものがある．

① **自発痛**：刺激に依存せず，「灼けるような」持続痛や「槍で突き抜かれるような」電撃痛が生じる．

② **突出痛**：痛みが生じないくらいの刺激で強い痛みを生じ（アロディニア）たり咳やくしゃみで痛みが生じる．

③ **異常感覚**：痛みではない異常感覚を伴うことがある．

　確定診断は，神経支配領域に一致する感覚異常があることと画像などでその神経障害が確認できることの両者による．

　神経障害性疼痛と判断できる場合には，WHO方式に沿って，まず非オピオイド鎮痛薬・オピオイドによる疼痛治療を実施しつつ，放射線治療やブロックの適応も検討する必要がある．

　不十分な場合に以下のように鎮痛補助薬を投与する．

（1）抗痙攣薬

> ●処方例：プレガバリン（リリカ®）　1回50 mg　1日2回（朝夕食後）　連日
> 　（特に高齢者で，ふらつきに注意し，転倒事故を予防する）

（2）三環系抗うつ薬

> ●処方例：アモキサピン（アモキサン®）　1回25 mg　1日1回（夕食後）　連日
> 　（7日ごとに25 mgずつ増量し，最大150 mgまで．増量とともに2～4回に分ける）

（3）SNRI（serotonin noradrenarine reuptake inhibitors：セロトニンノルアドレナリン再取り込み阻害薬）

> ●処方例：デュロキセチン（サインバルタ®）　1回20 mg　1日1回（朝食後）　連日
> 　（7日ごとに20 mgずつ増量し，最大60 mgまで．投与は朝のみ）

すでに投与されているオピオイドの効果が不十分な場合は神経障害性疼痛に有効性の高いオピオイドの変更も検討する．

（4）神経障害性疼痛への効果が期待されるオピオイドへの変更

ⓐ **トラマドール**：モルヒネ使用量として60 mg程度までの場合の変換，力価換算では5倍が必要

> 例えばモルヒネ60 mg/日からの切り替えでは，
> ●処方例：トラマドール（トラマール®カプセル）　1回75 mg　1日4回（6時間ごと）
> 　もしくは1回100 mg 1日3回（8時間ごと）
> 　（レスキュー製剤はないので，モルヒネかオキシコドンの速放製剤を用いる）

表 STAS-J 痛みのコントロール：痛みが患者に及ぼす影響

0	なし
1	時折の，または断続的な単一の痛みで，患者が今以上の治療を必要としない痛みである
2	中等度の痛み．時に調子の悪い日もある．痛みのため，病状からみると可能なはずの日常生活動作に支障をきたす
3	しばしばひどい症状がある．痛みによって日常生活動作や物事への集中力に著しく支障をきたす
4	持続的な耐えられない激しい痛み．他のことを考えることができない

STAS-J（Support Team Assessment Schedule 日本語版）は症状への対処の必要性の評価に用いられる
文献5を参考に作成

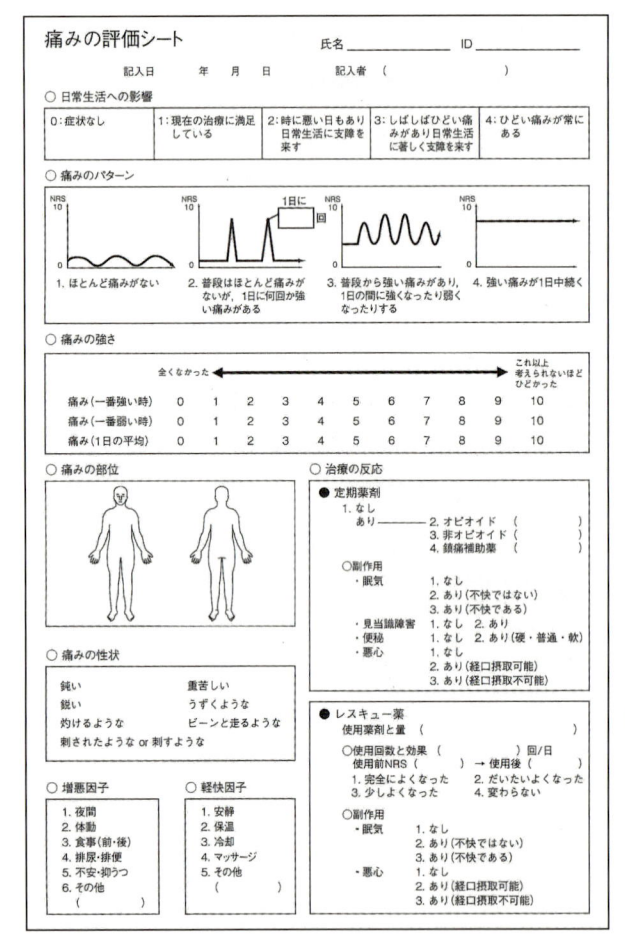

図1 「痛みの評価シート」の例

痛みの評価シートを用いることで，痛みの部位とその性状の分析が視覚的にできるようになる．複数の疼痛の原因部位がある場合も多いことから，それぞれについての対策と評価がしやすくなる利点がある．多職種の医療チームでの連携にも役立つ
文献1より引用

ⓑ タペンタドール：強オピオイド鎮痛薬として用いることができる．

例えばモルヒネ60 mg/日からの切り替えでは，
●処方例：タペンタドール（タペンタ®）　1回100 mg　1日2回（12時間ごと）
（レスキュー製剤はないので，モルヒネかオキシコドンの速放製剤を用いる）

2）改めて身体所見を評価する

　一般的な身体所見により，帯状疱疹など，癌以外でみられる病態の除外を行い，その後で痛みの性状の評価を実施する．

- **痛みの強さ**：NRSやSTAS-J（表）が有用である．
- **痛みのパターン**：持続痛か，突発痛なのか．それにより治療方針や薬剤も大きく変わるため，その評価が重要である．痛みの模式図（図1）を用いることで，イメージを共有しやすい．

3）画像診断で評価する

　痛みを生じている部位の特定，腫瘍の広がりで痛みの原因を掴むことが欠かせない．忘れずに胸腹部のCTなどを実施する．症状の悪化があれば，再度CTを実施することも考える．

2. 治療の選択肢を考える

1 まだ鎮痛薬が開始されていないときに何から開始したらよいのか

●WHO方式3段階除痛ラダー（図2）が基本

　痛みの程度によっては，必ずしも弱オピオイドから始める必要はなく，強オピオイドを少量から開始することも可能である．

　　＜オピオイドの特徴と注意点＞

- **コデイン**：鎮痛効果はモルヒネの1/6．持続時間は4〜6時間なので，6時間ごとの服用から開始する．

> ●処方例：コデインリン酸　1回20 mg　1日4回（毎食後と就寝前）．最大300 mg/日まで

- **トラマドール**：生体内の代謝で弱いμオピオイド受容体活性を示す活性代謝産物になる．弱いμオピオイド受容体活性とノルアドレナリン再取り込み阻害作用が同時に得られることで，神経障害性疼痛に対して有効性が高いと考えられる．

> ●処方例：トラマドール（トラマール®カプセル）1回25 mg　1日4回（8時間ごとor毎食後）．最大400 mg/日

- **モルヒネ硫酸塩，モルヒネ塩酸塩**：標準的オピオイド．剤形が豊富．肝代謝で，腎排泄．腎機能障害のある場合に代謝産物が蓄積して眠気や鎮静が生じやすいことに注意する．眠気と便秘のコントロールが重要．

> ●処方例：モルヒネ硫酸塩（オプソ®内服液）1回5 mg/2.5 mL/包 or 10 mg/5 mL/包（4時間ごとの定期投与あるいは1時間あけてレスキューとして追加）速放性のため開始時の用量調節および徐放性製剤投与中のレスキューとしても使用できる
>
> ●処方例：モルヒネ塩酸塩（ピーガード®錠）1回20 mg　1日1回食間（24時間ごと）．30 mg，60 mg，120 mgの製剤がある

- **オキシコドン（オキソ®）**：経口薬の効力比はモルヒネの1.5倍．モルヒネと異なり腎機能障害でも比較的安全に使用できる．

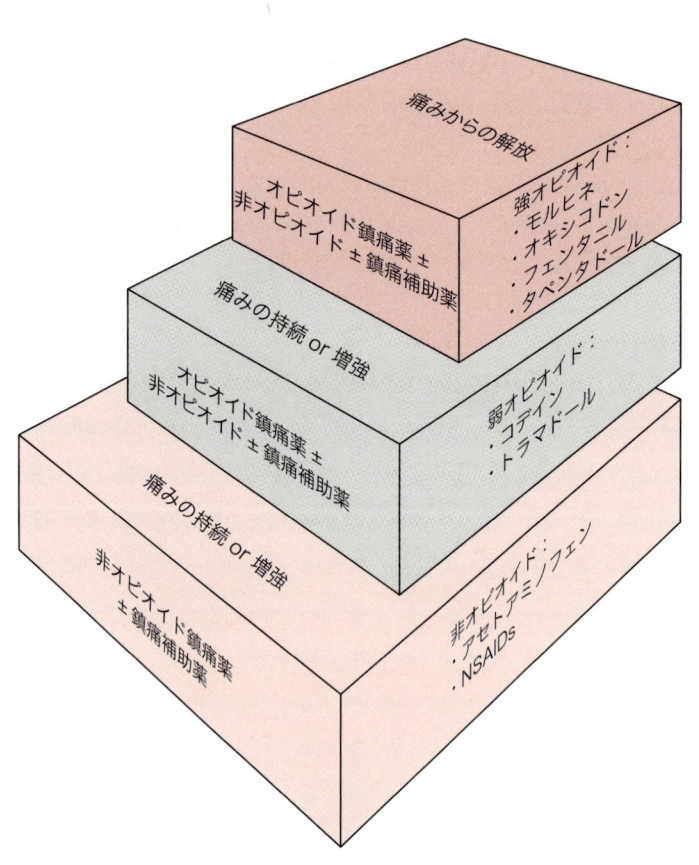

図2 WHO方式3段階除痛ラダー
非オピオイド鎮痛薬で十分な鎮痛効果が得られていなければ，オピオイドを開始する．適宜，先述のような補助薬を考えながら，痛みがとれるようにオピオイドを調節する
文献2より引用

第1段階：非オピオイド鎮痛薬±鎮痛補助薬　非オピオイド：アセトアミノフェン・NSAIDs
第2段階：オピオイド鎮痛薬±非オピオイド±鎮痛補助薬　弱オピオイド：コデイン・トラマドール
第3段階：オピオイド鎮痛薬±非オピオイド±鎮痛補助薬　強オピオイド：モルヒネ・オキシコドン・フェンタニル・タペンタドール

●処方例：オキシコドン（オキノーム®散）　1回 2.5 mg/0.5 g/1包　1日4回（6時間ごと）の定期投与あるいは1時間あけてレスキューとして追加．速放性のため開始時の用量調節および徐放性製剤投与中のレスキューとしても使用できる．5 mg/1 g/包，10 mg/1 g/包，20 mg/1 g/包の製剤がある

・フェンタニル：貼付薬と注射薬に加えて速放製剤が使えるようになった．注射薬は激しい痛みのコントロールに，速放製剤は突出痛に有用．さらに，フェンタニルは，便秘が少ない利点がある．

●処方例：フェンタニル（フェントス®貼付剤）　1回　1 mg/枚　24時間ごと　徐放性であり，他のオピオイドで容量調節後に切り替えて使用する．2 mg，4 mg，6 mg，8 mgの製剤がある

・タペンタドール（タペンタ®）：タペンタドールはトラマドールの働きに加えてセロトニン再取り込み阻害作用を減弱させた新しいオピオイドであり，やはり神経障害性疼痛に有効性が高い．

2 突出痛にどう対応したらよいのか

突然強い痛みが襲ってくることを「突出痛」という．オピオイドの増量では間に合わないため，その場で使える薬剤が望まれる．

それに対応するものがレスキュードーズとよばれる速放製剤の使用である．効果発現が早くかつ切れがよいものが望まれる．また，オピオイドの至適量に向けて増量中には，徐放製剤の不足を補うためにもレスキュードーズが必要である．

基本は，徐放製剤と同じ成分のものを用いるが，徐放製剤がないトラマドールやタペンタドールにはモルヒネかオキシコドンのいずれかの速放製剤を選択する．

●ここがポイント
フェンタニル速放製剤が突出痛に有効！
フェンタニルクエン酸塩の口腔粘膜吸収性剤（イーフェン®バッカル錠）と舌下錠（アブストラル®舌下錠）が使用可能であり，それぞれ，1回50μgと100μgを口腔内で使用する．急速な鎮痛効果発現が期待できる．同時に過量とならないように注意が必要であり，オピオイド徐放製剤のタイトレーション中のレスキューとしては不適切である．

3 治療がきわめて不十分なときにどのくらいのスピードで増量していけばよいのか

癌の診断が明らかでない時点で激しい疼痛を訴える例も少なくない．その痛みからの解放に適し，短時間で痛みをコントロールしやすいのがフェンタニルやオキシコドン注射薬である．至適量に調整できたのちに，オピオイドローテーションを実施すればよい．

シリンジポンプを用いた持続静注で開始し，ボーラス投与を適宜行いながら増量させていく．増量の効果発現は約5分で得られる．

●処方例：フェンタニル注射液 0.1 mg/日持続注射　1番初めの開始時は，まず1時間分を早送りして持続投与に移行．ボーラス投与は1時間分を目安に早送り．5〜10分で効果を確認し，不足するなら30分後にさらにボーラス追加可能．持続注射の増量は3〜5割増しとする．減らすときは3割減．呼吸抑制に注意して，呼吸数のモニターも実施する．万一，呼吸抑制が生じた場合はナロキソンで拮抗．

●処方例：オキシコドン注射剤（オキファスト®注）10 mg（1A）＋生理食塩液23 mL，1 mL/時で持続注射開始．レスキューは1 mLボーラス投与．15〜30分で効果確認，30分〜1時間でボーラス追加可能．12時間でそれまでに使った投与量を計算し，12時間の総量が12時間で投与できるように持続注射の速度を変更する．

4 多発する骨転移への治療はどうしたらよいのか

脊髄圧迫（後述のAdvanced Lectureを参照）と高カルシウム血症への対応は緊急性が求められる．後者は，なんとなく元気がなくなってきた，というような症状のこともあるので見落とさずに対応する．デスノマブまたはゾレドロン酸の投与が有効である．

骨転移の痛みの緩和には外照射ができれば有効なことが多く，6〜7割で緩和され，2〜3割

で消失する．そして，他の治療で緩和が得られない場合には，ストロンチウム-89による内照射の有用性が示されているため，放射線治療専門医に相談する．

●専門医のクリニカルパール
- 非オピオイド鎮痛薬でアセトアミノフェンを使う場合には十分な量を試みる！4 g/日まで増量可能．しかし肝障害が心配される場合は2 g/日までとする．
- NSAIDsでは，消化管障害が心配されるため，ミソプロストール（サイトテック®）1回200 mg 1日4回（毎食後と就寝前）の併用を基本とする！
- COX-2選択性阻害薬は消化性潰瘍のリスクが低いメリットがある〔セレコキシブ（セレコックス®）1回200 mg 1日2回（朝夕食後）〕

●ここがピットフォール
オピオイドは副作用が必ず伴う．便秘と悪心の治療薬を適切に同時に投与する！痛みが抑えられたが眠気が強い場合は減量してみる！

Advanced Lecture

■ その他，肺癌の疼痛コントロールについて注意すべき点
- トータルペインとは，身体的苦痛だけでなく，精神的・社会的・スピリチュアルを加えた4つの要素がかかわり合った痛みがあるという概念であり，その視点に沿って医療チームで意見を出し合って患者を理解するように努めることが重要である．
- ステロイド薬の併用に関しては最新の論文に緩和ケアでのステロイド薬の適応についての報告[4]があった．ステロイド薬は一般に疼痛緩和作用が期待されるが，有効でない場合もあり，痛みが治まらなくとも倦怠感に有効とする報告もある．漸減法での投与を例にあげると，デキサメタゾン（デカドロン®）8 mg/日，1日1回朝から開始し，3日ごとに1 mg/日ずつ減量し，0.5〜4 mg/日で維持する．
- オンコロジーエマージェンシーとして，肺癌に特に多く認められるものが，脊髄圧迫症候群である．短期間に脊髄横断症状が出現し非可逆性となるおそれがあるため，その回避のために放射線治療や整形外科的治療の専門家へのコンサルトを緊急で実施しなければならない．対麻痺や膀胱直腸障害の最初の徴候は見逃してはならない．
- 化学療法による神経障害性疼痛が問題になることがある．パクリタキセルによる症状が代表的である．プレガバリンの処方が有効なことがある．

おわりに

最近の疼痛の治療薬では，使用可能なオピオイドの種類と剤形が増加し，高度な痛みに対する治療の方法が増えてきている．したがって，それらを適切に選ぶことで除痛が可能である．それ

らの副作用対策と可能な場合には肺癌の化学療法などを並行して行うことで，より患者のADLとQOLの向上が得られる．安定してからも評価を行い，治療薬の増量や減量の適応にも注意していきたい．

文献・参考文献

1) 「がん疼痛の薬物療法に関するガイドライン（2014年版）」（日本緩和医療学会　緩和医療ガイドライン委員会/編），金原出版，2014
2) General Internal Medicine Committee：Palliative Care. MKSAP® 16 General Internal Medicine（American College of Physicians®），American College of Physicians®，27-32, 2012
3) 「骨転移診療ガイドライン」（日本臨床腫瘍学会/編），南江堂，2015
4) Paulsen, Ø., et al：Efficacy of Methylprednisolone on Pain, Fatigue, and Appetite Loss in Patients With Advanced Cancer Using Opioids：A Randomized, Placebo-Controlled, Double-Blind Trial. J Clin Oncol, 32：3221-3228, 2014
5) STAS-J（Support Team Assessment Schedule　日本語版）第3版，STASワーキンググループ，2007（http://plaza.umin.ac.jp/stas/stas_manualv3.pdf よりダウンロード可）

プロフィール

郷間　厳（Iwao Gohma）
堺市立総合医療センター呼吸器内科　部長
日本内科学会総合内科専門医，日本呼吸器学会指導医，Fellow of American College of Chest Physicians．日本臨床腫瘍学会・日本緩和医療学会・日本サイコオンコロジー学会・国際肺癌学会（IASLC）など会員．米国AHRQ TeamSTEPPS® Master Trainerコース修了．
疼痛ケアをはじめ全ての医療現場でInterprofessional Workが必要とされてきています．お互いのメンタルモデルを共有しながら，多職種がそれぞれの専門性を発揮することが重要です．従来型のリーダーシップは過去のものとなる一方，医師の役割はやはり非常に重要です．若手医師の皆さんには，21世紀型のチームのリーダーになっていただきたいと期待しています．

第4章 肺癌の診療のギモン

3. 癌性胸水が溜まっている患者の対応に苦労しています

仲川宏昭

Point

・肺癌患者の胸水貯留は癌性胸水と非癌性胸水の鑑別が重要
・癌性胸水には胸水ドレナージを考慮する
・胸膜癒着術の前に完全再膨張を目指す

はじめに

呼吸器診療において胸水貯留の患者によく遭遇する.肺癌患者の場合,**癌性胸水**の場合と**非癌性胸水**の場合があり,それぞれの場合で治療の効果判定結果が変わること,胸水への対応方法が異なることから,正確な診断が必要である.癌性胸水と診断した場合は**胸水ドレナージ**の適応を考える.ドレナージ終了後には胸水再貯留を予防する目的で**胸膜癒着術**を行うことがあり,その方法や使用薬剤を説明する.

1. 胸水の鑑別

肺癌患者に胸水貯留を認めたとき,その胸水は癌性胸水といえるのだろうか.抗癌剤治療に伴う心臓や腎臓への負荷による胸水貯留(うっ血性心不全),または低栄養を伴う患者の胸水貯留(低アルブミン血症),好中球減少の時期に肺炎像や発熱を伴う胸水貯留(肺炎随伴性胸水)などの可能性も考えられる.このように肺癌治療中には非癌性の胸水貯留も起こり得るため,**全身状態と治療経過を考慮した鑑別診断が重要**である.

胸水穿刺は外来でも対応可能であり,胸水穿刺可能な症例では可及的速やかに施行することが望ましい.胸水の結果から原因を鑑別し,胸水ドレナージの必要があるかどうかをその場で判断する.胸水中に癌細胞が検出されれば癌性胸水の診断確定となるが,胸水中の腫瘍マーカーの上昇も補助診断として有用である.

癌性胸水の場合,癌細胞が壁側胸膜にびまん性に存在することが多い.近年,局所麻酔下で可能な胸腔鏡検査が普及し,内科医単独でも低侵襲で安全に胸腔内を観察できるようになった.この局所麻酔下胸腔鏡検査の特徴を**表1**に示す.特に④⑤が可能になったことで,癌性胸水の診断率が向上している.癌性胸水における胸水細胞診の診断率は62%であるが,胸腔鏡下胸膜生検では診断率は95%との報告がある[1].

表1　局所麻酔下胸腔鏡検査の特徴

① 局所麻酔下で施行可能
② 1ポートで施行可能
③ 病棟・処置室などで施行可能
④ 胸腔内の観察が可能
⑤ 壁側胸膜の生検が可能
⑥ 検査終了後にポート用の穴から胸腔ドレーンを挿入可能

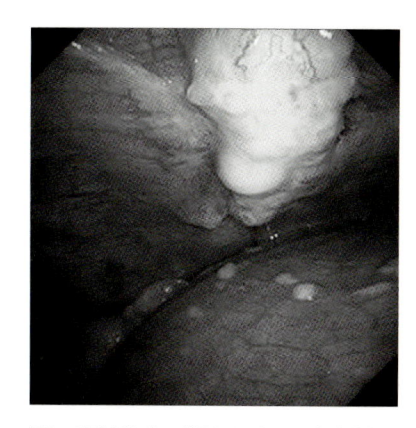

図　癌性胸水が疑われた77歳女性の胸腔内所見
臓側胸膜・壁側胸膜ともに胸膜播種を疑う腫瘤を認め，生検の結果，肺腺癌と診断された（Color Atlas②参照）

図は胸水貯留を認めた77歳女性の症例である．局所麻酔下胸腔鏡検査で壁側胸膜を生検，組織診断にて肺腺癌と診断された．肺癌の治療において，組織型とともにEGFRやALKなどの遺伝子変異の有無が重要となる．大きな組織検体を得られれば遺伝子変異の検査が行えるのも大きな利点であろう．癌性胸水を疑い，胸腔ドレーンを挿入予定の症例には積極的に試みてもよいだろう．

2. 癌性胸水が意味するもの

初期評価時に癌性胸水が確認された場合，TNM分類[2]で遠隔転移あり（M1a），つまり肺癌ステージⅣとなる．癌性胸水は客観的にサイズを測定できない「測定不能病変」であり，治療経過に伴い胸水量が増減しても治療効果判定には使用できない．

一方，治療経過で癌性胸水と診断した場合は，今まで癌細胞がいなかった胸腔内に新たに浸潤して癌性胸膜炎を起こしている，ということになる．原発巣が縮小していても『進行（progressive disease：PD）』となる．PDとなった場合は現行の治療方針を再検討・変更する必要があり，癌性胸水の診断は非常に重要である．

3. 胸水ドレナージの適応

癌性胸水では，胸水量や呼吸状態で胸水ドレナージを考慮する．癌性胸水は，癌の病勢をコントロールできていないと増加の一途をたどるため，一時的な胸水穿刺では再増加することがほとんどである．自覚症状を呈する癌性胸水貯留の症例は積極的に胸腔ドレーンの挿入を検討し，胸水を調節してから全身治療を継続するのがよい．終末期でPS（performance status）不良の症例などは，くり返す胸水穿刺で経過をみることもある．胸腔ドレーン挿入後に肺が再膨張し，排液

表2　胸膜癒着術の成功率

使用薬剤	全患者数（n）	成功した患者（n）	成功率（%）	投与量
タルク	165	153	93	2.5〜10 g
corynebacterium parvum	169	129	76	3.5〜14 mg
ドキシサイクリン	60	43	72	500 mg（often multiple doses）
テトラサイクリン	359	240	67	500 mg〜20 mg/kg
ブレオマイシン	199	108	54	15〜240 units

文献1より引用

量が100 mL/日以下の場合はそのままドレーン抜去を検討してもよいが，胸水が減少しない場合は胸膜癒着術を検討する．

4. 胸膜癒着術

　胸膜癒着術とは，臓側胸膜と壁側胸膜を癒着させることで，胸腔内に空気や胸水などが貯留するスペースを消してしまう手法である．癌性胸膜炎に対して汎用されている薬剤で代表的なものは，ピシバニール，抗癌剤〔シスプラチン（ランダ®）やブレオマイシン（ブレオ®）〕，抗菌薬〔ドキシサイクリン（ビブラマイシン®）やミノサイクリン（ミノマイシン®）〕，タルク（ユニタルク®）などがある．癌性胸膜炎はすでに胸膜に炎症が起こった状態であるため，ある程度強い炎症を引き起こすことが癒着術を成功させる大きな要素となる．

　癌性胸水に対する胸膜癒着術の成功率を表2に示す[1]．欧米では以前からタルクが使用されており，ほかの薬剤と比較して成功率が高い．一方，日本ではタルクの承認が下りるまではピシバニールの使用が主であった．国内での胸膜癒着術の臨床試験[3]の結果，ピシバニール群はブレオマイシン群やシスプラチン・エトポシド群と比較して（有意差はでなかったが）胸水の無増悪生存率や生存期間が最も高かったことと副作用が少なかったことが，ピシバニールが癒着術の中心薬剤となっている理由の1つである．2013年9月よりタルクが日本でも保険適用となり，現在は第1選択薬の1つとなっているが，後述するような使用制限がある．

　胸膜癒着術を行う際に最も大事なことは，臓側胸膜と壁側胸膜がある程度接していることである．上記の薬剤で意図的に炎症を引き起こした際，2つの胸膜の間にスペースが大きいと癒着作用が起こらない．原則として完全再膨張が癒着術の前提である．癒着術を行う前に肺の虚脱が残る場合は，再膨張しない理由を検討する．ドレナージが不良であれば，吸引圧を強くしたりドレーンの位置をずらしたりなどの方法も有用である．胸腔鏡で内部観察している場合はあらかじめ癒着を剥離しておくと再膨張がスムーズである．

　胸膜癒着術後，排液量が100 mL/日以下であればドレーン抜去を考える．排液量が多くても肺の再膨張が維持できている場合は抜去を検討してもよい．排液量が多く肺が再度虚脱する場合は再癒着術も検討する．癒着術による副作用が軽度であれば，2〜4日おきの投与が望ましい．

5. 胸膜癒着術の手順

胸膜癒着術の手順例を下記に示す．
① 薬剤による疼痛を抑えるため，1％塩酸リドカイン（キシロカイン®）10 mLを胸腔内に注入する．
② 癒着用の薬剤を生理食塩液50〜100 mLに溶解し，胸腔内に注入する．
③ チューブ内の薬剤を押し出すため，生理食塩液20 mLを胸腔内に注入する．
④ チューブをクランプし，薬剤が均一に胸腔内に広がるよう15分ごとに体位変換を行う
⑤ 2時間後にクランプを解放する．適宜陰圧を加える．

　胸膜癒着術時の体位変換の必要性は証明されていない．体位変換の有無が胸膜癒着術の効果に影響がなかったとする報告があるが，いずれも少数例での検討である[4,5]．体位変換せずに薬剤が胸腔内に均一に広がる理由としては，胸水が毛細管現象を介して胸腔内に広がるためである．しかし肺の再膨張が不十分であれば毛細管現象が働きにくいと推測される．著者らは可能な範囲で体位変換を促している．

●専門医のクリニカルパール

胸膜癒着術直後のNSAIDsは控える！

胸膜癒着術は意図的に炎症を起こして癒着作用を期待する手法であり，抗炎症作用をもつ薬剤（NSAIDsやステロイド）は癒着作用を低下させてしまう．疼痛対策として前もってリドカインを胸腔内に投与，ステロイドは可能な範囲で減量，などの対応が望ましい．

6. 癒着術に使用する主な薬剤

1）タルク（ユニタルク®）

　滅菌された含水ケイ酸マグネシウム．成功率から癌性胸水に対する胸膜癒着術の第1選択薬．1回4 gを胸腔内に投与する．10 gを超える投与で急性呼吸不全（ARDSなど）の発現率が高くなるため，原則片側のみ，1回のみの適応とされている．海外ではタルク粉末を胸腔鏡下で散布する方法も行われているが，日本では未承認である．

2）ピシバニール（OK432）

　Streptococcus pyogenes（A群3型）Su株のペニシリン処理凍結乾燥粉末．増殖不能であるが生菌であり，ペニシリンアレルギーの患者には禁忌である．ほかの抗癌剤と比較して発熱や疼痛の副作用が少なく癒着の成功率も良好なため，日本ではよく使用されている．1回5〜10KEを胸腔内に投与する．

3）ミノサイクリン（ミノマイシン®）

　癌性胸膜炎にも気胸にも使用できる．1回200〜300 mgを胸腔内に投与する．ピシバニールとの併用投与も可能である．

おわりに

肺癌診療において癌性胸水に対応する機会は少なくない．癌性胸水の診断や対応が患者の予後に直結するため，迅速な鑑別や対応が望まれる．

文献・参考文献

1) American Thoracic society：Management of Malignant Pleural Effusions. Am J Respir Crit Care Med, 162：1987-2001, 2000
2) 「TNM悪性腫瘍の分類日本語版（第7版）」(UICC日本委員会TNM委員会/訳), 2010
3) Yoshida K, et al：Randomized phase II trial of three intrapleural therapy regimens for the management of malignant pleural effusion in previously untreated non-small cell lung cancer：JCOG 9515. Lung Cancer, 58：362-368, 2007
4) Lorch DG, et al：Effect of Patient Positioning on Distribution of Tetracycline in the Pleural Space during Pleurodesis. Chest, 93：527-529, 1988
5) Mager HJ, et al：Distribution of talc suspension during treatment of malignant pleural effusion with talc pleurodesis. Lung Cancer, 36：77-81, 2002

プロフィール

仲川宏昭（Hiroaki Nakagawa）
滋賀医科大学呼吸器内科
関心領域はびまん性肺疾患，特に間質性肺炎に興味をもっています．研修医時代は最もよくわからない分野と思っていましたが，間質性肺炎専門の上司の元で研修するうちに最も面白い分野に変わってしまいました．今は若手医師と一緒に間質性肺炎の症例カンファレンスをしています．

第4章 肺癌の診療のギモン

4. 肺癌の治療法の選択や副作用について，患者さんへの説明がうまくできません

西尾智尋

> **● Point**
> ・主治医は患者さんとの面談の際に多少居心地悪く感じるものである
> ・Bad newsの伝え方のプロトコールの1つにSPIKESがある
> ・良好なコミュニケーションには相手への敬意と愛情を要すると思われる

はじめに

　医療者の話す内容を論理的に理解し，好意的な態度を保ちながら勧められた治療法を選択し副作用も了解されるような患者さんばかりではない．主治医の話が始まった途端に怒り出す患者さんもいるし，話が終わった途端に説明したばかりの根本的な内容について質問が飛び出すこともある．多くの場合そういった患者さんの反応を事前に予想することは難しく，主治医はその都度戸惑うことになる．

　この稿では医療面接のコツをお伝えしたい．Bad newsの伝え方は以前から難問として認識されてきた．今回は先行文献のなかからAmerican Society of Clinical Oncology（ASCO）で公式カリキュラムにも取り入れられたプロトコール **SPIKES**[1] を紹介する．

Bad newsの伝え方

　あなたが下記の患者さんの主治医ならどのように話すだろうか．説明例1：悪い例と2：良い例の違いを意識して読み進めてみてほしい．

> **症例**
> 78歳，男性．肺腺癌，cT2aN2M1b（骨転移），PS（ECOG）3，EGFR変異陽性．
> 現喫煙20本/日，併存疾患：陳旧性心筋梗塞，陳旧性脳梗塞，3期COPD．
> ［患者背景］
> 胸部異常陰影を主訴に近医より紹介受診．骨転移による臀部痛がみられる．気管支鏡検査や遠隔転移の検索を行った後，本日が2度目の外来診察．結果説明をして治療方針を決める予定となっている．

表　SPIKES

STEP 1：	S	― **S**etting up the Interview
STEP 2：	P	― Assessing the **P**atient's **P**erception
STEP 3：	I	― Obtaining the Patient's **I**nvitation
STEP 4：	K	― Giving **K**nowledge and Information to the Patient
STEP 5：	E	― Addressing the Patient's **E**motions with **E**mpathic Responses
STEP 6：	S	― **S**trategy and **S**ummary

文献1を参考に作成

■ 2つの説明例の比較

1）説明例1：悪い例

　患者さんが診察室の椅子に座り，はじめてパソコンから顔を上げる．目を合わせることなくパソコンを打ちながら早口で話しはじめる．「生検の結果は肺癌やね．仙骨に転移してるわ．治ることは絶対ないよ．治療するなら"ゲフィチニブ（イレッサ®）"やけど，タバコ吸ってたし心臓も悪いから肺障害が出てそっちで死ぬかもね．まぁ誰でもいつかは死ぬから．」院内PHSが鳴って話が一時中断したあと再開．「他にも副作用で肝障害とか下痢することがあるけど，それでも治療する？ 自分で決めてもらわないと困るなぁ．外来混んでるし急いで．」

2）説明例2：良い例

　患者さんが入室すると目を合わせる．患者さんの話すテンポに合わせてゆっくりと話す．「先日より検査してきた結果ですが，残念なのですが悪い細胞が出ています．病名は肺癌ということになります．おしりの痛みは悪い細胞が骨に飛んだためと思われます．」患者さんの反応を見て確かめる．「タバコを吸ったり心臓の病気をしたことがある人では副作用が出やすいので，使うかどうかは悩ましいところですが，治療するなら飲み薬の"ゲフィチニブ（イレッサ®）"という薬がよいかと思います．」患者さんの反応を見て確かめる．「間質性肺炎という肺が固くなる副作用が起こることがあって，ひどい場合は命取りになることがあります．ほかにも肝臓が傷んだり，下痢することがあります．」患者さんの反応を確かめる．「ここまでのお話でわかりにくかったところはないですか？」

　説明例1，2について後述のSPIKESをふまえ，どこが良くてどこが悪いかを考えてもらいたい．

3）SPIKES

　医療者とのコミュニケーションが患者さんの病状の受け入れや治療法の選択に影響しており[2]，「上手く」患者さんに話をすることが求められている．難しいのは，医療者が考える良いコミュニケーションと患者さんの望む形態は必ずしも一致しないという点である．誤解を招かないよう明確な言葉で説明した方がよいと思われがちだが，状況により患者さんは婉曲的な言葉を用いた説明を望んでいると報告されている[3]．

　Bad newsの伝え方について多くのプロトコールが報告されてきたが，そのうちの1つがSPIKESである．その内容を以下に一部抜粋して示す（**表**）．

STEP 1：S―**S**etting up the Interview

・プライバシーに配慮した場を準備する．

・目を合わせるなどしてラポール（信頼関係）を形成する．

・中断しなくてすむようにしておく．

STEP 2：P—Assessing the Patient's Perception
主治医が話す前に患者さんに話してもらう．「病気についてどのようにお聞きですか？」など開かれた質問をする．

STEP 3：I—Obtaining the Patient's Invitation
詳しい検査結果をすべて知りたいと思う患者さんばかりではない．「検査結果をすべてお聞きになりたいですか？」と直接患者さんに聞く[4]．

STEP 4：K—Giving Knowledge and Information to the Patient
これからBad newsを話します，とあらかじめ伝えることで患者さんの受けるショックを和らげることができる[5]．「残念ですが，」と話しはじめるとよいかもしれない．

患者さんに知識や情報を伝える際には5つのポイントがある．
① 患者さんの語彙に合わせて話す．
② 専門用語は避ける．
③ 患者さんを突き放すような言い方は避ける．
④ 少しずつ説明し，その都度患者さんの理解を確認する．
⑤ 予後が厳しくても症状緩和などの治療があることを患者さんに意識してもらう[6]．

STEP 5：E—Addressing the Patient's Emotions with Empathic Response
感情を表出してはじめてほかの問題についても話ができるようになる．共感的な言葉をかける．

STEP 6：S—Strategy and Summary
上記のSTEPを利用して面談を終了する．

以上，SPIKESをご紹介した．前述の説明例2：良い例はSPIKESを意識したものである．回りくどいようだが，患者さんとのコミュニケーションは円滑に進みそうである．

従来よりBad newsを伝える医療者は負の感情をもちストレスを感じるものであるとされており[7]，主治医が面談で居心地悪く感じたり上手く話せない気がするのは言わば当たり前のことである．そもそもコミュニケーションは相互作用であるから，認識の相違や感情の行き違いが減れば患者さんだけでなく医療者の心の負担も軽くなることが容易に想像される．肺癌の標準治療や各薬剤の副作用を知っておくことはもちろん必要であるが，その情報をより「上手く」伝えることで患者さん，ひいては主治医自身にプラスに働く可能性が考えられるのである．医療面接も人間同士のコミュニケーションである．SPIKESのようなコミュニケーションスキルは日常診療で気軽に取り入れてみてもよいかもしれない．

興味のある方はSPIKESの原文[1]をご一読いただきたい．

おわりに

ここから先は全くの私見である．卒後年数を重ねても完璧な診療なんてできない．十分な質と量の知識や技術をもち続けることは容易ではないし，そもそも医療には限界があるから精一杯患者さんを診ても元気になってもらえるとは限らない．自分の不完全さを認識して日々の診療で改善点を見つけ成長し続けることが医療者には求められると思う．

医療面接は日常診療のなかで最も難しい仕事の1つである．100点満点の説明をすることは気が遠くなるくらい難しいが，それでもそれをめざしていかなければならない．忘れないようにし

たいのは，どんなに優れたプロトコールであってもそれぞれ個性の異なる患者さん全員にフィットした説明を行うマニュアルにはなり得ないということである．主治医の患者さんへの敬意と愛情こそが根本的に重要だと思う．相手を大事に思うところからスムーズなコミュニケーションが生まれるのは，医療以外の場面と全く同様であることを強調して終わりにしたい．

文献・参考文献

1) Walter FB, et al：SPIKES—A Six-Step Protocol for Delivering Bad News：Application to the Patient with Cancer. Oncologist, 5：302-311, 2000
2) Roberts CS, et al：Influence of physician communication on newly diagnosed breast patient's psychologic adjustment and decision-making. Cancer, 74：336-341, 1994
3) Fujimori M, et al：Japanese cancer patient's communication style preferences when receiving bad news. Psycho-Oncology, 16：617-625, 2007
4) Conlee MC, et al：The effects of recipient desire to hear on news transmission. Sociometry, 36：588-599, 1973
5) Maynard DW：On "realization" in everyday life：the forecasting of bad news as a social relation. Am Sociol Rev, 61：109-131, 1996
6) Sardell AN, et al：Disclosing the cancer diagnosis. Procedures that influence patient hopefulness. Cancer, 72：3355-3365, 1993
7) Whippen DA & Canellos GP：Burnout syndrome in the practice of oncology：results of a random survey of 1,000 oncologists. J Clin Oncol, 9：1916-1920, 1991
8) Maynard DW：How to tell patients bad news：the strategy of "forecasting." Cleve Clin J Med, 64：181-182, 1997

プロフィール

西尾智尋（Chihiro Nishio）
神戸市立医療センター西市民病院総合内科
専門：呼吸器内科
骨太の呼吸器内科医をめざして昨年診療の軸足を呼吸器内科から総合内科にうつし，卒後18年目にして不慣れな疾患群と悪戦苦闘しています．日々の癒しは，素直で患者さんに優しいだけでなく，なんだか体育会系で上級医を大事にしてくれる優秀な若手ドクターたちです．読者の先生方，ご縁があれば一緒に働いてともに育っていきましょう！

第4章　肺癌の診療のギモン

5. 肺癌の分子標的薬の使い方が難しいです

安田武洋

> **Point**
> - 肺癌の分子標的薬はEGFR-TKI，ALK阻害薬，抗VEGF抗体の3種類
> - *EGFR*変異へのEGFR-TKI，*EML4-ALK*陽性へのALK阻害薬はkey drug
> - 分子標的薬特有の副作用に注意

はじめに

　癌細胞において特異的，あるいは過剰に発現している分子標的をターゲットにした薬剤が分子標的薬である．非小細胞肺癌（NSCLC：non-small cell lung cancer）においては，*EGFR*遺伝子変異を有する症例に主に使用されるEGFRチロシンキナーゼ阻害薬（EGFR-TKI），*EML4-ALK*融合遺伝子を有する症例に使用されるALK阻害薬に加え，血管新生阻害薬である抗VEGF抗体が使用可能である．特に前2者は，優れた奏功率を示しkey drugとなっている．従来の非選択的な殺細胞性抗癌剤と副作用プロファイルが異なるので，十分に薬剤特有の副作用を理解する必要がある．

　また，EGFR-TKIおよびALK阻害薬の使用に際しては，各々の遺伝子検査が重要である．腺癌においては遺伝子検査は積極的に行うべきである．腺癌以外の組織型，特に扁平上皮癌における陽性率は極めて低いが，生検試料や細胞新試料などの微量なサンプルでは腺癌成分の完全な除外はできず，検査を検討してもよい．*ALK*融合遺伝子と*EGFR*遺伝子変異は排他的関係にあり，同時に異常を有する可能性は低い．実臨床では*EGFR*変異陰性例に*ALK*融合遺伝子検査を実施することが多い．

1. EGFR-TKI

　2002年7月よりゲフィチニブ，2007年12月よりエルロチニブ，そして2014年5月よりアファチニブと，現在3剤が使用可能となっている．*EGFR*遺伝子変異は日本人の肺腺癌の約50％程度で陽性とされている．

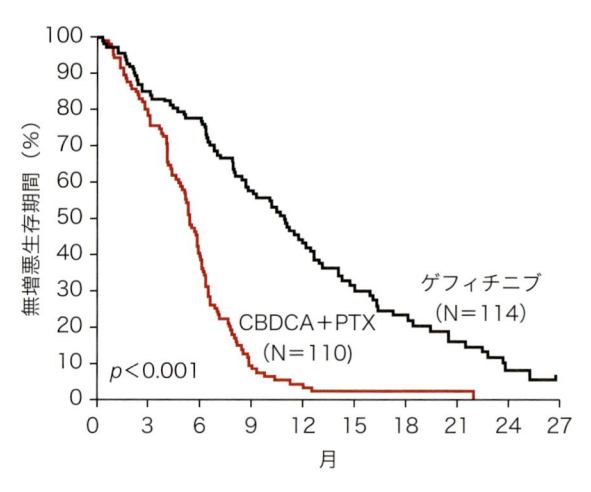

図1 NEJ002試験におけるゲフィチニブとカルボプラチン＋パクリタキセルの無増悪生存期間の比較
文献1より引用

表　各臨床試験の奏効率および無増悪生存期間の比較

臨床試験	EGFR-TKI プラチナ製剤併用	ORR（%）	PFS（カ月）
NEJ002	ゲフィチニブ CBDCA＋PTX	73.7 30.7	10.8 5.4
WJTOG3405	ゲフィチニブ CDDP＋DTX	62.1 32.2	9.2 6.3
OPTIMAL	エルロチニブ CBDCA＋GEM	83 36	13.1 4.6
EURTAC	エルロチニブ CDDP or CBDCA＋GEM or DTX	54.5 10.5	9.7 5.2
LUX-Lung 3	アファチニブ CDDP＋PEM	56.1 22.6	11.1 6.9
LUX-Lung 6	アファチニブ CDDP＋GEM	66.9 23.0	11.0 5.6

ORR：objective response rate（全奏効率），PFS：progression-free survival（無増悪生存期間），CBDCA：カルボプラチン，PTX：パクリタキセル，CDDP：シスプラチン，DTX：ドセタキセル，GEM：ゲムシタビン，PEM：ペメトレキセド

1 エビデンス

1）ゲフィチニブ（イレッサ®）

　発売2年後の2004年に，EGFR-TKIの治療効果のバイオマーカーが*EGFR*遺伝子変異の有無であることが示され，NSCLCにおける個別化治療の先駆けとなった．

　日本における*EGFR*変異陽性肺癌に対するゲフィチニブとプラチナ製剤併用の化学療法を比較する第Ⅲ相試験としてNEJ002試験[1]（図1）〔ゲフィチニブとカルボプラチン（CBDCA）＋パクリタキセル（PTX）〕，WJTOG3405試験[2]〔ゲフィチニブとシスプラチン（CDDP）＋ドセタキセル（DTX）〕が行われた．いずれの結果も無増悪生存期間（PFS）はゲフィチニブ群で有意に延長がみられた（表）．

　高齢者においても同等の有効性が報告[3]された．また，通常は細胞傷害性抗癌剤の適応がない

PS 3 ～ 4 の患者が大多数を占める予後不良群を対象とした試験[4]においても，良好な治療効果が得られた．PS不良例においても投与は考慮され得るが，間質性肺炎のリスクが高まるため，使用には慎重な検討を要する．

2）エルロチニブ（タルセバ®）

*EGFR*変異陽性を対象とした初回治療の2つの第Ⅲ相試験が報告されている．中国におけるCBDCA＋ゲムシタビン（GEM）との比較試験[5]（OPTIMAL）と欧州におけるプラチナ製剤＋GEM or DTXとの比較試験[6]（EURTAC）で，いずれもPFSの有意な延長効果を認めた（表）．

また，既治療NSCLCを対象にエルロチニブとプラセボを比較した第Ⅲ相試験[7]（Br21試験）でOS（全生存期間）が6.7カ月と4.7カ月で有意に延長がみられ，*EGFR*変異陰性例でも効果が認められた．しかし，二次治療でのエルロチニブとDTXを比較する2つの第Ⅲ相試験[8,9]において，*EGFR*変異陰性例でのPFSはDTXで有意に劣っていた．

3）アファチニブ（ジオトリフ®）

アファチニブも同様にプラチナ製剤併用化学療法と比較した第Ⅲ相試験が報告されており，LUX-Lung 3試験[10]は世界25カ国で，LUX-Lung 6試験[11]はアジア人を対象とした試験で，いずれもPFSの延長を認めた（表）．

> ●処方例
> ・ゲフィチニブ（イレッサ®）1回250 mg　1日1回
> ・エルロチニブ（タルセバ®）1回150 mg　1日1回（食事1時間以上前または食後2時間以降）
> ・アファチニブ（ジオトリフ®）1回40 mg　1日1回（空腹時）

2 副作用

1）皮膚障害

高率に認める．重症度はアファチニブ（以下，A）＞エルロチニブ（以下，E）＞ゲフィチニブ（以下，G）の順に高い．使用開始時より保湿剤の塗布を行い，日焼け防止を指導する．皮疹出現時は早期からのステロイド外用薬塗布が必要である．また，ざ瘡様皮疹に対してはテトラサイクリン系抗菌薬の併用を行う．コントロール不良時は重症化する前に皮膚科に紹介する．

> ●処方例
> ＜投与開始時より＞
> ・ヘパリン類似物質（ヒルドイド®ローション）　1日2回（朝・入浴後）　全身に塗布
> ＜発疹出現時＞
> ・ヒドロコルチゾン酪酸エステル（ロコイド®クリーム）　1日2回（朝・入浴後）　顔面
> ・ジフルプレドナート（マイザー®軟膏）　1日2回（朝・入浴後）　顔面以外
> ・ミノサイクリン（ミノマイシン®カプセル）　1回50 mg　1日2回（朝・夕食後）　にきび様の皮疹が出たら

2）爪囲炎

Gでは1％，Eでは7％，Aでは74.2％で認めQOL低下につながる．手指の清潔，手袋・靴下の着用，サイズの合わない靴を避ける，爪を直線に切ることを指導する．必要に応じてクーリン

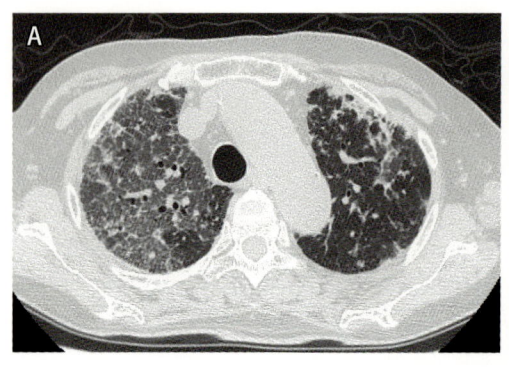

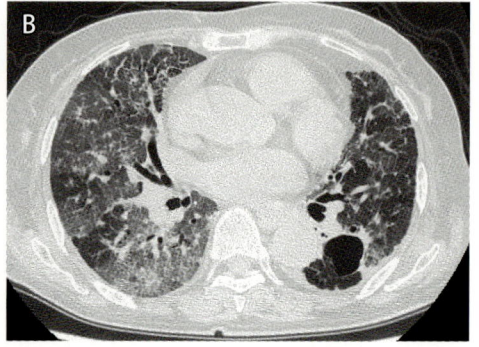

図2 ゲフィチニブによるびまん性肺胞障害（diffuse alveolar damage：DAD）の例
症例は74歳女性．喫煙歴なし．肺腺癌，多発肺内転移，stage IVと診断（間質性肺炎は非合併）．EGFR遺伝子変異陽性（エクソン19欠失変異）であったため，ゲフィチニブを開始．投与18カ月後，6日ほど前からの労作時呼吸苦を主訴に受診．両側びまん性スリガラス影の出現，低酸素血症を認めた．ステロイドパルス療法を含む治療を行ったが，治療に全く反応せず，第4病日に永眠された

グ・テーピングを行い，増悪時は皮膚科に紹介する．

3）下痢
Gで11％，Eで23％，Aで98.4％で認めた．特にAでは高率であり，発症早期からのロペラミド（ロペミン®）の内服が勧められている．

4）肝機能異常
肝機能異常はG＞E＞Aで高い傾向がある．多くの場合で一過性であり，減量・中断などで継続することが可能なことが多いが，肝不全での死亡例もあるため十分注意する必要がある．

5）間質性肺炎
5％前後の症例で認め，死亡率も高い．リスク因子として既存の間質性肺炎，男性，喫煙歴，PS不良があり，特に間質性肺炎合併症例についてはリスクが高く投与については慎重な判断（実臨床においては原則的に勧められない）が必要である．

3 まとめ

EGFR遺伝子変異陽性例（特に陽性例の約90％を占めるmajor mutation：*Ex19del*と*L858R*）については，EGFR-TKIの効果は確立しており使用機会を逸しないことが肝要である．しかし，間質性肺炎を筆頭に留意すべき副作用があり，薬剤ごとに頻度も異なるため，症例に応じて適切な選択が望まれる．

Advanced Lecture

■ EGFR-TKIによる薬剤性肺障害（図2）

ゲフィチニブ発売後に薬剤性肺障害の報告が相次ぎ，プロスペクティブ調査が行われた．その結果，肺障害の発症リスク因子はperformance status（PS）2以上，喫煙歴有，投与時に間質性肺疾患の合併有，化学療法歴有とされ，予後不良因子はPS 2以上および男性とされた．その後エルロチニブにおいても同様のリスク因子が特定された．EGFR-TKIによる肺障害はしばしば致死

的であり，死亡率は30〜40％程度と報告されている．症候としては，息切れ・呼吸困難・咳・発熱などがみられ，多くが投与開始後4週間以内に発症するが，長期投与後の発症もあり得るので，注意が必要である．

2. ALK阻害薬

現在使用可能な薬剤はクリゾチニブとアレクチニブである．2014年版肺癌診療ガイドラインにおいても，*ALK*融合遺伝子陽性NSCLCに対して1次治療から使用が推奨されている．

1 EML4-ALK

2007年にはじめて肺癌で発見され日本から報告された．NSCLCの約2〜5％で存在するとされ，腺癌，若年者，非喫煙または軽度喫煙者に多いとされている．

2 クリゾチニブ（ザーコリ®）

本邦では2012年3月に承認された．

1）エビデンス

第Ⅰ/Ⅱ相試験において全奏功率（ORR）61％，PFS 10カ月と良好な結果で早期に承認されている．主な第Ⅲ相試験は，以下の2試験がある．*ALK*融合遺伝子陽性患者対象でのプラチナ製剤併用化学療法後の2次治療における化学療法〔ペメトレキセド（PEM）or DTX〕との比較[12]（PROFILE1007試験）で，PFSがクリゾチニブ群7.7カ月に対して，PEM群4.2カ月，DTX群2.6カ月と比べて有意に優れていた．また，先日*ALK*融合遺伝子陽性患者での1次治療においてクリゾチニブとPEM＋CDDP（CBDCA）を比較した試験[13]（PROFILE1014試験）の結果が出た．PFSはクリゾチニブ群で10.9カ月，化学療法群で7.0カ月と有意に良好であり，ORRも74％と45％と有意差を認め，1次治療においても有用性が示された．

2）副作用

重篤なものの頻度は少ないが，日常臨床上頻度が高く，しばしば問題となるのが悪心（53％）・嘔吐（40％）や下痢（43％）などの消化器症状であり，必要時制吐薬の併用や中断を考慮する．また，軽症例が多いが視覚障害（45％）も頻度が高い．ALT上昇（13％）などの肝機能障害も頻度が高く，重篤な副作用の報告もあるため，定期的な肝機能スクリーニングと，適切な中断・減量が必要となる．間質性肺炎の報告もあり，留意が必要である．

●処方例
クリゾチニブ（ザーコリ®）1回250 mg　1日2回

3 アレクチニブ（アレセンサ®）

国内第Ⅰ/Ⅱ相試験（AF-001JP）の結果をもとに，2014年7月に承認されたばかりの2剤目のALK阻害薬である．

1）エビデンス

AF-001JP試験は，ALK阻害薬未治療の*ALK*融合遺伝子陽性NSCLCが対象で，第Ⅱ相試験部

分46例において，ORR 93.5 %，PFS（推定値）27.7カ月と良好な結果を示した．

2）副作用
クリゾチニブで多く認めていた嘔気や下痢などの消化器症状の発生頻度は少なく，視覚障害も少なかった．

> ●処方例
> アレクチニブ（アレセンサ®）1回300 mg　1日2回

4 まとめ

2014年版ガイドライン上も，ALK融合遺伝子陽性肺癌は1次治療もしくは2次治療でクリゾチニブの使用が推奨されており，使用機会を逸しないようにする．アレクチニブとの使い分けについては今後のデータの蓄積が必要であるが，驚異的な奏功率とPFSを示し，副作用プロファイルも良好な可能性がある．

ALK融合遺伝子陽性肺癌は若年者に多く，ALK阻害薬が奏功することからALK融合遺伝子検査を積極的に行うことが必要である．現在，ALK融合遺伝子検査法としては，免疫染色（IHC）法，FISH法，RT-PCR法があるが，実臨床ではIHC法，FISH法が頻用される．現時点で，2つの検査法での検査結果の不一致が報告されているが，双方で陽性の症例がALK阻害薬の良い適応とされている．ALK融合遺伝子再構成をFISHで検出するには最低50個の確認できる腫瘍細胞が必要であり，生検検体を採取する，もしくは胸水などの液性検体についてはセルブロックを作成する必要がある．このため，診断時に積極的に生検も検討すべきである．

3. 抗VEGF抗体

肺癌ではベバシズマブ（BEV，アバスチン®）の使用が可能である．

1 エビデンス

プラチナ製剤併用療法に追加し，プラチナ製剤併用療法終了後，PD（progressive disease：進行）まで維持療法を継続する方法が一般的である．

主な第Ⅲ相試験としてECOG4599試験[14]（図3）とAVAiL試験[15]がある．

CBDCA＋PTX（CP）に対するBEVの上乗せ効果をみたECOG4599試験ではOSがCP群10.3カ月，CP＋BEV群12.3カ月と有意に延長し，ORRはおのおの15 %，35 %，PFSは4.5カ月と6.2カ月と，これらも有意差を認めた．

AVAiL試験はCDDP＋GEMに対するBEVの上乗せ効果をみたもので，この試験ではOS延長効果は認めなかったがPFSの延長が認められた．

日本人対象の試験は，第Ⅱ相無作為化比較試験[16]（JO19907試験）がある．CPとCP＋BEVを比較し，PFSはCP群5.9カ月，CP＋BEV群6.9カ月と有意に改善，ORRも31.0 %と60.7 %と有意に良好であったが，OSは延長効果を認めなかった．

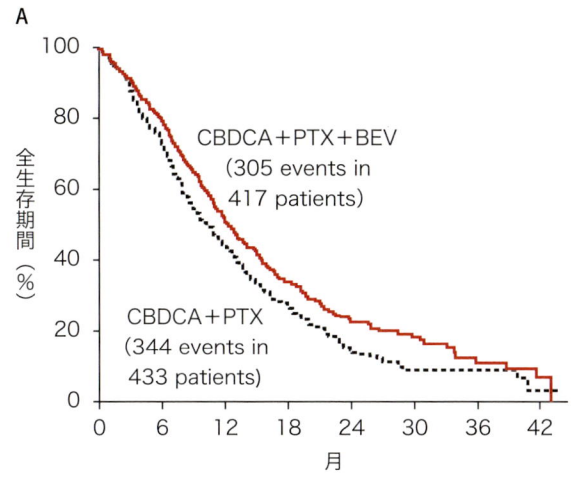

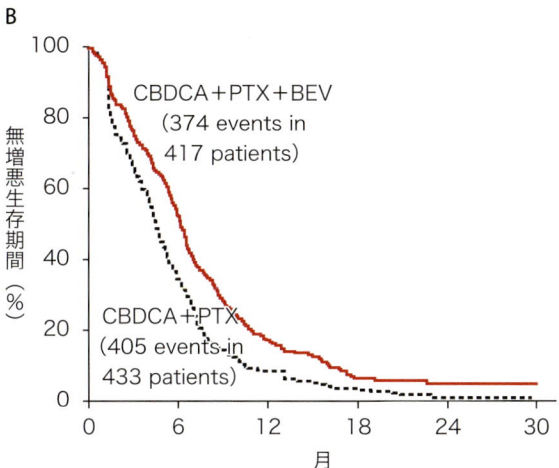

図3 ECOG4599試験におけるベバシズマブの上乗せ効果についての全生存期間と無増悪生存期間の比較
文献14より引用

2 副作用

1）肺出血
　前述の臨床試験が行われる前の臨床試験（AVF0757 g試験）において扁平上皮癌患者13例中4例で肺出血を認めたため扁平上皮癌は禁忌となっている．非扁平上皮癌であっても，血痰を有する例・空洞を有する例・大血管を浸潤する腫瘍を除外することによってAVF0757 g試験では9.1％あった重篤な肺出血がJO19907試験では1％以下に減少している．

2）肺出血以外の出血
　JO19907試験において80％に認め，多くが鼻出血であった．長期投与例でも発現が認められている．

3）高血圧・蛋白尿
　高血圧はGrade 3の有害事象を11.2％で，蛋白尿は休薬を要するGrade 2以上の有害事象を28.8％で認めた．投与中モニタリングを要する．

4）その他

血栓塞栓症，消化管穿孔などの報告もある．また，創傷治癒遅延があるため，術後など創部がある症例には注意が必要である．

●処方例

カルボプラチン（パラプラチン®）AUC6
＋パクリタキセル（タキソテール®）200 mg/m²
＋ベバシズマブ（アバスチン®）15 mg/m²
3週ごと　6クール
以降ベバシズマブ（アバスチン®）15 mｇ/m²
3週ごと

おわりに

　分子標的薬の主な使い方を概説した．誌面の関係上触れることはできなかったが，実臨床では，肺癌は転移をきたしやすい癌腫でもあり，転移巣の状況や既治療の内容に応じて，分子標的薬各々の特徴を活かした転移のコントロールに主眼をおいて用いることもある．ちょうど筆者が研修医だった頃にゲフィチニブが発売となり，肺癌の治療のバリエーション，予後も劇的に変化がみられた．今後も新薬の開発が進んでいる分野でもあり，呼吸器疾患に興味をもっていただけたら幸いである．

文献・参考文献

1) Maemondo M, et al：Gefitinib or chemotherapy for non-small-cell lung cancer with mutated EGFR. N Engl J Med, 362（25）：2380-2388, 2010
2) Mitsudomi T, et al：Gefitinib versus cisplatin plus docetaxel in patients with non-small-cell lung cancer harbouring mutations of the epidermal growth factor receptor（WJTOG3405）：an open label, randomised phase 3 trial. Lancet Oncol, 11（2）：121-128, 2010
3) Maemondo M, et al：First-line gefitinib in patients aged 75 or older with advanced non-small cell lung cancer harboring epidermal growth factor receptor mutations：NEJ 003 study. J Thorac Oncol, 7（9）：1417-1422, 2012
4) Inoue A, et al：First-line gefitinib for patients with advanced non-small-cell lung cancer harboring epidermal growth factor receptor mutations without indication for chemotherapy. J Clin Oncol, 27（9）：1394-1400, 2009
5) Zhou C, et al：Erlotinib versus chemotherapy as first-line treatment for patients with advanced EGFR mutation-positive non-small-cell lung cancer（OPTIMAL, CTONG-0802）：a multicenter, open-label, randomised, phase 3 study. Lancet Oncol, 12（8）：735-742, 2011
6) Rosell R, et al：Erlotinib versus standard chemotherapy as first-line treatment for European patients with advanced EGFR mutation-positive non-small-cell lung cancer（EURTAC）：a multicenter, open-label, randomised phase 3 trial. Lancet Oncol, 13（3）：239-246, 2012
7) Shepherd FA, et al：Erlotinib in previously treated non-small-cell lung cancer. N Engl J Med, 353（2）：123-132, 2005
8) Garassino MC, et al：TAILOR：A phase Ⅲ trial comparing erlotinib with docetaxel as the second-line treatment of NSCLC patients with wild-type（wt）EGFR. J Clin Oncol, 30（18）：suppl, 2012
9) Okano Y, et al：Randomized phase Ⅲ trial of erlotinib（E）versus docetaxel（D）as second- or third-line therapy in patients with advanced non-small cell lung cancer（NSCLC）who have wild-type or mutant epi-

dermal growth factor receptor (EGFR): Docetaxel and Erlotinib Lung Cancer Trial (DELTA). J Clin Oncol, 31：Suppl, 2013

10) Sequist LV, et al: Phase III Study of Afatinib or Cisplatin Plus Pemetrexed in Patients With Metastatic Lung Adenocarcinoma With EGFR Mutations. J Clin Oncol, 31 (27): 3327-3334, 2013

11) Wu YL, et al: Afatinib versus cisplatin plus gemcitabine for first-line treatment of Asian patients with advanced non-small-cell lung cancer harbouring EGFR mutations (LUX-Lung 6): an open-label, randomised phase 3 trial. Lancet Oncol, 15 (2) 213-222, 2014

12) Shaw AT, et al: Crizotinib versus chemotherapy in advanced ALK-positive lung cancer. N Engl J Med, 368 (25): 2385-2394, 2013

13) Solomon BJ, et al: First-line crizotinib versus chemotherapy in ALK-positive lung cancer. N Engl J Med, 371 (23): 2167-2177, 2014

14) Sandler A, et al: Paclitaxel-carboplatin alone or with bevacizumab for non-small-cell lung cancer. N Engl J Med, 355 (24): 2542-2550, 2006

15) Reck M, et al: Phase III trial of cisplatin plus gemcitabine with either placebo or bevacizumab as first-line therapy for nonsquamous non-small-cell lung cancer: AVAil. J Clin Oncol, 27 (8): 1227-1234, 2009

16) Niho S, et al: Randomized phase II study of first-line carboplatin-paclitaxel with or without bevacizumab in Japanese patients with advanced non-squamous non-small-cell lung cancer. Lung Cancer, 76 (3): 362-367, 2012

プロフィール

安田武洋（Takehiro Yasuda）
天理よろづ相談所病院呼吸器内科
エビデンスに基づかなければ医学はサイエンスたりえませんし，患者さん全体をみて治療方針を選定・決定していかなければそれは医療とは呼べないのだろうと思います．当科部長を筆頭にそんなお手本のような先生方に刺激を受けながら毎日の診療生活を送っています．

第5章 結核・非結核性抗酸菌症のギモン

1. 結核を疑う患者に遭遇した場合の動きを教えてください

玉置伸二

● Point

- 高齢者を中心に外来および入院診療において結核は忘れてはいけない感染症である
- 典型的な画像所見を呈さないことも多い
- 診断には喀痰検査が必要となり，必ず培養検査まで依頼すること
- 院内感染対策にも留意して，診療を行うこと

症例：62歳，男性．特発性肺線維症，糖尿病のため他院に通院中．特発性肺線維症の急性増悪のためステロイドパルス療法が施行され，以後維持量としてプレドニゾロン10 mg/日投与中であった．定期受診時の胸部X線写真で空洞性陰影を指摘され（図1），喀痰抗酸菌検査で塗抹陽性（GFⅡ号），PCR結核菌群陽性のため当科紹介受診となる．なおその後の接触者健診で長男および次男の発病が確認された．

はじめに

わが国における人口10万人あたりの結核発症数は減少傾向にあるが，今日でも年間2万人以上が結核を発症しており，罹患率は16.1となっている[1]．発症者の多くは高齢者の再燃であり，若年者および中年患者の多くは新たな感染に伴う発病で，比較的少数である．わが国では，高齢者を中心に結核は忘れてはいけない感染症であり，日常診療においても外来患者および入院患者にかかわらず遭遇する可能性がある．まず「結核を疑う」ことが重要であるが，実際に結核が疑われる患者に遭遇した場合の，検査方法などを含めた対応方法を熟知しておく必要がある．

1. どのような時に結核を疑うか

肺結核を疑う重要なポイントは2週間以上持続する咳・痰であり，原因不明の発熱，倦怠感，食思不振，体重減少などがみられた場合も結核を鑑別診断に含める必要がある．しかし結核の多くは必ずしも症状があるとは限らず，特に高齢者では自覚症状に乏しい傾向があり，注意を要する．また既往歴に結核のある患者は，再発・再燃の可能性を常に念頭に置く必要がある．結核の発症，増悪の危険因子には多くの合併症・基礎疾患があり，自覚症状に加えて結核発症を疑う参考となる（表1）．病歴聴取として症状や既往歴，基礎疾患だけではなく，結核患者との接触歴を確認することも重要である．

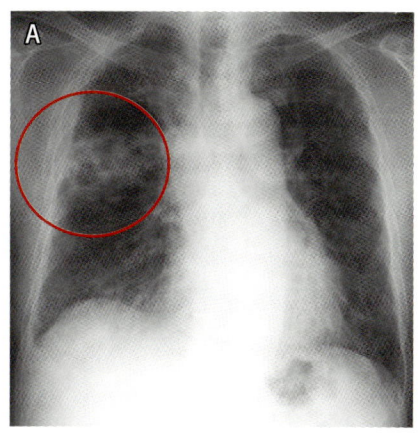

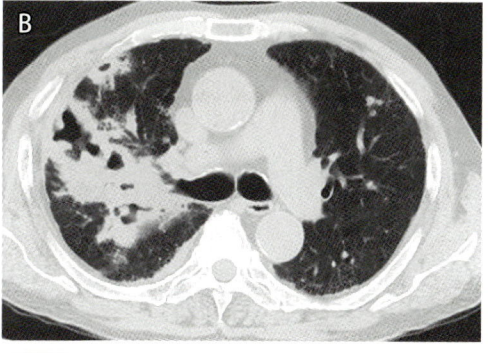

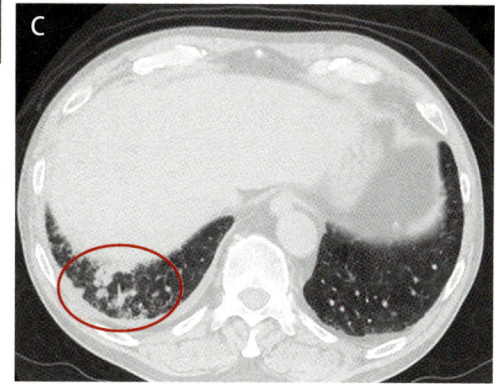

図1 特発性肺線維症に合併した肺結核症例の胸部画像所見
A）胸部X写真．右中肺野に空洞を伴う浸潤影を認める（○），
B）胸部CT．右上葉に空洞性病変を認める，
C）胸部CT．右下葉では間質性変化の周辺に散布影を認める（○）

表1 結核の発症，増悪の危険因子

HIV/AIDS
臓器移植（免疫抑制薬使用）
腎不全または血液透析中
生物学的製剤，副腎皮質ステロイドなどの免疫抑制薬による治療
コントロール不良の糖尿病
やせ型の体型
珪肺／塵肺
胃潰瘍などの消化管潰瘍や消化管手術歴
悪性腫瘍
喫煙

文献2, p28の付表より引用

2. 結核が疑われた際の検査の進め方

1 喀痰検査

　結核が疑われた場合は，まずは喀痰検査を行う．唾液などではない，良質な喀痰の採取が必要となる．**早朝採取も含めて3日間連続で行うことが望ましい**．喀痰検査の回数を3回まで増加させると，塗抹および培養検査での陽性率は経時的に増加するとされている[3]．喀痰の提出が困難な場合は3％高張生理食塩液をネブライザーで吸入して得る誘発喀痰を検体とするが，菌の拡散

表2　鏡検における検出菌数記載法

記載法	蛍光法 （200倍）	Ziehl-Neelsen法 （1000倍）	備考* （ガフキー号数）
−	0/30視野	0/300視野	G0
±	1〜2/30視野	1〜2/300視野	G1
1+	1〜19/10視野	1〜9/100視野	G2
2+	≧20/10視野	≧10/100視野	G5
3+	≧100/1視野	≧10/1視野	G9

*相当するガフキー号数
文献4より引用

を防止するために採痰用ブースで行うことが望ましい．

喀痰抗酸菌検査としては，塗抹検査，培養検査，核酸増幅法検査を行う．

1）塗抹検査

感染性の評価のためにきわめて重要であり，安全キャビネットのある検査室を有する病院などでは，直接塗抹検査により1時間程度で結果が判明する．染色法としてはZiehl-Neelsen法と蛍光染色法があり，後者の方が高感度で時間効率もよい．多くの検査施設では喀痰を溶解剤とともに遠心する集菌法を行った後に沈渣を蛍光法で染色し鏡検する．菌量については従来のガフキー号数による表示は客観性に欠けるため廃止され，−，±，1＋，2＋，3＋の段階表記に変更となった（**表2**）．

塗抹検査では死菌でも陽性となり，また非結核性抗酸菌症でも陽性となるため注意を要する．感度は53.1％と培養検査より低い[5]．

● **ここがピットフォール**
抗酸菌塗抹陽性は結核菌陽性ではない！
喀痰抗酸菌塗抹陽性で，慌てて相談されることも多い．近年では肺非結核性抗酸菌症の頻度も増加しており，核酸増幅法検査など適宜行っておく必要がある（**図2**）．

2）培養検査

結核の最終診断には，分離培養法での生菌の確認が必要となるため必ず行う必要がある．培養検査では感度81.5％と報告されている[5]．従来の固形培地と，近年普及してきた液体培地がある．後者の方が迅速性，検出感度の点でも優れている．**培養陽性となれば同定検査および薬剤感受性検査が必要となるが，培養検査が依頼されていないとこれらが検査不能**となり，以後の治療の大きな支障となる．塗抹および培養検査は初診時に3回まで行うことが保険診療上も認められている．

● **ここがポイント**
専門施設へ転送後も，念のため培養検査は継続しておく！
専門施設で培養陽性となるとは限らない．その後の同定検査，感受性検査のためにも培養検査は継続しておくべきである．

```
        ┌─────────────────────────────────────┐
        │   塗抹検査・培養検査を依頼              │
        │   結核の疑いが濃厚であれば，結核菌群核酸増幅法検査を依頼 │
        └─────────────────────────────────────┘
                        │ 塗抹陽性
                        ▼
        ┌─────────────────────────────────────┐
        │ オーダーしていない場合は，結核菌群核酸増幅法検査を追加依頼 │
        └─────────────────────────────────────┘
              │ 陽性              │ 陰性
              ▼                  ▼
         ┌────────┐      ┌──────────────────────────┐
         │ 肺結核  │      │ M.avium および M.intracellulare の核酸増幅法検査を依頼 │
         │培養検体から│    └──────────────────────────┘
         │必ず感受性検│        │ 陽性          │ 陰性
         │査を行う  │        ▼              ▼
         └────────┘   ┌──────────────┐ ┌──────────┐
                      │肺非結核性抗酸菌症（肺MAC症）│ │培養結果を待つ│
                      └──────────────┘ │専門施設に相談する│
                                        └──────────┘
```

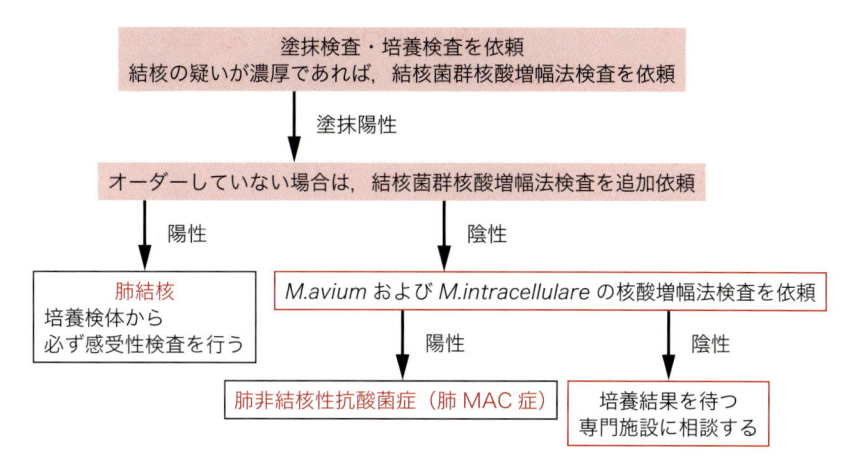

図2 喀痰抗酸菌検査塗抹陽性時の検査方法
文献6を参考に作成

3）核酸増幅法検査

　核酸を増幅させることにより結核菌を短時間で検出できる検査方法である．PCR法，TRC法，LAMP法などが利用可能であり，感度は培養検査とほぼ同等と考えられている．検査結果の判明までが迅速であり塗抹陽性となった場合に，結核菌か非結核性抗酸菌か（*M.avium*, *M.intracellulare*）判別可能なことが利点である．

　核酸増幅法検査においても死菌でも陽性となるため，必ず塗抹検査，培養検査と同時に行い，結果を総合的に判定する必要がある．

2 胃液検査，気管支鏡検査

　喀痰採取が困難な患者では，夜間に喀痰を嚥下している可能性を考え，早朝に胃液を採取して抗酸菌検査を行うことを考慮する．胃液検査では感度は低いものの，特異度はきわめて高いとされている[7]．

　当院では早朝空腹時に検査を行っている．14 Frの滅菌胃管カテーテルを鼻腔または口腔より挿入する．体位は左側臥位が望ましい．カテーテルが確実に胃内に留置されていることを確認し，内用液をカテーテル用シリンジで吸引して回収する．検査としては喀痰検査と同様に塗抹検査，培養検査，核酸増幅法検査を行う．

　喀痰検査，胃液検査で有意な所見が得られず，依然として肺結核が強く疑われる場合には気管支鏡検査による気管支肺胞洗浄，ブラシ擦過，経気管支肺生検などの施行を検討するが，侵襲的な検査であり，また厳重な空気感染対策も必要なため専門施設での施行が望ましい．

3 胸部X線写真，胸部CT

　肺結核が疑われた場合には，最初に胸部正面単純X線撮影を行い，必要に応じて胸部CTを追加する．以前に撮影された画像所見との比較読影は，病状の把握に有益である．

　肺結核の胸部X線所見として代表的なのは上肺野を中心とした空洞性病変であるが，特に高齢者では典型的な画像所見を呈さないことが多い．誤嚥性肺炎と区別がつかない症例も多く経験するため，**結核に典型的な画像所見はない**という認識も必要である．

　胸部CTでは，肺結核に典型的な所見として小葉中心性の小結節と分岐様の構造であるtree-

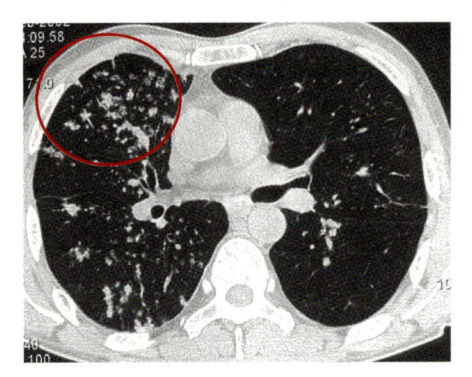

図3 肺結核患者の胸部CTでみられる tree-in-bud appearance
tree-in-bud appearance：○

in-bud appearance があげられるようになってきた[8]（図3）。細気管支内や細葉の肉芽腫や乾酪壊死病変による陰影と考えられており、空洞性病変や浸潤影の周辺にも認められることが多い。

4 インターフェロンγ遊離試験（interferon-gamma release assay：IGRA）

ツベルクリン反応と異なり、BCGおよび *M. kasasii*, *M. szulgai*, *M. marinum* を除くほとんどの非結核性抗酸菌の影響を受けない[9]検査法であり、主に結核感染の診断に用いられる。現在はクォンティフェロン®TBゴールド（QFT-3G）とTスポット®.TB（T-SPOT）が利用可能である。最近では、両者の特異度には大きな差がないとされている[10]。T-SPOTはリンパ球を分離して数を調整する過程があり、リンパ球数が減少するような状況では、感度低下は少ないとされている[11]。検査の適応は、①接触者健診、②医療従事者の健康管理、③発病危険が大きい患者および免疫抑制状態にある患者の健康管理、④活動性結核の補助診断、が考えられる[12]。

活動性結核の補助診断としてIGRAを使用する際には、感度は80〜90％であり[13]偽陰性となる可能性、また陽性であっても最近起こった感染とは判定できない点には留意する必要がある。

3. 結核が疑われた場合の患者への対応

結核やその疑いのある患者が診療を受ける部屋は陰圧独立換気にするなど、他者への菌曝露を防止できる構造・設備を有することが望ましい。診察後には十分な換気を行うなどの注意も必要である[2]。結核が疑われる患者の選別とほかの一般患者と区別した対応が重要である。**患者にはサージカルマスクをさせるか、咳をするときにはハンカチやティッシュで口元を覆うよう指導する（咳エチケット）**。外来および入院患者で結核が疑われる患者が発生した場合には患者の情報を関係する医療スタッフと共有することが感染防止対策上も望ましい。**入院患者では診断がつくまでは独立した換気系統をもつ陰圧病室での個室隔離が望ましい。職員はN95型マスクを装着して対応する。**

別記様式２－２

結　核　発　生　届

都道府県知事（保健所設置市長・特別区長）　殿

感染症の予防及び感染症の患者に対する医療に関する法律第１２条第１項（同条第６項において準用する場合を含む。）の規定により、以下のとおり届け出る。

報告年月日　平成　　年　　月　　日

医師の氏名　　　　　　　　　　　　　　　　印
（署名又は記名押印のこと）

従事する病院・診療所の名称

上記病院・診療所の所在地(※)

電話番号(※)　　（　　　）　　－

（※病院・診療所に従事していない医師にあっては、その住所・電話番号を記載）

１　診断（検案）した者（死体）の類型				
・患者（確定例）　・無症状病原体保有者　・疑似症患者　・感染症死亡者の死体　・感染症死亡疑い者の死体				
２　当該者氏名	３性別	４　生年月日	５診断時の年齢(0歳は月齢)	６　当該者職業
	男・女	年　月　日	歳（　　か月）	
７　当該者住所　電話（　　）　－				
８　当該者所在地　電話（　　）　－				
９　保護者氏名	１０　保護者住所　（９、１０は患者が未成年の場合のみ記入）			
	電話（　　）　－			

	病　型	１８　感染原因・感染経路・感染地域
	１）肺結核　２）その他の結核（　　）	①感染原因・感染経路（　確定・推定　） １　飛沫核・飛沫感染（感染源の種類・状況：　　） ２　その他（　　） ②　感染地域（　確定・推定　） １　日本国内（　　都道府県　　市区町村） ２　国外（　　国 詳細地域　　）
11 症状	・せき　・たん　・発熱　・胸痛 ・呼吸困難 ・その他（　　） ・なし	
12 診断方法	・塗抹検査による病原体の検出 検体：喀痰・その他（　　） ・分離・同定による病原体の検出 検体：喀痰・その他（　　） ・核酸増幅法による病原体遺伝子の検出 検体：喀痰・その他（　　） ・病理検査における特異的所見の確認 検体：（　　） 所見：（　　） ・ツベルクリン反応検査 （発赤・硬結・水疱・壊死） ・リンパ球の菌特異蛋白刺激による放出インターフェロンγ試験 ・画像検査における所見の確認 （　　） ・その他の方法（　　） 検体（　　） 結果（　　） ・臨床決定 （　　）	１９　その他感染症のまん延の防止及び当該者の医療のために医師が必要と認める事項
	１３初診年月日　平成　年　月　日 １４診断（検案（※））年月日　平成　年　月　日 １５感染したと推定される年月日平成　年　月　日 １６発病年月日（＊）　平成　年　月　日 １７死亡年月日（※）　平成　年　月　日	

この届出は診断後直ちに行ってください

（1, 3, 11, 12, 18 欄は該当する番号等を○で囲み、4, 5, 13 から 17 欄は年齢、年月日を記入すること。
（※）欄は、死亡者を検案した場合のみ記入すること。（＊）欄は、患者（確定例）を診断した場合のみ記入すること。
11, 12 欄は、該当するものすべてを記載すること。）

図４　結核発生届
http://www.mhlw.go.jp/bunya/kenkou/kekkaku-kansenshou11/pdf/01-02-02.pdf より引用

4. 結核と診断された場合の対応策

結核は２類の感染症に分類されており，医師は患者が結核であると診断した場合には感染症法第12条により，**直ちに「結核発生届」を最寄りの保健所に出さなければいけない**（図4）．病院の場合は院内感染対策委員会に報告し，保健所とも協議しながら対応方針を協議する（図5）．喀痰塗抹陽性の結核と診断された場合は，一般的には結核病棟を有する専門病院へ転院となる．**転院に際しては患者にはサージカルマスクを着用させ**，搬送時には感染性であることを関係者に伝える．重篤な合併症を有する症例や，全身状態不良のため移送・転院が困難な症例もあり，この場合には元の病院で十分な感染対策を行いながら治療を継続することもあり得る．

結核患者が入院した場合や入院中であった患者が退院する場合には，病院の管理者は最寄りの保健所に「患者入院届（患者退院届）」を出すことが感染症法第53条の11に規定されている．結

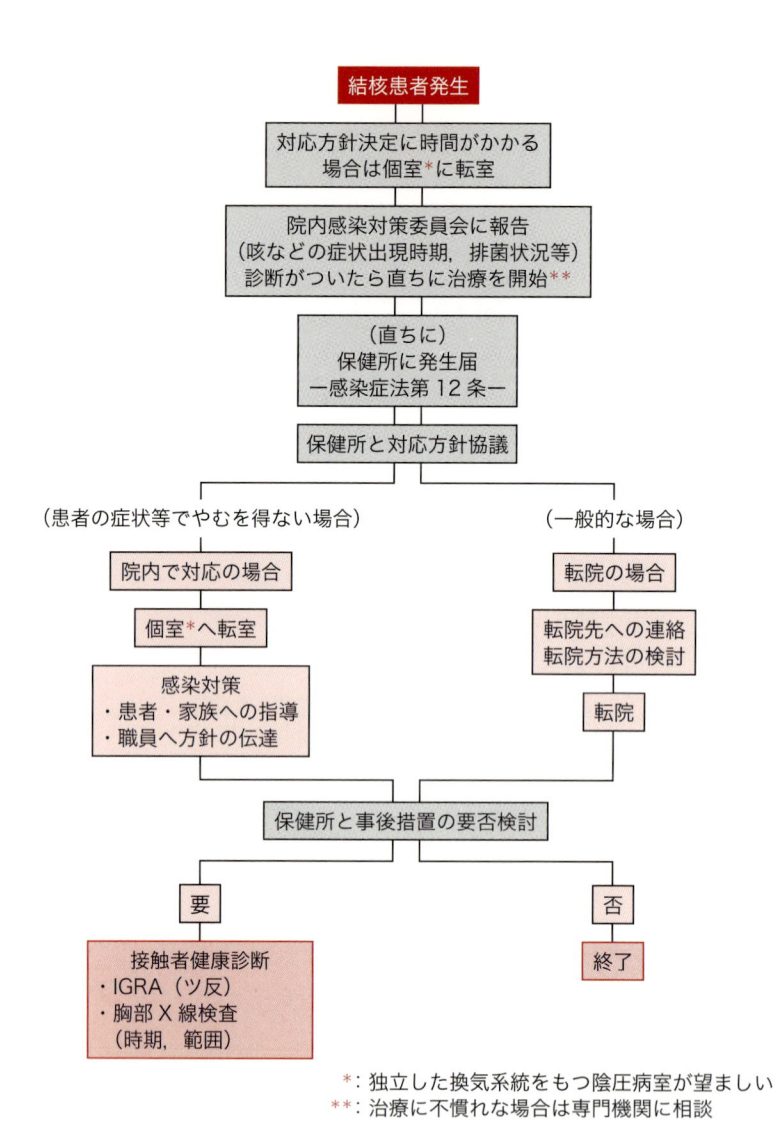

図5 入院患者から結核菌陽性患者が発生した場合の対応策の流れ
文献2より引用

＊：独立した換気系統をもつ陰圧病室が望ましい
＊＊：治療に不慣れな場合は専門機関に相談

核治療は公費負担の対象となっており，入院勧告の対象となる喀痰塗抹陽性の肺結核患者等には感染症法第37条が適用され，同法第37条の2はそれ以外の結核治療を行う患者に適用される．これらは，いずれも患者またはその保護者が患者の居住地の保健所を経由して都道府県知事（政令市では市長）に申請することになっている[2]．

Advanced Lecture

■ レボフロキサシンなどニューキノロン投与時の注意点

レボフロキサシンの抗結核薬としての有用性は確立しており，CDC（Centers for Disease

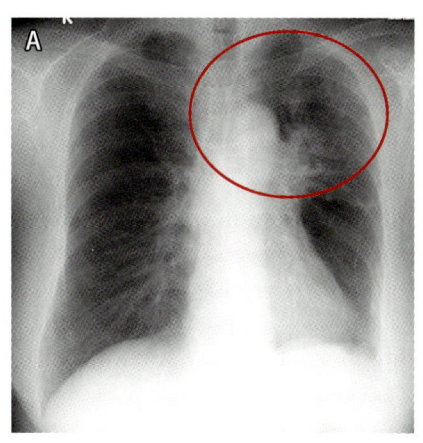

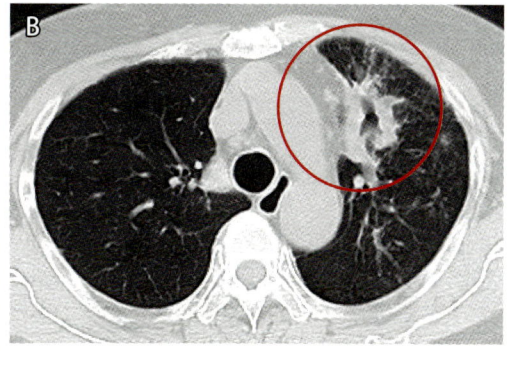

図6 レボフロキサシンが反復投与され，後に肺結核と診断された症例
A）胸部X線写真．左上肺野に空洞を伴う浸潤影を認める（○），
B）胸部CT．左上葉に空洞性陰影，tree-in-bud apearanceを認める（○）

Control and Prevention：アメリカ疾病管理予防センター）ではニューキノロンを結核薬として認めている[14]．レボフロキサシンをはじめとするニューキノロンは一般肺炎に汎用され，ガイドライン等でも特に合併症を有する市中肺炎に対して使用が推奨されている．しかし，結核と診断される前に複数回使用されると耐性化が危惧され[15]，また臨床症状はいったん改善するため，肺結核の診断の遅れの一因になり得る[16]．肺炎を疑ってニューキノロンを投与する際には，肺結核の可能性を常に念頭に置く必要がある[17]．73歳の女性に対して，肺炎をくり返すとしてレボフロキサシンが反復投与され，後に肺結核と診断された症例を呈示する（図6）．薬剤感受性検査ではレボフロキサシン耐性が判明した．

市中肺炎の治療に際しては，肺結核が除外できない時にはβラクタマーゼ阻害薬配合ペニシリン系薬（CVA/AMPC：オーグメンチン®，SBTPC：ユナシン®）を中心として使用するのが無難であろう．非定型肺炎が疑われる場合にはマクロライド系薬，テトラサイクリン系薬による治療を考慮する．

おわりに

結核病床は大学附属病院から消えていき，医学生・研修医が卒前・卒後教育として結核を経験する機会は極端に少なくなっている．若き医師達が結核を再認識し，診療に際して正確な対応を身につけることが，わが国が結核罹患率のさらなる低下に繋がっていくと考える．

文献・参考文献

1) 公益財団法人 結核予防会 結核研究所 疫学情報センター：結核の統計，年報，「平成25年結核年報速報（A4版）」（2015年5月閲覧）
   http://www.jata.or.jp/rit/ekigaku/toukei/nenpou/
2) 「結核院内（施設内）感染対策の手引き 平成26年版」厚生労働省インフルエンザ等新興再興感染症研究事業 「結核の革新的な診断・治療および対策の強化に関する研究」報告書，2014
3) Harris A：What is the additional yield from repeated sputum examinations by smear microscopy and cul-

ture? Thoman's tuberculosis. Case detection, treatment and monitoring, Questions and Answers, 2nd ed. (Frieden t, eds), 49-50, World Health Organization, 2004
4) 日本結核病学会抗酸菌検査法検討委員会:結核菌検査指針 2007. 結核予防会, p.29, 2007
5) Levy H, et al:A reevaluation of sputum microscopy and culture in the diagnosis of pulmonary tuberculosis. Chest, 95:1193-1197, 1989
6) 「結核診療ガイドライン 改訂第3版」(日本結核病学会/編), p.41, 南江堂, 2015
7) Bahammam A, et al:The validity of acid-fast smears of gastric aspirates as an indicator of pulmonary tuberculosis. Int J Tuberc Lung Dis, 3:62-67, 1999
8) Im JG, et al:Pulmonary tuberculosis:CT findings-early active disease and sequential change with antituberculous therapy. Radiology, 186:653-660, 1993
9) Anderson P, et al:Specific immune-based diagnosis of tuberculosis. Lancet, 356:1099-1104, 2000
10) Higuchi K, et al:Comparison of specificities between two interferon-gamma release assays in Japan. Int J Tuberc Lung Dis, 16:1190-1192, 2012
11) 徳永 修:小児を対象とした結核感染診断における QFT-GIT および T-SPOT TB 反応性の比較. H24年度厚生労働科学研究 新型インフルエンザ等新興・再興感染症研究事業「結核の革新的な診断・治療および対策の強化に関する研究」報告書. 平成25年3月.
12) 日本結核病学会予防委員会:インターフェロンγ遊離試験使用指針. 結核, 89:717-725, 2014
13) Diel R, et al:Evidence-based comparison of commercial interferon-γ release assays for detecting active TB. Chest, 137:952-968, 2010
14) American Thoracic Society;CDC;Infectious Diseases Society of America:Treatment of tuberculosis. MMWR Recomm Rep. 52 (RR-11):1-77, 2003
15) Long R, et al:Empirical treatment of community-acquired pneumonia and the development of fluoroquinolone-resistant tuberculosis. Clin Infect Dis, 48:1354-1360, 2009
16) Wang JY, et al:Empirical treatment with a fluoroquinolone delays the treatment of tuberculosis and is associated with a poor prognosis in endemic areas. Thorax, 61:903-908, 2006
17) 日本結核病学会治療委員会・社会保険委員会・抗酸菌検査法検討委員会:薬剤耐性結核の医療に関する提言. 結核, 86:523-528, 2011

プロフィール

玉置伸二(Shinji Tamaki)
国立病院機構奈良医療センター 診療部長・内科医長
奈良県における結核の中核的病院として仲間達と診療を行っており,そのほか呼吸器疾患全般にも積極的に取り組んでいます.

第5章 結核・非結核性抗酸菌症のギモン

2. 結核治療のノウハウを教えてください

露口一成

Point

- 結核の標準治療法は確立しており，早期発見して治療すれば基本的には治癒し得る感染症である
- 薬剤耐性を誘導しないように必ず多剤併用療法を行うべきであり，単剤治療は決して行ってはならない
- 副作用のチェックを行いながら服薬を遵守させることが重要である

はじめに

　結核は，結核菌（*Mycobacterium tuberculosis*）による感染症である．現在では結核は治る病気であり，早期発見して治療すればほぼ治癒可能である．しかし発見が遅れたり治療が不適切であれば，呼吸機能障害を残したり耐性を誘導したりすることもあり，死に至ることもあり得る．同時に，その間に周囲への感染を拡大させてしまう．すなわち結核は，医療側の初期対応のいかんにより，患者本人および周囲の人間の運命が大きく左右される疾患と言える．結核と診断されれば，原則として全例に治療を行わなければならないし，また治療失敗は許されない．

　結核の標準治療法は確立しているので，治療法のノウハウとは，**いかに標準治療法を適用するか，標準治療法が行えない例ではどのように治療を行うか**という話になる．本稿では，結核治療を行ううえで知っておかねばならない原則，コツについて概説したい．

1. 結核治療の原則

1 必ず多剤併用療法を行う

　最も重要な原則はこれである．イソニアジド（INH）耐性菌は10^6個に1個，リファンピシン（RFP）耐性菌は10^8個に1個の割合で生じるとされている．空洞を有する肺結核患者の体内には10^8個から10^9個の結核菌が存在するので，通常INHかRFPいずれかの単剤耐性は容易に生じ得る．INHとRFPの併用で治療を行うと治癒が期待できる．しかし，単剤治療を行うと一時的には菌量は減少するが，その後耐性菌のみが残って増殖し耐性結核となってしまう（図1）．**常に多剤併用療法を行うことが結核治療の大原則であり**，ここから次の原則も導き出される．

① **結核治療を開始するときは，可能な限り4剤併用による多剤併用化学療法を行う．**たとえ排菌

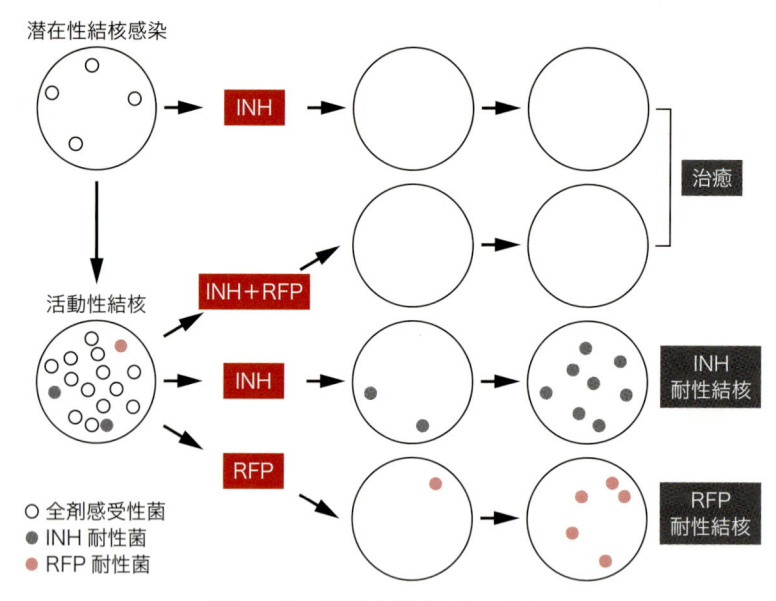

図1　薬剤耐性を誘導しないために

　陰性で診断的治療を行う場合でも同じであり、「とりあえずINH単剤で様子をみる」は厳禁である.
② 2剤で治療しても1剤が耐性なら事実上は単剤治療である. **薬剤感受性検査**を必ず行って確認することが必要である. 喀痰から菌が証明されない例では、できるだけ胃液や気管支鏡検査を行って菌を出す努力をする.
③ 治療中に悪化がみられる場合に1剤のみを追加するのも事実上単剤治療であり、新たな耐性を誘導するリスクが高い. 追加する場合は有効と考えられる薬剤を**常に2剤以上同時に追加**する.
④ 単剤治療が許容されるのは、体内の菌量がきわめて少ないと考えられる潜在性結核感染治療（いわゆる予防内服）のみである. しかし、その場合は活動性結核を慎重に除外診断しておくことが重要である.

2 結核の治療は初期強化期と維持期からなる

　結核の標準治療法を図2に示す[1]. 基本はピラジナミド（PZA）を含む4剤治療の（A）法であり、PZAが使用できない場合（後述）に限って（B）法を用いる. 初期強化期は、活発に増殖する菌を殺して病状を改善させることが目的であり、2カ月治療終了時点で8割以上の症例で排菌陰性化が得られる. しかしこの時点では、薬剤効果が不十分な、休眠期にある菌が残っており将来の再発の原因となるので、以後維持期の治療を行ってできる限りこの菌を死滅させることが必要である. これが、結核の治療に最低6カ月の長期間を要する理由である. 重症結核（広汎空洞例、粟粒結核など）、再治療例、免疫低下要因のある例（HIV感染、糖尿病、塵肺、ステロイド・免疫抑制薬投与例など）などでは、（A）法・（B）法いずれにおいても維持期治療をさらに3カ月延長することが望ましい.

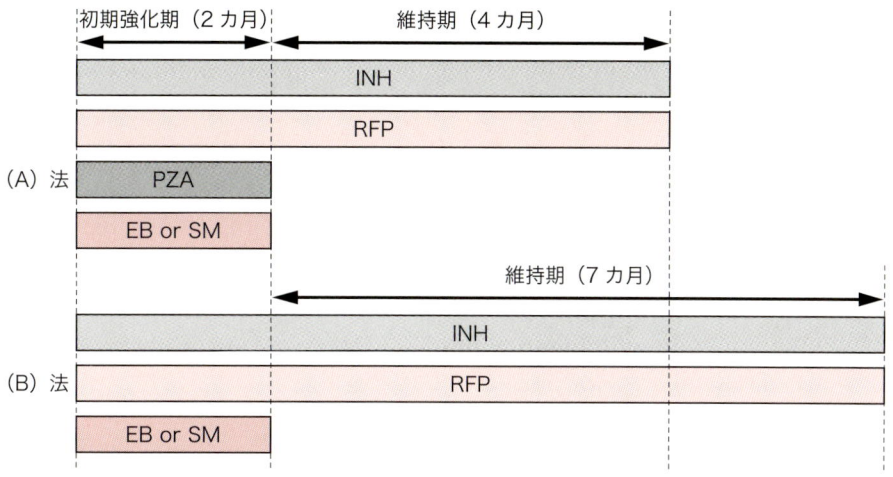

略号	薬剤名	標準量（mg/kg/日）	最大量（mg/body/日）
INH	イソニアジド	5	300
RFP	リファンピシン	10	600
PZA	ピラジナミド	25	1,500
EB	エタンブトール	15（初期強化期は20まで）	750（初期強化期は1,000まで）
SM	ストレプトマイシン	15	750（週3回なら1,000まで）

図2　結核の標準治療法

2. 治療開始前に確認しておくこと

- PZAが使用できるか：高度の肝障害，痛風，80歳以上の高齢者，妊婦ではPZA使用を避ける．
- エタンブトール（EB）・ストレプトマイシン（SM）が使用できるか：視力障害・緑内障があればEBは使用困難であるが糖尿病があっても必ずしも使えないわけではない．聴力障害や腎機能障害があればSMは使用困難である．EBもSMも使用できなければ，レボフロキサシン（LVFX）を使用する（体重40 kg以上なら500 mg，40 kg未満なら375 mg）．ただしLVFXは現時点では結核に対する保険適用はない．
- 以前に結核治療歴があるか：薬剤耐性の可能性を考慮する．
- RFPとの相互作用が問題となる薬剤を服用していないか：RFPはチトクロムP450を強力に誘導するため多くの薬剤の血中濃度を低下させる[2]．主なものを表1に示すが，薬剤により低下の程度は異なる．プレドニンやワーファリンでは2～3倍程度の増量を要することが多い．およそRFP開始1週間後ぐらいから低下するので，それにあわせて増量を考慮する．血中濃度が測定できる薬剤では測定して投与量を調整する．
- 栄養不良・糖尿病がある患者や高齢者では，INHによる末梢神経障害が出やすいのでビタミンB6製剤（10～30 mg/日）を投与しておく．

表1　RFPとの併用で血中濃度が低下する主な薬剤

抗HIV薬（プロテアーゼ阻害薬など）
抗真菌薬（アゾール系薬など）
抗菌薬（クラリスロマイシンなど）
ステロイド薬
免疫抑制薬（シクロスポリン，タクロリムスなど）
ワーファリン
経口血糖降下薬
抗けいれん薬（フェニトイン，カルバマゼピンなど）
抗不整脈薬（ジソピラミド，メキシチールなど）
経口避妊薬

●処方例（体重60 kgの場合）
　リファンピシン（リファジン®）　1回600 mg　1日1回（朝食後）
　イソニアジド（イスコチン®）　　1回300 mg　1日1回（朝食後）
　エタンブトール（エブトール®）　1回750 mg　1日1回（朝食後）
　ピラジナミド（ピラマイド®）　　1回1,500 mg　1日1回（朝食後）
　（飲み忘れを防ぐために基本的に1日1回とする）

3. 治療開始時に患者に説明しておくこと

- 結核は現在ではほとんど治る病気であるが，そのためには最低6カ月間，きちんと毎日薬を服用することが必要である．いいかげんな服用を行えば，耐性となって治りにくくなることがあるので，はじめての治療できっちりと治しきることが重要である．
- 服薬が長期になるので，副作用が生じることがある．稀には命にかかわる副作用もあるので自己チェックを行うこと．食思不振・全身倦怠感・視力障害・皮疹などの有無に注意すること．もし副作用が出れば薬剤の中止，再開を行うので治療期間が長くなることがある．
- 結核は必ずしもストレートに病状がよくなるわけではなく，改善・悪化をくり返しながら徐々によくなっていくことが多い．服薬を開始することで，むしろ一時的に病状が悪化することもしばしばある．また結核の発熱は3カ月以上の長期に渡って続くことも稀ではない．

4. 治療中のモニタリング

　治療中は定期的に血液検査（血算，生化学）を行って副作用の有無をチェックする．諸外国のガイドラインでは，自覚症状がなければ定期的な血液検査は不要としているものもあるが，無症状でも致死的な肝障害を生じることもあり，やはり検査は必要である．治療初期2カ月は少なくとも2週間に一度は行い，その後も1〜2カ月に一度は行う（肝機能障害は治療後期に出現することもある）．ベースラインの検査値に異常がある例や全身状態不良例では検査の頻度を増やす．
　治療の効果判定のために，月に一度程度，喀痰抗酸菌検査を行う．入院患者では，排菌の3連続陰性化が退院の条件となるので週に1度行う．効果予測のためにもっとも重要なのは薬剤感受性検査であり，少なくともINH，RFPの2剤が感受性で2剤とも使用できていればほぼ細菌学

表2　INH，RFPの減感作療法

	INH (mg)	RFP (mg)
第1日～第3日	25	25
第4日～第6日	50	50
第7日～第9日	100	100
第10日～第12日	200	200
第13日～第15日	300	300
第16日～第18日		450
第19日～第21日		600

治癒が期待できる．そのためにも菌を出す努力が重要である．また，通常は治療開始2カ月までに排菌陰性化するので，2カ月め以降の喀痰培養で陽性であれば感受性を再検して確認する．

5. 副作用の対処

1 肝機能障害（INH，RFP，PZAによる）

　稀に致死的な肝不全を生じることもあるのでもっとも注意すべき副作用である．ASTまたはALTが基準値上限の5倍以上（おおむね150 IU/L），あるいは総ビリルビン値が2 mg/dL以上となれば全薬剤を中止する．より軽度の異常値でも，食思不振・全身倦怠感・嘔気などの自覚症状があれば中止する．薬剤中止のみで改善することが多いが，強力ネオミノファーゲンシー®の投与を行ってもよい．

　肝機能が回復したら，肝毒性の低いEBおよびLVFXを開始する．1週間後に悪化がなければRFPを1錠から開始し1日ごとに漸増して標準投与量とする．さらに1週間後に悪化がなければついでINHを同様に1錠から開始して漸増する．投与後に肝機能の悪化があればその薬剤が原因と考え以後投与しない．INH，RFP，EBの3剤が投与可能であれば（B）法による治療を行いPZAの再投与は行わない．

2 アレルギー性の発疹，発熱（すべての薬剤で可能性あり）

　発疹は軽度であれば抗アレルギー薬の外用・内服を併用して経過観察するが，全身に及ぶ発疹や，水疱・壊死を伴う重症例では薬剤を中止する．症状が改善すれば，耐性を誘導しないように，まず使用可能な2薬剤（例えば，INH＋RFP＋EB＋PZAで皮疹を生じた場合にはSM＋LVFX）を開始したうえで，INH，RFPを順に1剤ずつ減感作療法を行って再開を試みる[3]（表2）．再度副作用が生じた場合は直ちに当該薬剤を中止し，以後使用しない．

3 視力障害（EBによる），聴力・平衡障害（SMによる）

　いずれも治療開始時に副作用の可能性について本人に説明し自己チェックを行わせることが重要である．必要に応じてそれぞれ眼科・耳鼻科にコンサルトする．

4 血液障害（RFPが多いがINHも可能性あり）

　白血球が2,000/μL以下（好中球が500/μL以下），血小板が5万/μL以下となれば薬剤を中止する．その薬剤が原因と判定されれば原則として再投与は行わない．

6. いずれかの薬剤が副作用，耐性のために使用できないとき

　　INH，RFPの両剤が使用できれば大きな問題なく治療可能なことが多い．いずれかが使用できないときのレジメンについては文献1を参照されたい．INH，RFPが両剤とも使用できないときはきわめて治療が困難となるので結核専門施設に紹介する方がよい．

7. 治療終了時

　　治療終了時には，必ず喀痰検査を行って排菌陰性化していることを確認する．また，結核では多発結節影を呈することが多いため，終了時には肺癌の合併を否定する目的で，できれば胸部X線とともにCTを撮り，すべての陰影が改善していることを確認することが望ましい．

　　感受性薬で標準治療を行えた例でも，数％程度で将来的な再発があり得る．本人にも，万一咳嗽・喀痰などの自覚症状が出現したときには受診するよう伝えておく．

おわりに

　　本邦の結核罹患率は順調に低下し近い将来低蔓延期に入ると考えられる．また同時に合併症を有する結核患者の比率が増えているため，これまでのように結核病院で病棟単位での診療を行うのは困難となり，総合病院で病室単位での診療を行うことが求められるようになろう．今後は，結核を特別視することなく呼吸器感染症の一疾患として普通に診療する時代になっていくと思われる．結核は原則を理解すれば決して難しい疾患ではない．本稿を参考に結核治療に取り組んでいただきたい．

文献・参考文献

1) 日本結核病学会治療委員会：「結核医療の基準」の見直し―2014年．結核，89：683-690，2014
　↑わが国での結核医療のガイドラインであり，まず目を通しておくべき．
2) American Thoracic Society/Centers for Disease Control and Prevention/Infectious Diseases Society of America：Treatment of Tuberculosis. Am J Respir Crit Care Med, 167：603-662, 2003
　↑やや古くなったが依然としてもっとも重要な結核ガイドラインである．
3) 日本結核病学会治療委員会：抗結核薬の減感作療法に関する提言．結核，72：697-700，1997

プロフィール

露口一成（Kazunari Tsuyuguchi）
国立病院機構近畿中央胸部疾患センター　臨床研究センター　感染症研究部長
専門：呼吸器感染症
抗酸菌症は古くて新しい疾患です．結核はほぼ制圧されたかと思われていましたが多剤耐性結核の出現が問題となっています．年々増加しつつある非結核性抗酸菌症は難治性で発症要因，予後規定因子，治療法などさまざまなトピックについて議論が交わされるホットな分野です．当院は呼吸器専門病院で，抗酸菌症以外にも肺癌，呼吸器感染症，びまん性肺疾患いずれも豊富な症例に恵まれています．皆さんも当院で新たな呼吸器病学を探求しませんか．

第5章 結核・非結核性抗酸菌症のギモン

3. 肺MAC症の患者さんの治療開始のタイミングや薬剤がよくわかりません

丸毛　聡

Point

- 肺MAC症の治療開始時期は，年齢・臨床症状・画像所見などを総合的に判断する
- 肺MAC症の治療は，多剤併用による化学療法が基本であるが，外科治療を含めた集学的治療も考慮する

はじめに

非結核性抗酸菌症のなかで約80％を占める肺 *Mycobacterium avium* complex（MAC）症は本邦の中高年女性を中心に増加の一途をたどっており，克服すべき課題である．日本結核病学会・日本呼吸器学会が2012年に治療指針[1]を提唱している．本稿ではこの指針に沿った治療法と実地臨床での現状および問題点などに関して述べる．

1. 肺MAC症とは

1954年Timple博士とRunyon博士により結核菌以外の抗酸菌が非定型抗酸菌と命名された．当時は結核症患者の数が今より多く，結核菌こそが「定型」であったとうかがえる．その後半世紀以上が過ぎ，結核症患者の数は減り続け，ヒトを唯一の宿主とする結核菌は抗酸菌のなかではむしろ特異な存在であることから，「非定型抗酸菌」に代わって，「非結核性抗酸菌（nontuberculous mycobacterium：NTM）」の名称が用いられるようになった．NTMは現在150種類以上の菌種が登録されており，そのうち30種類余りの菌種が，本邦でヒトへの感染が報告されている．NTMは土壌や水回りに生息する環境寄生菌であり，結核と異なりヒトからヒトへの感染は日常臨床上無視できるレベルであり，環境からの吸入曝露によって慢性呼吸器感染症（肺NTM症）を呈する．肺NTM症の原因菌のうち，*Mycobacterium avium* が58％，*M. intracellulare* が25％であり，この2菌種は生化学的性状のみならず，その臨床像や治療法が同じなので，一括して *Mycobacterium avium* complex（MAC）と呼ばれる．

表1　肺非結核性抗酸菌症の診断基準

A．臨床的基準（以下の2項目を満たす）
1）胸部画像所見（HRCTを含む）で，結節性陰影，小結節性陰影や分枝状陰影の散布，均等性陰影，空洞性陰影，気管支または細気管支拡張所見のいずれか（複数可）を示す 　　ただし，先行肺疾患による陰影が既にある場合は，この限りではない 2）他の疾患を除外できる
B．細菌学的基準（菌種の区別なく，以下のいずれか1項目を満たす）
1）2回以上の異なった喀痰検体での培養陽性 2）1回以上の気管支洗浄液での培養陽性 3）経気管支肺生検または肺生検組織の場合は，抗酸菌症に合致する組織学的所見と同時に組織，または気管支洗浄液，または喀痰での1回以上の培養陽性 4）稀な菌種や環境から高頻度に分離される菌種の場合は，検体種類を問わず2回以上の培養陽性と菌種同定検査を原則とし，専門家の見解を必要とする
以上のA，Bを満たす

文献2より引用

2. 肺NTM症の診断

　日本結核病学会・日本呼吸器学会による肺非結核性抗酸菌症（肺NTM症）の診断基準（2008年）を表1に記す．要約すると，菌種にかかわらず，痰であれば2回，気管支鏡であれば1回出れば肺NTM症と診断するということである．なお，結核の場合，胃液培養で菌が出れば診断が確定するが，肺NTM症は胃液培養が陽性でも原則として1回とは数えない．水道水などの環境にいる菌なので，結核と同じ扱いにはできないというのが，基本的な考えである．培養陽性検体からNTM菌同定は，通常DNA-DNA hybridization法（DDH）を用いて行われる．

3. 肺MAC症の病型

　肺MAC症は，胸部画像所見から，**線維空洞型**（FC型：fibrocavitary）と**小結節・気管支拡張型**（NB型：nodular bronchiectatic type）の2つの病型に分けられる（図）．FC型では，上肺野を主体に大小の空洞が多発して，その周囲を埋めるように均等性陰影や索状陰影が広がる．慢性閉塞性肺疾患や塵肺症や陳旧性肺結核などの肺疾患を有している高齢男性に好発する．一方，NB型では，気管支拡張所見とその周囲の散布性粒状・分枝状陰影が中葉舌区を主体に広がる．基礎疾患のない中高齢の女性に好発する．NB型の病勢は症例によってさまざまであるが，FC型の病状は比較的早く進行することが多く予後不良である．近年患者数の増加が指摘されているのはNB型で，FC型の患者数は減少しつつある．

4. 肺MAC症の薬物治療

　日本結核病学会・日本呼吸器学会は2012年に肺MAC感染症に対する化学療法の改訂版を発表した[1]．治療の基本はクラリスロマイシン（CAM），リファンピシン（RFP），エタンブトール（EB）の3剤による多剤併用療法とし，必要に応じてアミノ配糖体を併用すると述べているのみ

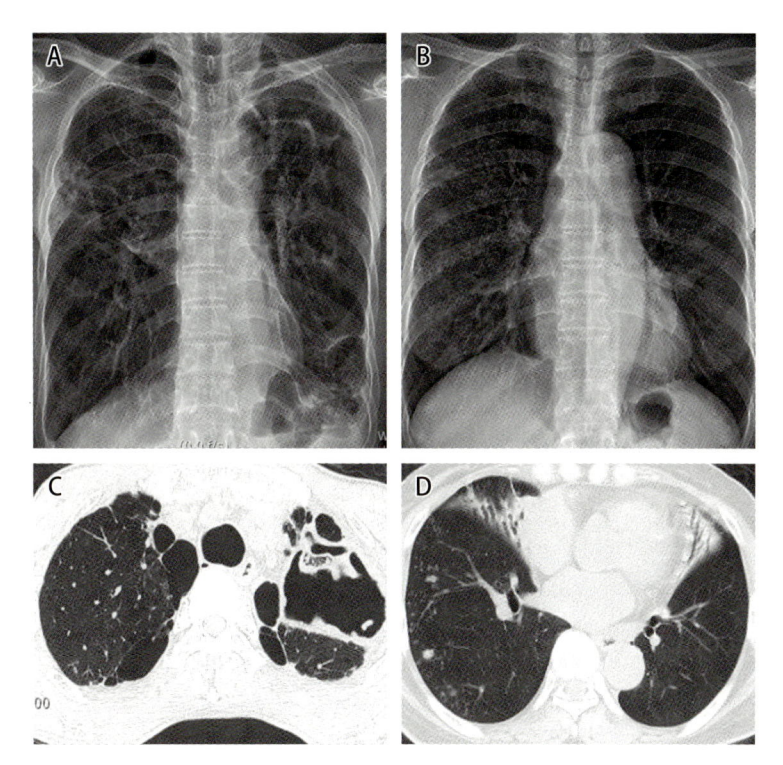

図　肺MAC症の病型
肺MAC症は線維空洞型（FC型）と小結節・気管支拡張型（NB型）の2つの病型に分けられる．FC型の胸部単純X線（A）および胸部単純CT（C），NB型の胸部単純X線（B）および胸部単純CT（D）を提示する．FC型では，上肺野を主体に大小の空洞が多発して，その周囲を埋めるように均等性陰影や索状陰影が広がる．慢性閉塞性肺疾患や塵肺症や陳旧性肺結核などの肺疾患を有している高齢男性に好発する．一方，NB型では，気管支拡張所見とその周囲の散布性粒状・分枝状陰影が中葉舌区を主体に広がっている．基礎疾患のない中高齢の女性に好発する
文献3より転載

で，ニューキノロン系薬に関してはエビデンスもないため推奨できないとしている（表2）．

　治療開始時期に関しては，呼吸器内科医の間でも方針に差がみられている．先に述べた学会の見解においても，「一般論としては早期診断，早期治療がより望ましいと思われるが，副作用を考慮したうえで現行の化学療法をいつ開始するのが妥当かは明確な根拠がいまだなく，臨床医の総合的な判断に依存する」というものであり，結局のところ判断の拠り所が記されていない．この理由としては，現行の化学療法の効果が不十分であること，副作用の頻度が特に高齢者で高いこと，肺MAC症の経過が一律ではなく無治療でも長期間悪化しない例が存在していることを考えると，診断基準を満たした症例すべてを治療することは現実的でないからである．日本結核病学会総会でこの問題に関して行われた発表（2010年日本結核病学会総会Pro&Con「非結核性抗酸菌症は治療すべきか－MAC症を中心に－」）を参考に，現時点での見解と考えられる指標について表3にまとめる．診断後すぐに治療すべき症例としては，FC型の症例およびNB型のうち血痰・喀血症状を呈する症例，喀痰塗抹陽性で気管支拡張性病変が高度な症例，病変の範囲が一側肺の3分の1を超える症例などがある．逆に経過観察をしてもよいと考えられる症例は，75歳以

表2 肺MAC症の薬物治療時期

RFP	10 mg/kg（600 mgまで）/日　分1
EB	15 mg/kg（750 mgまで）/日　分1
CAM	600〜800 mg/日（15〜20 mg/kg）　分1または分2（800 mgは分2とする）
SMまたはKMの各々15 mg/kg以下（1,000 mgまで）を週2回または3回筋注	

RFP：リファンピシン，EB：エタンブトール，CAM：クラリスロマイシン，
SM：ストレプトマイシン，KM：カナマイシン
文献1より引用

表3 肺MAC症の治療開始時期

診断後すぐに治療すべき症例	経過観察してよいと考えられる症例
線維空洞型（FC型）の症例 小結節・気管支拡張型（NB型）のうち下記の症例	小結節・気管支拡張型（NB型）のうち下記のすべてを満たす症例
・血痰 / 喀血症状を呈する ・喀痰塗抹陽性で気管支拡張性病変が高度 ・病変の範囲が一側肺の3分の1を超える	・病変の範囲が一側肺の3分の1以内 ・気管支拡張性病変が軽度 ・自覚症状が軽度 ・喀痰塗抹陰性 ・75歳以上の高齢者

上の高齢者，NB型で病変の範囲が一側肺の3分の1以内で気管支拡張性病変が軽度，かつ自覚症状がほとんどなく喀痰塗抹が陰性の症例である．このPro&Conの結論としては，診断後経過観察する場合もあるが，治療開始のタイミングが遅れないようにすることが重要であるとの認識であった．その理由としては，現在の弱い化学療法で病勢コントロールをしようとした場合，病変が少ない方が治療効果を得やすいこと，空洞や気管支拡張性病変に対する手術療法も併用したい場合，病変が広がりすぎると適応外になってしまうというものであった．

治療期間も未解決の問題である．日本結核病学会の見解では培養陰性化後1年とされているが，中止後の再燃はよく経験されるところである．実際，空洞を有するケースでは9カ月の治療延長を行った方が再発率の低下がみられるとの報告がある．以上から実臨床では培養陰性化後1年ではなく3〜9カ月延長することが多いのが現状である．

5. 肺MAC症の外科治療

先にあげた化学療法での排菌停止率は初回治療では70〜80％とされているが，再燃すると化学療法の有効性は著しく低下し，少なからぬ症例で化学療法のみでは病勢の進行を食い止めることができない．そのなかで外科治療の有効性を示唆する報告が散見されるようになり，外科治療（病巣切除）が検討されるようになった．2008年に日本結核病学会より「肺非結核性抗酸菌症に対する外科治療の指針」が発表された[4]．この指針のなかで重要な点は，内科的治療だけではコントロール困難な症例に対し，主病巣を切除して化学療法の効果を高めようとする集学的治療がなされるようになったことである．すなわち，主病巣として大量の菌が存在し，薬剤が届きにくい空洞性病変や高度な気管支拡張性病変などは，内科的治療抵抗性であるため外科的切除を行うことが望ましく，この切除範囲にない他葉や対側肺の散布性病変の残存は許容してもよく，外科

手術後の化学療法にて改善可能であるという考え方である．これは，散布源となる粗大病変のない術後こそ相対的に非力な現行の化学療法であっても効果発揮の最適時期になり得るからである．術前化学療法は3～6カ月，術後は切除肺の組織培養で菌が陰性であれば1年間以上，陽性であれば2年間以上を化学療法期間として推奨している．

Advanced Lecture

■ MAC菌（感染）特異的血清診断法

　MAC菌（感染）特異的血清診断法（キャピリア® MAC抗体ELISA）は，抗原としてglycopeptidolipid（GPL）–coreを用い，血清中抗GPL-core IgA抗体を測定する．必要な検体は血清10μLのみで，約3時間で測定可能である．GPLはMAC菌細胞壁を構成する主要糖脂質抗原である．結核や*M.kansasii*の細胞壁には存在しないが，*M.abscessus*, *M.chelonae*, *M.fortuitum*などの迅速発育菌にGPLを有する菌種がある．血清抗体価は肺MAC症群で有意に上昇しており，カットオフ値を0.7 U/mLとすると肺MAC症の診断的有用性は感度84％，特異度100％であった．これにより健常人・肺結核患者・環境からのMAC菌混入との鑑別の手助けとなる．

おわりに

　肺MAC症の化学療法はクラリスロマイシンを中心とした多剤併用療法が基本であるが，その治療効果は治癒を確実に見込めるものではなく，外科治療を含めた集学的治療により予後延長をめざすことになる．この状況を打破するために，新薬の開発・治療開始時期の指標確立・治療期間の最適化が求められる．

文献・参考文献

1) 日本結核病学会非結核性抗酸菌症対策委員会，日本呼吸器学会感染症・結核学術部会：肺非結核性抗酸菌症化学療法に関する見解–2012年改定．結核，87：83-86，2012
2) 日本結核病学会非結核性抗酸菌症対策委員会，日本呼吸器学会感染症・結核学術部会：肺非結核性抗酸菌症診断に関する指針–2008年．結核，83：525-526，2008
3) Kwon SY：Diagnosis and Treatment of Nontuberculous Mycobacterial Lung Disease. Korean J Med, 82：274-283, 2012
4) 日本結核病学会非結核性抗酸菌症対策委員会：肺非結核性抗酸菌症に対する外科治療の指針–2008年．結核，83：527-528，2008
5) 中村俊信，小川賢二：非結核性抗酸菌症の治療とその問題点．THE LUNG perspectives，22：44-47，2014
6) 鈴木克洋：非結核性抗酸菌症の治療指針．Pharma Medica，30：49-52，2012
7) 森本耕三：肺*Mycobacterium avium* complex症における治療期間の妥当性―臨床データから見た妥当な期間とは―．結核，87：443-446，2012
8) Kitada S, et al：Serodiagnosis of *Mycobacterium avium* complex pulmonary disease using an enzyme immunoassay kit. Am J respire Crit Care Med, 177：793-797, 2008

プロフィール

丸毛　聡（Satoshi Marumo）
公益財団法人田附興風会医学研究所北野病院呼吸器センター　副部長
2002年京都大学医学部卒業

第6章 肺血栓塞栓症の診療のギモン

1. 症状から診断・除外するのが難しいです

田村俊寛

●Point●

・胸部レントゲン写真で呼吸苦を説明できない時は肺血栓塞栓症を疑え
・肺血栓塞栓症を疑えば，造影CTを施行すべし
・血痰をきたす症例として，肺血栓塞栓症（肺梗塞）も鑑別すべし

はじめに

　肺血栓塞栓症（pulmonary thromboembolism：PTE）は，静脈系で形成された血栓が血流に乗って肺動脈を閉塞し，急性および慢性の肺循環障害を招く病態であるが，その多くは**深部静脈血栓症**（deep vein thrombosis：DVT）からの血栓遊離による．CT施行時に偶然発見される無症状の症例から死に至る重症例までさまざまであるが，いずれにしても，早期の診断が重要となる．ここでは，血痰が主訴の1症例を提示し，皆さんとディスカッションしていきたい．

症例

　40歳代，男性．約1週間前から吸気時中心の左側胸部胸痛および労作時の息切れがあった．前日からは少量の血痰も生じるようになったため，一般内科を受診した．約2週間前には左下肢のつっぱり感と，徐々に増大する腫脹を認めていた．来院時のバイタルサインは血圧153/86 mmHg，心拍数72回/分，SpO_2 96％，体温37.2度であった．胸部X線写真（図1）では左下肺野に異常影を認め，血液検査，動脈血液ガスの結果は次のとおりであった．白血球9,000/μL，CRP 8.9 mg/dL，Dダイマー 7.1 μg/mL，BNP 12.9pg/mL，pH 7.455，pCO_2 27.0 mmHg，pO_2 58.8 mmHg，BE：－3.7．

1. まず考えられる鑑別疾患は？

　労作時の呼吸苦や発熱などの病歴から，まずは肺炎や心不全などのcommon diseaseを疑って採血や胸部X線写真，心電図などを施行したい．
　→白血球やCRPの上昇を認めていたが，胸部X線写真では呼吸苦を説明できるような明らかな浸潤影を認めなかった．また，心陰影の増大やBNP上昇を認めなかった．以上の結果からは，典型的な肺炎や心不全は否定的と判断した．

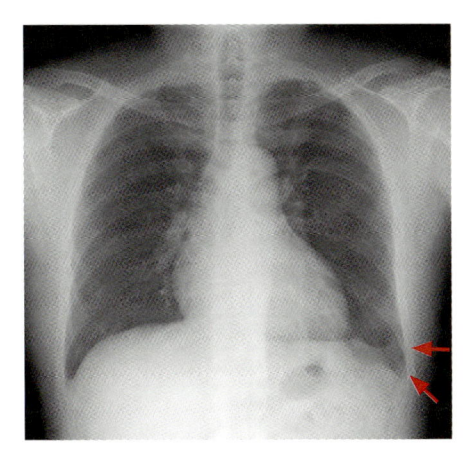

図1　来院時の胸部X線写真
肺梗塞を示唆するHampton's hump sign（→）．また，仕事柄デスクワークが多く長時間座ったまま過ごしている．

2. 病歴を再確認！

　約2週間前から左下肢の腫脹があり，その後から労作時の呼吸苦を認めていた．この病歴からは，やはり深部静脈血栓症に合併した肺血栓塞栓を必ず考慮しなければいけない．また，Dダイマーの上昇や，低酸素血症とこれを是正するための過換気による低二酸化炭素血症も認めていたことから，本疾患を疑いさらなる検査を考慮したい．

3. 次に施行すべき検査は？

　肺血栓塞栓症を疑えば，まずは心電図や心エコーを施行すべきであるが，典型的な所見を認めないことも多いことや確定診断には至らないため，腎機能に問題がなければ造影CTも早急に施行すべきである．

4. 心電図，心エコー所見は？

　典型例では，心電図所見として洞性頻脈や右軸偏位，右脚ブロック，$S_I Q_{III} T_{III}$，胸部誘導V1-3の陰性T波などの変化を認め，心エコーでは右心負荷による右心室拡大などの所見を認める．ただし，これらの所見がないからといって肺血栓塞栓症は否定してはいけない．本症例では，心エコーでは右心負荷所見は認めなかったが，心電図（図2）では，洞性頻脈や右脚ブロックなどの所見はなかったものの，$S_I Q_{III} T_{III}$の所見を認めていた．

5. 造影CT所見は？

　さらに造影CT（図3）では，両側肺動脈と左外腸骨静脈から浅大腿静脈を中心に典型的な造影欠損影を認めたため，深部静脈血栓症に合併した肺血栓塞栓症（肺梗塞）と確定診断した．この

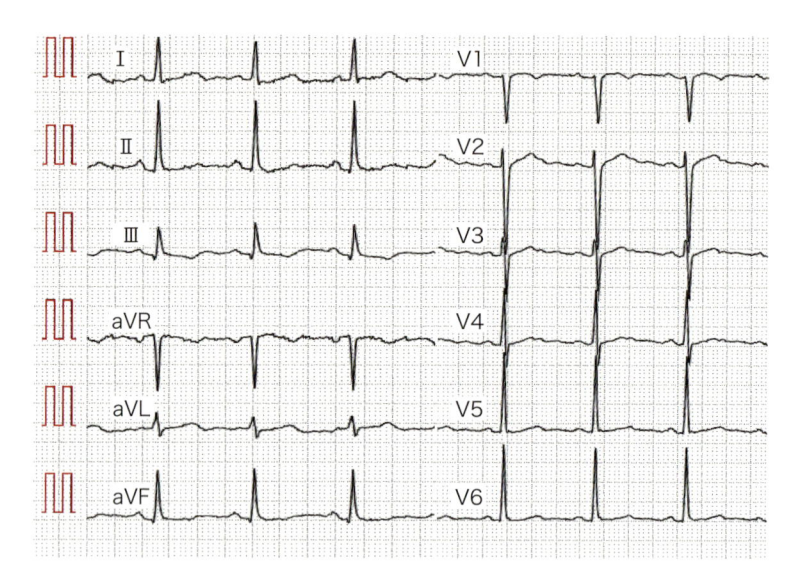

図2　SⅠQⅢTⅢ所見を認めた心電図

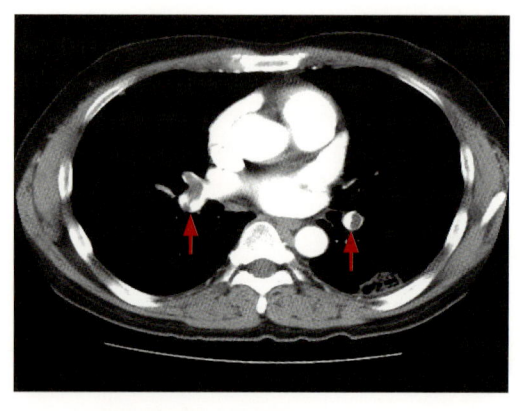

図3　来院時の造影CT写真
左右肺動脈内に造影欠損を認める（→）

ような血栓による造影欠損影は，研修医の先生にもある程度は診断できるようにしていただきたい．

6. 胸部X線写真に注目！

　左下肺野にくさび状陰影を認める．この所見は，いわゆる"Hampton's hump sign"（図4）と考えられ，肺塞栓のみでは見られず，肺梗塞による肺出血を合併してはじめて観察される．血痰の病歴からも合致すると考えられる．ちなみに，肺門部肺動脈の拡張を示唆するknuckle signや末梢肺血管陰影の消失を示唆するWestrmark's signなどの診断はなかなか困難である．

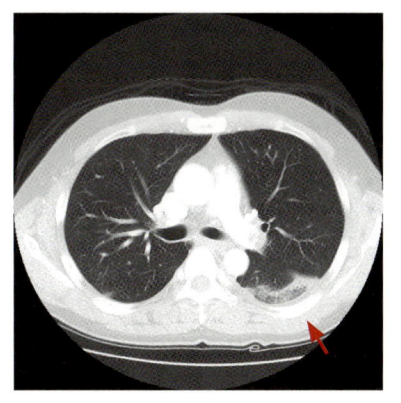

図4　胸部CT画像
Hampton's hump signに一致して，左下葉末梢にすりガラス影，網状影を認める（→）

7. 治療経過

　深部静脈血栓症に合併した肺血栓塞栓症（肺梗塞）と診断し，同日に下大静脈フィルターを留置しヘパリン持続静注を開始した．また，翌日からはワーファリンも開始し，約2週間後の造影CTでは肺動脈内血栓や深部静脈血栓は縮小していたため，下大静脈フィルターを抜去後に退院となった．外来でワーファリンの内服継続中である．なお，本症例は心エコーで明らかな右心負荷を認めなかったため，血栓溶解療法は施行しなかった（次稿参照）．

8. 本症例のポイント

① 片側性の下肢腫脹を見れば深部静脈血栓症を疑え．
② 血痰をきたす症例として，肺梗塞も見逃すな．
③ 呼吸苦を説明できるような異常影を胸部X線写真に認めない時は肺血栓塞栓を疑え．
④ 心電図や心エコーで典型的な異常所見がなくても，肺血栓塞栓症を否定するな．
⑤ 肺血栓塞栓症を少しでも疑えば肺血流シンチグラフィーよりは造影CTを施行すべき．

●ここがピットフォール

肺塞栓と肺梗塞を混同するな！
肺血栓塞栓症から肺梗塞に至る確率は10〜15％程度である．肺は肺動脈と気管支動脈の二重支配であるため，めったに壊死すなわち梗塞とはならない．本症例のような血痰を生じるケースは梗塞を生じており，胸部X線写真ではHampton's hump signなどの所見を認める．

● **ここがポイント**

深部静脈血栓症は左下肢に多い!
May-thurner症候群(腸骨静脈圧迫症候群):左総腸骨静脈が右総腸骨動脈と椎体に圧排され静脈のうっ滞が生じ,左下肢静脈に血栓を生じやすくなる.

Advanced Lecture

■ 肺血栓塞栓症は疑うことが大事!

　肺血栓塞栓症発症後の死亡率は約14%[1]とされており,早期の診断と治療が必要である.また,2004年の新潟県中越地震で,避難所での雑魚寝や車中泊による深部静脈血栓症→肺血栓塞栓症が注目された.2011年の東日本大震災では各学会が肺血栓塞栓症予防を喚起した.このようなことから,世間ではかなり広く知れ渡っている疾患であり,診断や治療の遅れによる医療訴訟も生じかねない.

　肺血栓塞栓症のほとんどは深部静脈血栓症が引き金となっていることから,呼吸苦の患者を診れば下肢腫脹に着目する必要がある.ただし,下肢腫脹や呼吸苦がはっきりしないケースもあり,担癌患者がCTにて偶然に肺血栓塞栓症と診断されることも少なくない.

　静脈血栓を生じやすい原因はいろいろとあるが,筆者の臨床経験からは,凝固能亢進状態にある担癌患者,あるいは前立腺癌や婦人科系疾患,避妊などで女性ホルモン剤を服用している患者の呼吸苦や動悸などの訴えに対しては積極的に本疾患を疑う必要がある.

文献・参考文献

1) Guidelines for the Diagnosis, Treatment and Prevention of Pulmonary Thromboembolism and Deep Vein Thrombosis (JCS 2009)- Digest Version - JCS Joint Working Group Circ J, 75:1258-1281, 2011

プロフィール

田村俊寛(Toshihiro Tamura)
天理よろづ相談所病院循環器内科,心臓カテーテルセンター
専門:虚血性心疾患/末梢血管疾患/structural heart diseaseに対するカテーテルインターベンション
日々,患者さんに対して最良の医療を提供できるよう努力しております.冠動脈インターベンションのみならず,心房中隔欠損症に対するアンプラッツァー閉鎖栓治療や大動脈弁狭窄症に対するTAVI治療も行っています.興味のある研修医の先生はぜひ一緒に頑張りましょう!
ttamu@tenriyorozu.jp

第6章 肺血栓塞栓症の診療のギモン

2. 初期治療の方向性の判断が難しいです

田村俊寛

● Point

- 肺血栓塞栓症と診断すれば，まずはヘパリン投与を考慮すべし
- 血栓溶解療法は，出血のリスクを十分に除外すべし

はじめに

　肺血栓塞栓症（pulmonary thromboembolism：PTE）は，わが国では年々増加傾向にあり，決して稀な疾患ではなくなった．肺血栓塞栓症は，CT施行時に偶然発見される無症状の軽症例から死に至る重症例までさまざまであり，また，その治療内容も症例により異なる．急性期を乗り切れば予後は良好であるため，早期の診断治療が重要である．ここでは，典型的な肺血栓塞栓症症例を提示し，初期治療に関して考えていきたい．

> **症例**
> 　70歳代，男性．統合失調症で抗精神病薬を内服中．前立腺癌術後で右腎瘻造設後であったが，排尿困難とのことで泌尿器科に入院となった．入院してから数日後に突然の呼吸苦を生じ，SpO₂の低下を認めた．
> 意識清明で血圧100 mmHg前後と安定していたが，心拍数102回/分の頻脈，頻呼吸を認めSpO₂は80％台に低下していた．

1. まず行いたい検査は？

　当然のことではあるが，SpO₂が著明に低下しているため，検査の前に酸素吸入は必須である．検査に関しては突然の呼吸困難ということで，胸部X線写真および動脈血の採血が施行された．結果は胸部X線写真に浸潤影や肺うっ血所見はなく，酸素10 L吸入下でpH 7.451, PCO₂ 37.9 mmHg, PO₂ 81.2 mmHg, BE 1.8と低酸素血症を認めた．また，心電図では洞性頻脈および上室性期外収縮を認めた．

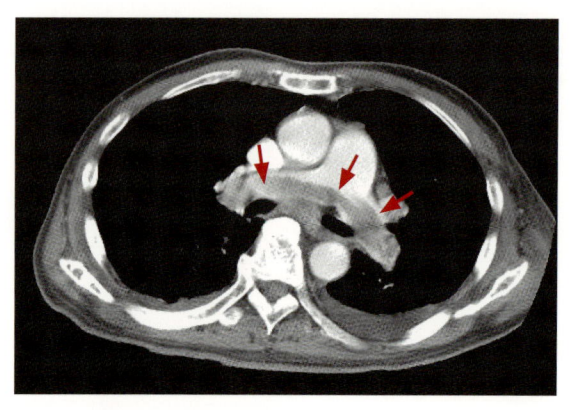

図1 急変時の造影CT写真
主肺動脈〜左右肺動脈にかけて広範に造影欠損を認めている（→）

2. ここで肺血栓塞栓症を疑うことができるか？

　低酸素血症を生じているにもかかわらず，胸部X線写真に明らかな異常影がないことや，入院による臥床生活などの状況から，この時点でまずは肺血栓塞栓症を必ず疑う必要がある．

> ●ここがポイント1
> 既往歴に注目すると，前立腺癌や抗精神病薬内服などのキーワードが存在する．担癌患者の凝固系機能の亢進状態や，近年注目されるようになった抗精神病薬による血栓形成のリスク増大などから，より肺血栓塞栓症を生じている可能性が高いと判断できる．

3. 次に行うべき検査は？

　肺血栓塞栓症を疑った時点で，すみやかに造影CTを施行すべきである．本症例では肺動脈本幹から左右肺動脈区域枝レベルに多数の造影欠損を認めた（図1）．なお，ベッドサイドでポータブル心エコーがすぐに施行可能であれば，短軸像などで右心負荷（右室拡大）による心室中隔の圧排所見が評価できれば，より肺血栓塞栓症の可能性が高いと判断できる．

> ●ここがポイント2
> 造影CTを施行する場合，肺動脈だけではなく下肢静脈末梢までをしっかりと撮像し，深部静脈血栓症の有無も評価すべきである．この結果が下大静脈フィルター適応の有無の判断材料となる．

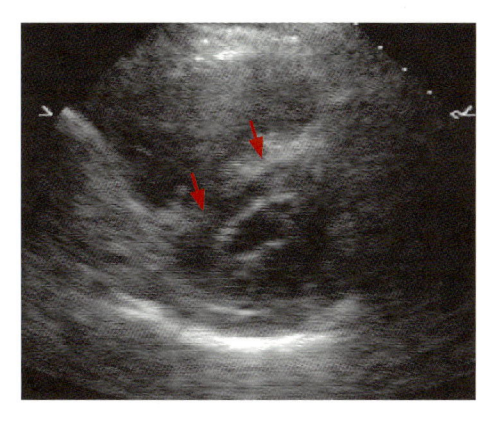

図2　急変時の心エコー所見
右室拡張と左室圧排により，いわゆる D-shape を認めている（→）

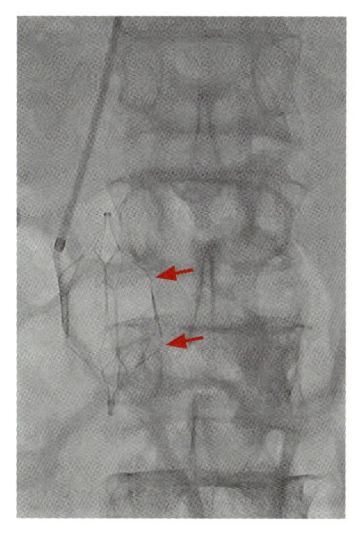

図3　下大静脈フィルターの挿入
回収可能型下大静脈フィルター

4. 初期治療をどうする？

　症状は軽症から心肺停止に至るまで多彩であるが，どの症例においてもまずは酸素吸入が必須である．次に造影CTで肺血栓塞栓症と診断されれば，まずは未分化ヘパリン5,000単位をボーラス静注し，その後APTT 1.5～2.5倍を目標に持続静注を開始すればよい．ショックバイタルで循環虚脱や心肺停止状態であれば躊躇せずにPCPS（percutaneous cardiopulmonary support：経皮的心肺補助法）を挿入する．本症例は血圧は保たれていたが，心エコーにて右室の拡大を認めていたため（図2），亜広汎型による右心機能不全も合併していると判断し，未分化ヘパリンによる抗凝固療法に追加してt-PAによる血栓溶解療法を施行した．

5. 下大静脈フィルターの適応は？

　下大静脈フィルターは，下肢あるいは骨盤内の静脈血栓が肺動脈に流入し肺血栓塞栓症を生じるのを予防する目的のデバイスである．絶対的適応としては抗凝固療法禁忌例や十分な抗凝固療法下に再発する症例であり，相対的適応としては，遊離すれば有意な肺血栓塞栓症を生じる危険性のある症例とされている．本症例では，造影CTにて左浅大腿静脈に広範に残存血栓を認めたため，緊急で下大静脈フィルターを挿入した（図3）．

●ここがポイント3
下大静脈フィルターは頸静脈あるいは大腿静脈アプローチで挿入する．よって，静脈穿刺部がしっかりと止血できていることを確認してから血栓溶解療法を施行する必要がある．血栓溶解療法後に血腫が増大すれば止血困難となり，出血性ショックとなるリスクも十分にあり得る．

6. 本症例の経過

当日に未分画ヘパリン5,000単位をボーラス静注後に持続静注を開始した．まずは緊急で下大静脈フィルターを留置後に，血腫がないことを確認してt-PAを当日のみ投与した．また，内服薬として翌日からINR 1.5～2.5を目標にワーファリンを開始した．約2週間後には肺動脈の血栓は著明に縮小し，左浅大腿静脈内の血栓も縮小していたため，下大静脈フィルターを抜去した．現在外来でワーファリンをINR 2.0前後を目標に継続中である．

●ここがポイント4
下大静脈フィルターは永久留置も可能であるが，約2週間以内であれば抜去可能である．ちなみに，下大静脈フィルターが永久留置されていても，MRI施行は可能である．

Advanced Lecture

わが国のデータでは，急性肺血栓塞栓症の死亡率は14％，心原性ショックを呈した症例では30％とされている．欧米のデータによれば，診断されず未治療の症例では死亡率が約30％と高いが，十分な治療が行われれば2～8％まで低下すると言われている[1]．このようなことからも，早期の確実な診断，治療が非常に重要である．

治療に関しては，重症度により異なるが，循環虚脱や心肺停止などの超重症例ではPCPSやカテーテル治療，さらには外科治療などが対象となる．このような重症例は稀であり，研修医の先生方が日常臨床でよく遭遇するのは，血圧やSpO$_2$などはそれなりに保たれている肺血栓塞栓症が多いと思われる．このような症例では，早期の診断は必須であるが，初期治療に関しては慌てふためく必要はなく，落ち着いて対応すればよい．ヘパリンによる抗凝固療法は必須であるが，血栓溶解療法に関しては図4にあるように，基本的には右心機能不全と考えられる右心負荷の所見を認める症例のみでよい．しかしながら，出血のリスクが高い症例や高齢者などに対しては血栓溶解療法は慎重に判断すべきである．

おわりに

以上，症例をベースに肺血栓塞栓症の治療を中心に述べた．

酸素吸入やヘパリン投与などは研修医の判断で行われてもよいが，血栓溶解療法や下大静脈フィルターなどの適応に関しては，循環器内科医などの専門医に委ねればよい．

くり返しになるが，初期治療を行うにあたっては早期診断が必須であり，本症例のように本疾患発症のきっかけとなる要因が潜んでいることも少なくなく，本疾患をいかに疑うかが重要である．

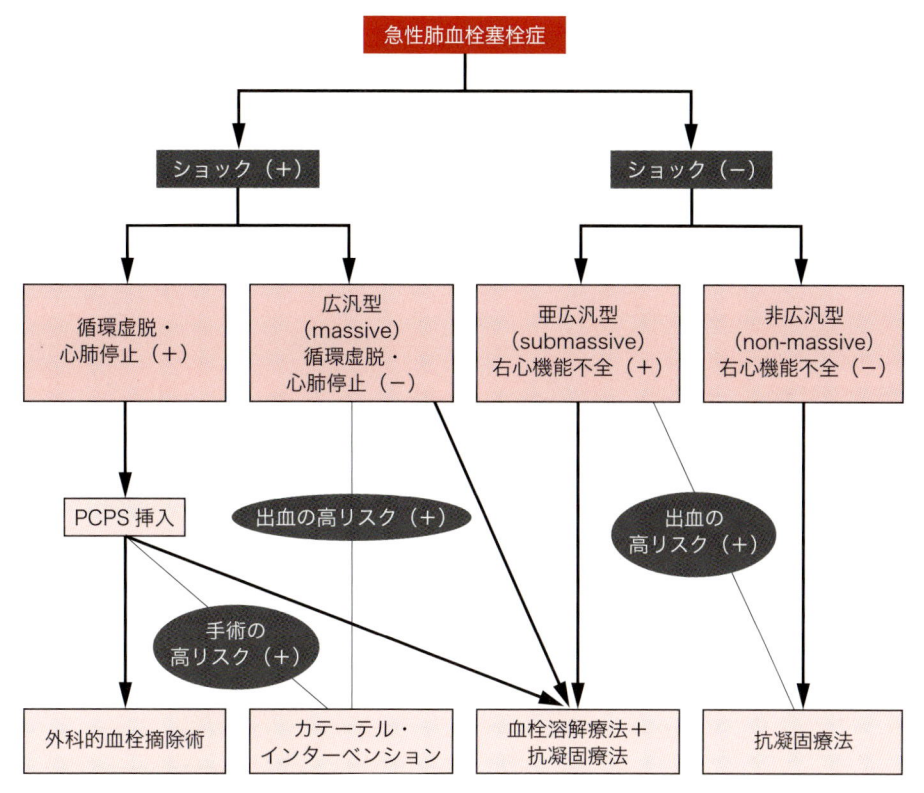

図4 急性肺血栓塞栓症の治療手順
文献2より引用

文献・参考文献

1) Guidelines for the Diagnosis, Treatment and Prevention of Pulmonary Thromboembolism and Deep Vein Thrombosis (JCS 2009) – Digest Version –. JCS Joint Working Group Circ J, 75：1258-1281, 2011
2) 山田典一：肺血栓塞栓症の診断と治療．血栓止血誌，19：29-34，2008

プロフィール

田村俊寛（Toshihiro Tamura）
天理よろづ相談所病院循環器内科，心臓カテーテルセンター
専門：虚血性心疾患/末梢血管疾患/structural heart diseaseに対するカテーテルインターベンション
プロフィールは第6章-1参照．

第7章 手技・検査のギモン

1. 気管支鏡の適応と患者さんに負担・苦痛のない検査のしかたを教えてください

大塚浩二郎

●Point●

- 気管支鏡検査の侵襲は少なくないが，絶対的禁忌はない
- 検査前にはCTを詳細に読影し，検査の目的，検査部位，手技を明確にしておく
- 検査時の鎮静は，禁忌がない限りすべての患者が対象となる
- 鎮静度は，意識下鎮静が基本である

はじめに

　気管支鏡検査は呼吸器疾患の診断や治療に不可欠である．その他の内視鏡と比べて侵襲は少なくないが，**被験者の協力が得られない場合以外では絶対的禁忌はない**．気道内に異物が挿入されるため，合併症として低酸素血症を認め，不整脈などの循環器合併症，生検などの処置による出血や気胸，検査後の肺炎の危険性がある．目的によって診断的気管支鏡と治療的気管支鏡に分かれるが，本稿では基本となる診断的気管支鏡について述べる．

1. 気管支鏡の適応と禁忌

1 診断的気管支鏡でできること（臨床の現場では略語が使われる）

- 内腔観察
- 気管支洗浄
- 気管支擦過（ブラシ）
- 経気管支生検（TBB：transbronchial biopsy）
- 経気管支肺生検（TBLB：transbronchial lung biopsy）
- 気管支肺胞洗浄（BAL：bronchoalveolar lavage）
- 経気管支吸引細胞診（TBAC：transbronchial aspiration cytology）
- 超音波気管支鏡ガイド下針生検（EBUS-TBNA：endobronchial ultrasound-guided transbronchial needle aspiration）

　TBBは結節や腫瘍の生検を指し，TBLBはびまん性肺疾患の評価を目的とした末梢肺の生検を指す．

2 気管支鏡の適応

1）画像診断による適応

・腫瘍を疑う塊状影や結節影を認める場合

　腫瘍に対する生検には体表からのアプローチ法もあり（超音波ガイド下やCTガイド下），病変の部位や大きさ，気管支との交通などをCT読影にて確認して最適のアプローチ法を選択する．一般に肺野の結節に対する気管支鏡下のアプローチはX線透視下に行うため，X線で指摘できない陰影の診断は難易度が高くなる．

・感染を疑う浸潤影や粒状影を認める場合

　通常の肺炎で気管支鏡をルーチンに行うことはない．抗菌薬不応性や特殊な肺炎（ニューモシスチス肺炎など）が疑われる場合，また感染症の除外のために，洗浄液の培養，結核や非結核性抗酸菌症（肺MAC症）のPCR，特殊染色（グローコット染色など）などの細菌学的検査を行う．肺結核が疑わしい場合は喀痰検査や胃液検査でできるだけ診断をつけるように心がけるが，診断がつかない場合は感染管理に注意して気管支鏡を行う．

・びまん性肺陰影を認める場合

　好酸球性肺炎やサルコイドーシスなどの診断にはBALやTBLBが有用であり，肺胞蛋白症や肺胞出血の診断にはBALは有用であるが，びまん性の肺陰影に対するTBLBやBALが特異的診断につながることは必ずしも多くない．**ほかの検査と組み合わせる補助検査法である**と理解しておく．特に間質性肺炎の組織診断においてはTBLBでは採取組織は小さく，外科的生検が望ましい．

　ただし，気管支鏡検査は外科的生検と比べると侵襲は少なく，特にBALは看護体制が整っていれば病棟で行うことも可能である．BAL液は局所における炎症・免疫反応を反映するが，好酸球増多の有無やリンパ球優位か好中球優位かなどは検査後早期に判明する．このため急性・亜急性の病状においても疾患の鑑別，早期の治療判断に役立つ．

・リンパ節腫大を認める場合

　気管支鏡下に超音波（EBUS）を併用することにより，広い範囲の縦隔リンパ節に対してアプローチが可能となる．癌のリンパ節転移やサルコイドーシスなどの確定診断に有用である．

2）症状による適応

　画像で所見がない場合も，自覚症状から気管支鏡検査が必要となることがある．最も多い自覚症状は**血痰**や**喀血**である．中枢気道や肺門部の肺癌では早期にはCTでは異常を認めないことも多く，喫煙者など肺門部肺癌のハイリスクグループの場合には内腔観察を行わなければならない．

　気管支鏡による止血は消化器内視鏡と異なり難しい場合が多く，出血が続く場合は気管支動脈塞栓術（bronchial arterial embolization：BAE）を考慮してBAE施行医と協議する．気管支鏡検査で出血部位の同定を行うが，画像や臨床経過で出血部位が明らかな場合はBAE前の気管支鏡検査は必ずしも必要ない．

　咳嗽や喀痰のみで気管支鏡検査の適応となることは少ないが，治療抵抗性の頑固な咳嗽症状を有する場合や，喘息とも異なる喘鳴を訴える例には気道内病変の検索目的に内腔観察を考慮する．頑固な咳嗽に対して気管支鏡を行う場合は，気管支結核の可能性を念頭に喀痰抗酸菌検査をあらかじめ施行しておく．

3）その他の適応

　無気肺や同部位に肺炎をくり返す場合も気道内に腫瘍性病変による狭窄がないかを確認する必要がある．喀痰細胞診陽性例は当然ながら内腔観察の対象である．

3 気管支鏡の禁忌

検査の目的や検査医の習熟度を含めた検査体制により異なる．万全の設備のある検査室で，習熟した複数の検査医が行うのであれば，**被験者の協力が得られない場合を除いて絶対的禁忌はない**．ただし，心筋梗塞後の不安定な時期や喘息発作期は避けるべきである．抗凝固薬や抗血小板薬を内服している患者に対して生検を行う場合は適切な休薬期間をおく．

● ここがポイント
気管支鏡検査には絶対的禁忌がない一方で，明らかな腫瘍性病変以外ではその適応や手技の選択は難しい．臨床情報や画像所見をもとに鑑別疾患をあげ，検査で得られる情報と検査のリスクを評価したうえで，症例ごとに適応を決定する．検査にのぞむ前には必ず検査目的，検査部位，手技を明確にしておく．

2. 患者さんの負担・苦痛のない検査のしかた

気管支鏡検査時の適切な麻酔や鎮静は被検者の苦痛を取り除くだけでなく，咳嗽や体動，血圧上昇などを抑制し，手技をスムーズかつ安全に遂行するうえで重要である．リドカインによる局所麻酔と静脈麻酔による鎮静を行う．**禁忌がない限りすべての患者が対象となる**．以前は，気道分泌量の減少や徐脈，気管支攣縮の予防を期待して硫酸アトロピンが用いられたが，有用性に否定的な報告が多く，現在はルーチンでの使用は推奨されない．

1 リドカインを用いた局所麻酔

細かい手順は成書に譲るが，効率よく散布することを心がける．リドカイン使用量は7〜8.2 mg/kgを超えると中毒症状が起き得るとされ，投与量に注意する．中毒症状は主に中枢神経系，心血管系で，意識障害，けいれん，血圧低下などである．

各施設で使用しているリドカインの濃度や投与法を把握しておく．例えば，4％リドカインを5 mL用いて喉頭麻酔を行い（リドカインとして200 mg），検査中に1％リドカインを10 mL用いて局所麻酔を行う場合（100 mg），総投与量は300 mgとなり，1％リドカインを10 mL追加するたびに総投与量は100 mgずつ増量となる．

2 静脈麻酔

1）鎮静薬は何を使うか

・ベンゾジアゼピン系薬：ミダゾラムが効果発現の速さ，持続効果の短さから最も推奨され，本邦においても最も多く使用されている．
・オピオイド系鎮痛薬：欧米では，相乗効果と鎮咳作用を期待してオピオイドの併用が推奨され，効果発現の速さと半減期の短さからフェンタニルが推奨されている．本邦では**ペチジン塩酸塩**の使用頻度が高い．

2）どの程度の鎮静度が適切か

意識下鎮静（moderate sedation, conscious sedation）が基本となる．口頭指示に対して適切に反応できる鎮静度であり，気道反射（咳反射，嚥下反射）は残存し，呼吸抑制や循環抑制はな

い．鎮静薬は患者間の効果の差も大きく，高齢者などでは過鎮静に注意が必要であり，COPD（慢性閉塞性肺疾患）や神経筋疾患患者では特に注意を要する．至適鎮静度を得るために**少量ずつ追加してtitrationを行う**．検査中は，バイタルとともに，**口頭指示による鎮静度のモニタリングを適宜行う**．

以下には，本邦での使用頻度の高いミダゾラムとペチジン塩酸塩の投与例を記載する．

●処方例

①ミダゾラム（ドルミカム®）10 mgを生理食塩液にて10 mLに希釈（1 mg/mL）．初回は1〜3 mgを投与し，必要に応じ2〜5分ごとに1 mgずつ追加投与する．総投与量は10 mgまでとする．

必要に応じ，フルマゼニル（アネキセート®）0.2 mgを緩徐に投与する．0.1〜0.2 mgずつ1分ごとに1 mgまで適宜追加する．

②ペチジン塩酸塩（オピスタン®）35 mgを生理食塩液にて10 mLに希釈し，初回は17.5 mg投与．以後，必要に応じて追加投与する．総投与量は35 mgまでとする．

必要に応じて，ナロキソン塩酸塩を投与する．

3）検査後に注意すべきこと

ミダゾラムによる鎮静を行った場合，検査終了後に必要に応じてフルマゼニル（アネキセート®）を緩徐に投与して拮抗する．この際，フルマゼニルの消失半減期（50分）がミダゾラム（1.8〜6.4時間）より短いことに留意する．検査終了後はリカバリー室で経過観察し，バイタルの安定と覚醒が完全に得られていることを確認する．外来患者の場合は，運転しないことはもちろん，原則的には付き添い者とともに帰宅してもらう．

Advanced Lecture

■ 治療的気管支鏡の今後の展開

これまでの治療的気管支鏡の主な対象は**気道狭窄**であったが，**難治性気胸**に対する気管支充填術の有用性が報告され，本邦の渡辺らが開発したEWS（endobronchial Watanabe spigot）も使用できるようになった．さらに欧米では重症難治性喘息に対する気管支温熱療法（bronchial thermoplasty）や気腫型COPDに対する気管支内一方向弁（endobronchial valve：EBV）を用いた内視鏡的肺容量減少術（endoscopic lung volume reduction：ELVR）の有用性が報告されており，本邦でも近いうちに本格応用されることが期待される．

おわりに

気管支鏡検査の適応と検査時の鎮静について解説した．気管支鏡検査の適応や手技の決定には，呼吸器疾患の理解と画像の読影能力が重要である．手技については，経験を重ねる必要があり，積極的にかかわらせてもらう姿勢が重要である．上級医が手技を終了し被験者から気管支鏡を抜去する前に交代し，内腔観察をさせてもらうところからはじめてみることを勧める．呼吸器を専

門とする場合以外でも，挿管困難例に遭遇した際に気管支鏡下の挿管が可能となるなど，挿入と観察だけでも会得しておいて損はない．

文献・参考文献

1) 「気管支鏡ベストテクニック」（浅野文祐/編著），中外医学者，2012
2) 「手引き書（ver3.0）－呼吸器内視鏡診療を安全に行うために－」（日本呼吸器内視鏡学会安全対策委員会/編）2013
3) Du Rand IA, et al：British Thoracic Society guideline for diagnostic flexible bronchoscopy in adults. Thorax, 68：Suppl 1：i1-i44, 2013
4) Wahidi MM, et al：American College of Chest Physicians Consensus Statement on the Use of Topical Anesthesia, Analgesia, and Sedation During Flexible Bronchoscopy in Adult Patients. Chest, 140：1342-1350, 2013
5) 藤澤武彦, 他：患者苦痛度アンケート調査からみた安全かつ苦痛の少ない気管支鏡検査実施への提言．気管支学, 33：3-11, 2011

プロフィール

大塚浩二郎（Kojiro Otsuka）
神戸市立医療センター中央市民病院呼吸器内科
呼吸器科は医師不足が叫ばれています．若い医師にはチャンスが広がっています．ぜひとも一緒に働きましょう．

第7章　手技・検査のギモン

2. SpO₂が低下している場合の鑑別診断は？

金子正博

> **Point**
> - SpO₂は正確に測定されているか？ 酸素供給は不足していないか？
> - まずは，バイタルサイン（体温，血圧，脈拍，呼吸数），ABC（気道，呼吸，循環）を確認！ 異常があれば，すみやかに処置を開始する
> - 見逃してはならない疾患を念頭に！：緊張性気胸，急性冠症候群，大動脈解離など
> - 発症の状況，経過の速度，随伴症状から鑑別を進める：胸痛，発熱，心不全徴候は？

1. SpO₂とは？

1 SaO₂とSpO₂

　酸素飽和度はヘモグロビン全体に対する酸化ヘモグロビンの割合で，**動脈血酸素飽和度**（arterial oxygen saturation：SaO₂），**経皮的動脈血酸素飽和度**（percutaneous oxygen saturation：SpO₂）などがある．SaO₂は動脈血を採血し血液ガス分析器で計測し，SpO₂はパルスオキシメトリー（pulse oximetry）を利用したモニターであるパルスオキシメーター（pulse oximeter）で測定する．パルスオキシメーターは，指先などの測定部位から経皮的に動脈血の酸素飽和度を測定する本邦発の医療機器である（日本光電株式会社　青柳卓雄氏らが1974年に開発）．

2 パルスオキシメーターの仕組み

　パルスオキシメトリーでは，鮮紅色の酸素化ヘモグロビン（オキシヘモグロビン）は「赤外光」を，暗赤色の還元ヘモグロビン（デオキシヘモグロビン）は「赤色光」をよく吸収する特性を利用し，赤色光（波長660 nm）と赤外光（波長940 nm）の2つの波長の光を発光，測定部位を透過した光をセンサー部で受け，その透過光の比率から酸素飽和度を算出する．測定部位には動脈・静脈・間質組織があるが，脈波分析を行い，拍動している吸光成分から静脈血や間質組織由来の非拍動性の吸光成分を除去したものを動脈血由来の吸光成分として分析している．

3 SpO₂測定の遅延：生理的要因と機械的要因

　肺胞でのヘモグロビンの酸素化がSpO₂に反映されるまでには，10〜30秒の遅延がある．その機序の1つは生理的要因で，肺循環でヘモグロビンが肺胞で酸素化されてから，左心房に到達するのに2〜3秒，左心室から末梢に届くまで数秒〜10数秒かかる．循環不全があればこの時間はさらに長くなる．もう1つは機械的要因で，パルスオキシメトリーでは一定時間あるいは一定の

表1　SpO₂の測定値に影響を及ぼす因子

因子		内容・理由
脈波の検出障害	体動，センサーのずれ	センサーの装着部の揺れにより，測定値が不安定になる
	測定部位の動脈拍動低下	寒冷や心不全・ショックなどで末梢循環不全をきたしていると，動脈の拍動が検知できず測定値が不安定になる
	センサー装着部の圧迫	圧迫が強いと，動脈の拍動を検知し難くなったり，静脈の拍動を感知してしまい，測定値が低下する
透過光を減弱する物質の存在	マニキュア	マニキュアが透過光を吸収するため，特に色の濃いマニキュア（緑色，青色，茶色，黒色）は透過光強度を低下させ，誤差の原因となる
	皮膚の色素沈着	透過光強度を低下させ，誤差の原因となる
吸光度曲線に混入するノイズ	色素の静脈内投与	肝機能検査で用いるICG，心拍出量の測定に用いるカルディオグリーン，重症メトヘモグロビン血症の治療に用いるメチレンブルーなどは，還元ヘモグロビンと同様の色調となり，SpO₂は低値となる
異常ヘモグロビン	一酸化炭素ヘモグロビン（CO-Hb）	一酸化炭素中毒や喫煙によって出現する鮮紅色のCO-Hbにより，SpO₂は高値となる
	メトヘモグロビン（Met-Hb）	亜硝酸薬やリドカイン・プロカインなどの抗不整脈薬・局所麻酔薬，アニリンなどの化学物質の投与や，遺伝的に出現するMet-Hbが測定値に影響を与える（SaO₂が85％以上ではSpO₂を低下，SaO₂が85％以下では上昇させる）

拍動数ごとに得られた値を移動平均により出力するため，脈波を検知してから出力までに一定の時間が必要となる．この時間は機器によって異なる．

短時間にSpO₂値が変動する状況では，測定の遅延を意識する必要がある．

4 SpO₂の測定値に影響を及ぼす因子（表1）

パルスオキシメーターは，脈拍によって変動する光の透過量を検知して動脈血の酸素飽和度を測定しているため，体動などで動脈拍動の検知が不安定であったり，末梢循環不全や寒冷による末梢血管収縮などで動脈拍動が弱いと測定できない．測定部位の圧迫で測定できないこともある．マニキュアなど透過光強度を減弱する物質にも影響を受けるため，留意する．

5 SpO₂の低下とは？

健常者のSpO₂は96％以上であり，90％未満なら呼吸不全と考える．しかし，慢性の呼吸器疾患や循環器疾患の患者さんでは，もともとSpO₂が低下していることがある．その場合は普段のSpO₂から3〜4％低下していれば異常である．また，こうした症例では体動時にSpO₂が低下することが多い（労作時低酸素，exercise-induced desaturation：EID）ため，安静時のSpO₂とともに，体動時のSpO₂か低下の程度，恒常状態に回復するのに要する時間を把握しておくことも重要である．

●ここがピットフォール

SpO₂が正常であれば，酸素供給に問題はないか？

SpO₂が正常でも，酸素供給に問題がないとは限らない．組織に運搬される酸素の量（酸素供給

表2 酸素供給に影響を与える因子

酸素供給量（DO₂）＝ CO × CaO₂
動脈血酸素含量（CaO₂）＝ 1.34 × Hb（g/dL）× SaO₂（%）/100 * ＋ 0.003 × PaO₂ # （mmHg）

＊Hb 結合酸素＝ 1.34 × Hb（g/dL）× SaO₂（%）/100
血中溶存酸素＝ 0.003 × PaO₂（mmHg）
CO：心拍出量（1 L/分），Hb：ヘモグロビン濃度（g/dL），SaO₂：動脈血酸素飽和度（%），PaO₂：動脈血酸素分圧（mmHg）

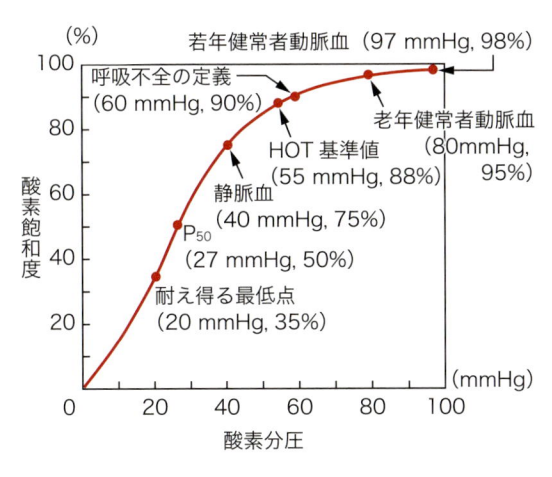

図1 ヘモグロビン酸素解離曲線上の記憶すると有用なポイント
P₅₀ ＝ SpO₂ 50%
HOT：home oxygen therapy
文献1より引用

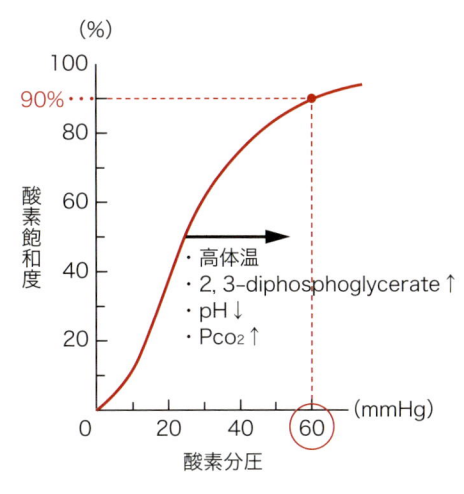

図2 ヘモグロビン酸素解離曲線に影響を及ぼす因子
酸素療法では一般的にPaO₂ 60 mmHg 以上に相当するSpO₂ 90%以上を目標とする．
文献2より引用

量）は，心拍出量と動脈血酸素飽和度，ヘモグロビン量に規定されるからである（表2）．貧血や心拍出量が低下している状態では，SpO₂ が正常範囲内であっても動脈血酸素含量は低下し酸素供給は不足する．

またパルスオキシメーターは酸化ヘモグロビン（酸素と結合したヘモグロビン）と一酸化炭素ヘモグロビン（一酸化炭素と結合したヘモグロビン）を区別できないため，一酸化炭素中毒や喫煙直後ではSpO₂ の値が正常値でも実際の酸素飽和度であるSaO₂ は低値となる．

● 専門医のクリニカルパール

酸素飽和度（SO₂）と酸素分圧（PO₂）の関係

SO₂ と PO₂ の関係はS字状の曲線（ヘモグロビン酸素解離曲線）となっており，この曲線よりPO₂ が予測できる（図1）．しかし，この曲線は種々の因子により変動し一定でない（図2）ため，SpO₂ から予測されるPaO₂ はあくまで参考値である．正確なPaO₂ 値が必要な場合は，動脈血ガス分析で評価する．

```
                    低酸素血症
                   /         \
          A-aDO₂ 正常*      A-aDO₂ 開大
          PaCO₂ 上昇        PaCO₂ 正常 or 低下
              |              /         \
          ① 肺胞低換気    高濃度酸素吸入で   高濃度酸素吸入でも
                        A-aDO₂ 改善      A-aDO₂ 改善なし
         *A-aDO₂の          |              |
          正常値：       ② 拡散障害      ③ シャント(短絡)
          年齢/4+4
                        ④ 換気-血流不均等
                        ⑤ 肺動脈の酸素濃度低下
                        ⑥ 吸入気の酸素濃度低下
```

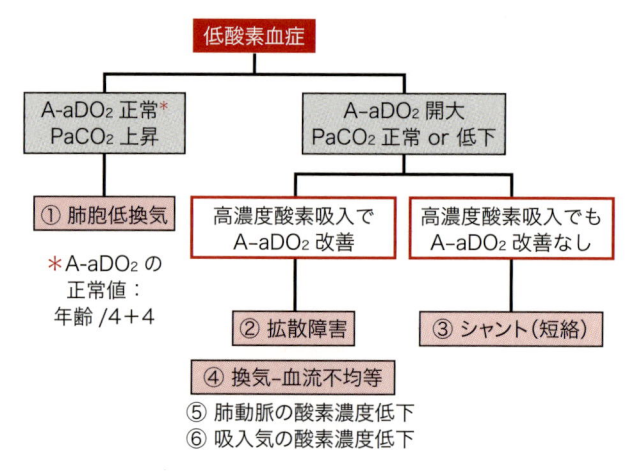

図3　低酸素血症の病態生理

2. SpO₂低下：低酸素血症をきたす病態

1 低酸素血症の病態

　低酸素血症の病態として，呼吸循環系においては①肺胞低換気，②拡散障害，③シャント（短絡），④換気－血流不均等の4つがあり（図3），多くの疾患では複数の病態がかかわっている（表3）．①肺胞低換気ではA-aDO₂は正常だが，②拡散障害・③シャント（短絡）・④換気－血流不均等ではA-aDO₂は開大する（A-aDO₂の正常値：年齢／4＋4）．②～④は低酸素血症をきたす多くの疾患にかかわっており，いずれの病態がどの程度関与しているのかを知るのは困難である．

> ●ここがピットフォール
> **呼吸循環系に問題がなくても低酸素血症となり得る！**
> 発熱などによる組織での酸素需要の亢進や，心拍出量の低下などによる酸素供給低下があると，図3の⑤肺動脈血の酸素濃度が低値となり，赤血球が毛細血管を通過する時間内（0.25～0.75秒）に十分な酸素化がなされず，低酸素血症となる．高齢者の発熱やcriticalな状態でみられる．図3の⑥吸入気の酸素濃度が低い環境（高地など）でも低酸素血症となる．

2 低酸素血症をきたす疾患（表4）

　呼吸器疾患，心疾患，神経筋疾患に大別される．呼吸器疾患，心疾患では表3の①～④いずれの病態もかかわる．神経筋疾患では表3の①肺胞低換気により低酸素血症をきたす．

3. 低酸素血症の鑑別

1 初期診療

　バイタルサイン（体温，血圧，脈拍，呼吸数）および意識状態を評価し，ABC（A：airway 気道，B：breath 呼吸，C：circulation 循環）に問題がないかを確認する．気道の開通（窒息など）や呼吸パターン（死戦期呼吸，徐呼吸，切迫呼吸停止，呼気延長，など），循環動態（ショックな

表3　低酸素血症の主な病態と代表的な疾患

病態	原因・疾患
① 肺胞低換気	・薬剤による呼吸中枢の抑制 ・延髄の疾患，脊髄の異常，前角細胞変性 ・呼吸筋支配神経の病変：Guillain-Barré症候群など ・神経筋接合部の病変：重症筋無力症など ・呼吸筋の病変：進行性筋萎縮症など ・胸郭異常：胸郭変形，肥満低換気症候群など ・上気道閉塞：窒息，喘息発作，COPD増悪など
② 拡散障害	・肺胞の障害・肥厚：間質性肺疾患など ・肺胞面積減少：COPD，肺切除など ・肺毛細血管血液量の減少：多発性肺血栓塞栓症，肺高血圧症など
③ シャント（短絡）	・肺外動静脈シャント：右-左シャント性心疾患など ・肺内動静脈シャント：肺動静脈瘻，肺血管腫など ・肺胞の充満・虚脱：肺炎などの肺胞充満性疾患，無気肺，肺水腫（含ARDS）など ・肺毛細血管拡張：肝肺症候群など
④ 換気-血流不均等	気道・肺胞・肺循環系に異常をきたすすべての疾患

＊多くの疾患では，複数の病態がかかわっている

表4　低酸素血症をきたす疾患

1. 呼吸器疾患
   A）気道系：喘息発作，COPD，気道異物，sputum trouble，喉頭蓋炎など
   B）肺実質・間質系：肺炎，COPD，間質性肺疾患（特発性，薬剤性，膠原病関連，過敏性肺臓炎，など），ARDS，肺胞出血，無気肺，誤嚥，刺激性物質吸入，など
   C）肺血管系：血管炎症候群，肺塞栓症，肺高血圧症，肝肺症候群など
   D）胸膜・胸郭系：気胸，胸水貯留，胸郭動揺，胸郭変形，など
2. 心疾患：心原性肺水腫（左心の後方不全），ポンプ不全（左心の前方不全）など
3. 神経筋疾患：重症筋無力症，Guillain-Barré症候群，筋萎縮性側索硬化症，など
4. その他：組織の酸素需要が亢進する疾患：敗血症など
   　　　　組織への酸素供給が低下する疾患：ショックなど

ど）に異常があれば，すみやかに処置を開始する．

　緊張性気胸，急性冠症候群，大動脈解離など，見逃してはならない疾患を念頭に置きながら，ポイントを絞った病歴聴取と身体診察，基本的な検査（動脈血ガス分析，胸部X線写真，12誘導心電図，血液・生化学，D-dimer）より，鑑別を進める．必要に応じて胸部CTや心臓超音波検査，呼吸機能検査などを考慮する．

　胸部X線写真が鑑別に有用である（図4）．びまん性肺疾患においては，高解像度CTが強力な武器となる．低酸素血症をきたしているにもかかわらず，胸部画像で明らかな異常所見を認めない場合，肺塞栓症，血管内悪性リンパ腫（IVL）などを疑う．

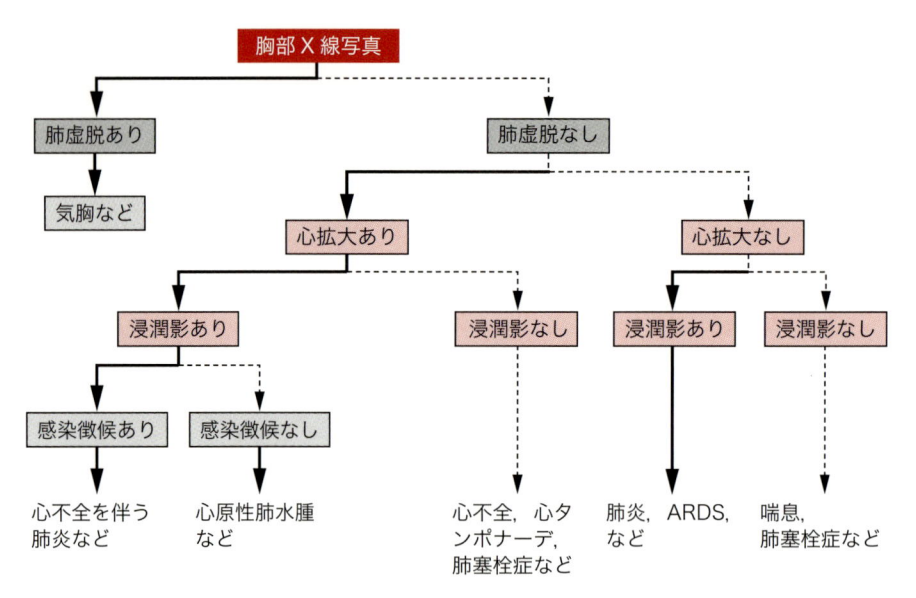

```
                        胸部 X 線写真
                    ┌──────┴──────┐
                  肺虚脱あり      肺虚脱なし
                    │         ┌─────┴─────┐
                  気胸など    心拡大あり    心拡大なし
                          ┌────┴────┐    ┌────┴────┐
                        浸潤影あり 浸潤影なし 浸潤影あり 浸潤影なし
                      ┌───┴───┐      │       │        │
                    感染徴候 感染徴候  心不全，心タ 肺炎，ARDS， 喘息，
                    あり    なし    ンポナーデ， など        肺塞栓症など
                      │      │     肺塞栓症など
                    心不全を伴う 心原性肺水腫
                    肺炎など    など
```

図4　低酸素血症の胸部X線写真による鑑別
文献3より引用

●ここがポイント

ポイントを絞った身体診察！
―バイタルサイン，意識状態，ABC
―内頸動脈拍動，内頸静脈怒張
―胸郭の形態・動きの左右差
―心尖拍動（位置，大きさ，抬起性ではないか）
―心音：Ⅰ音・Ⅱ音，過剰心音（特にⅢ音）・心雑音の有無
―呼吸音：肺胞呼吸音・気管支音の左右差，副雑音の有無
―下肢の腫脹・浮腫

2 発症の状況・経過の速度，随伴症状による鑑別

①突然発症（発症が何時何分と特定できる）と②急性〜亜急性の経過に分けて考えるとよい（表5，6）．血管や胸膜・気道が「破れる・詰まる」機序による疾患は突然発症であることが多い．随伴症状としては，胸痛，発熱（感染徴候），心不全徴候が重要である．低酸素血症にもかかわらず無症状である場合は，慢性の低酸素血症が疑われる．

慢性の経過であれば，詳細な病歴聴取と身体所見，画像検査，呼吸機能検査などから鑑別を進める．特に慢性感染症や間質性肺疾患の鑑別には，生活歴（喫煙歴，住居，など），職業歴（特に職業性粉塵吸入歴）・薬物服用歴などについての詳細な病歴が必須である．その病態・疾患は広範に渡る（本稿2-2参照）ため，本稿でその詳細を述べることはできないが，近年用いられる機会が増えている，抗悪性腫瘍薬や関節リウマチ治療薬，漢方薬などによる薬剤性肺傷害や，副腎皮質ステロイド薬や免疫抑制薬，生物学的製剤などによる免疫抑制をもととする，日和見感染症（結核，ニューモシスチス肺炎，など）への留意を強調しておきたい．

表5 低酸素血症の鑑別① 突然発症

A. 胸痛あり：
a. 痩身の若年男性，COPDや間質性肺炎など慢性肺疾患の既往，呼吸音の左右差→気胸→胸部X線写真
b. 血栓のリスク（下肢の腫脹・発赤，手術後，長期臥床，悪性疾患，など）→肺塞栓症→D-dimer（除外のため），胸部〜下肢造影CT
c. 左心不全徴候，動脈硬化のリスク→急性冠症候群による肺水腫→心電図，胸部X線写真，心筋逸脱酵素（トロポニン，CK-MBなど），心臓超音波
B. 胸痛なし：
a. ユニバーサル チョークサイン→窒息→用手的な気道異物除去（ハイムリック法など），器具を用いた気道異物除去
b. （高齢者など）喀痰喀出困難や嚥下障害，睡眠導入薬や向精神薬の服用歴，stridorや呼吸音の左右差→sputum trouble，気道内異物→吸引・体位ドレナージ

表6 低酸素血症の鑑別② 急性〜亜急性の経過

A. 発熱あり
a. 心不全徴候あり
ⅰ）爪・眼瞼結膜などの点状出血，人工弁・硬化性弁膜症・先天性心疾患→感染性心内膜炎
ⅱ）冠動脈支配領域に一致しないST-T変化やブロック・心室内伝導障害，心筋逸脱酵素上昇，感冒様症状の先行→急性心筋炎
b. 心不全徴候なし
ⅰ）咳嗽・喀痰，断続性副雑音（coarse crackles, fine crackles）→気管支炎・肺炎（含，日和見感染症，間質性肺疾患，薬剤性肺傷害）
ⅱ）咳嗽，喘鳴・連続性副雑音（wheeze, rhonchi）→（気道）感染が誘因の喘息発作/COPD増悪
B. 発熱なし
a. 心不全徴候あり→肺水腫（左心の後方不全）．＊急性冠症候群を除外する
b. 喘息の既往，喘鳴・連続性副雑音→喘息発作．＊発作の誘因を評価する
c. COPDの既往，喘鳴・連続性副雑音，呼気延長，口すぼめ呼吸，浅迫呼吸，副呼吸筋の使用→COPD増悪．＊増悪の誘因を評価し，高炭酸ガス血症があれば，非侵襲的陽圧換気療法を検討する
d. 慢性呼吸器疾患の既往（間質性肺疾患，陳旧性肺結核，気管支拡張症，慢性下気道感染，など）→原疾患の増悪，あるいは合併症（下気道感染症，気胸，心不全など）による増悪
e. stridor→上気道の狭窄：
ⅰ）強いのどの痛み，嚥下時痛・嚥下困難，前頸部圧痛→急性喉頭蓋炎→耳鼻咽喉科コンサルト
ⅱ）意識障害→舌根沈下→エアウェイ留置
ⅲ）頸部の腫脹・腫瘤→甲状腺未分化癌→緊急気管切開，など

●ここがポイント

心不全徴候

心不全とは，心臓に異常が生じてポンプ機能の代償機転が破綻し，主要臓器の還流不全による症状や徴候が出現した，複合的な症候群である．Gold standardとなる徴候や検査所見は存在せず，総合的に判断する．代表的な診断基準としてフラミンガムの基準がある（表7）．

左心不全-右心不全，前方不全-後方不全，収縮不全-拡張不全といった分類があり病態により徴候が異なる（表8）．心尖拍動・頸動脈の触診，心音・心雑音の聴診などの基本的な身体診察に加え，必要に応じて各心不全病態の徴候についても評価する．また，心不全では体液貯留を伴うことが多く，その最も確実な指標として体重増加が重要である．

表7　心不全の診断基準（Framingham Studyより）

大項目を2項目，あるいは大項目を1項目および小項目を2項目以上を心不全とする．

大項目	小項目
―発作性夜間呼吸困難あるいは起坐呼吸 ―頸静脈怒張 ―肺野でラ音を聴取 ―心拡大 ―急性肺水腫を示唆する胸部X線所見 ―Ⅲ音 奔馬調律 ―静脈圧上昇：16 cmH$_2$O以上 ―循環時間：25秒以上 ―肝頸静脈逆流	―下腿浮腫 ―夜間の咳嗽 ―労作時呼吸困難 ―肝腫大 ―胸水貯留 ―肺活量減少：最大値の1/3以下 ―頻脈：120/分以上
治療により5日間で4.5 kg以上体重が減少．	

文献4より引用

表8　各心不全病態における徴候

心不全の病態	症状・徴候	身体所見
左心の前方不全：低心拍出	全身倦怠感，四肢末端の冷感，尿量低下，意識障害，など	頻脈，脈圧減少，血圧低下，など
左心の後方不全：肺うっ血	労作時呼吸困難，起坐呼吸*，夜間咳嗽，など	coarse crackles，ピンクの泡沫状喀痰，Ⅲ音，など
右心の後方不全：静脈系のうっ滞	体重増加，浮腫，肝機能障害，胸腹水貯留，など	内頸静脈怒張・圧亢進**，肝−頸静脈逆流，など

＊喘息発作/COPD増悪でも起坐呼吸となるが，肺水腫では臥位になってしばらくしてから呼吸が苦しくなるのに対して，喘息発作/COPD増悪では臥位になること自体が困難で前方にもたれかかった姿勢をとる，といった違いがある．
＊＊内頸静脈は頸部の皮膚の揺れとして観察される．影ができるようにライトを当てて観察するとよい．右心房−内頸静脈には弁が存在しないため，半座位（30〜60度）で，胸骨角から内頸静脈怒張の最上部との垂直距離に5 cmを加えた値が右心房圧に近似する．内頸静脈波形も右心系の病態評価に有用である

おわりに

　SpO$_2$はバイタルサインの1つとして扱われるようになってきており，メディカルスタッフや患者さん・家族にまで広く活用されている．医師として一歩踏み込んだ理解をし，日常診療に生かしていただきたい．

文献・参考文献

1)「酸素療法ガイドライン」（日本呼吸器学会肺生理専門医委員会/編），メディカルビュー社，2006
2)「Q&Aパルスオキシメータ ハンドブック」（日本呼吸器学会肺生理専門委員会/編），日本呼吸器学会，2014
　↑一般の医療従事者向けにQ&A方式で記述してあり，知りたいことを探しやすい．
3) 症候論S-3呼吸困難．日本内科学会 内科救急診療指針，P45，日本内科学会，2011
4) Mckee PA, et al：The natual history of congestive heart failure：The Framingham Heart Study. N Engl J Med, 285：1441-1446, 1971

5)「ウエスト呼吸生理学入門 疾患肺編」(John B.West/著, 堀江孝至/訳), メディカル・サイエンス・インターナショナル, 2009
　↑とても読みやすく, わかりやすい説明で呼吸生理が理解できる. 各章の最後に「要点」をまとめてあるのもよい. 正常肺編とあわせて読むのをお勧めします.

プロフィール

金子正博（Masahiro Kaneko）
神戸市立医療センター西市民病院呼吸器内科　医長, NSTチェアマン
専門：呼吸器疾患全般, 特に気道疾患, アレルギー疾患, 臨床栄養.
呼吸器疾患の病態は広範に渡り, 病歴・身体所見が重要な分野であり, ジェネラリストとスペシャリスト双方の視点が不可欠な内科らしいサブスペシャリティーです. 皆さんもいかがですか？

第7章 手技・検査のギモン

3. 喀血時の気管支動脈塞栓術の適応や合併症を教えてください

富松浩隆，谷口尚範

Point

- 気管支動脈塞栓術（BAE）の適応を決める指標として喀血量が1つの基準となる
- 術前の造影CTは有用である
- 塞栓する血管は気管支動脈だけとは限らない
- 頻度は高くないが，最も重篤な合併症に脊髄梗塞がある
- 気管支動脈塞栓術は原疾患の治療ではないので，原疾患が制御できなければ再発するリスクがある

はじめに

　喀血に対する治療は，原因となる肺疾患（肺癌，肺結核，気管支拡張症，肺アスペルギルス症，肺動静脈瘻など）や出血量に応じてさまざまな治療がなされている．少量の喀血では，安静臥床，止血薬の投与などの保存的治療により止血が得られることが多いが，多量の喀血や喀血により急性呼吸不全が進行する症例では積極的な治療を要する．このような喀血に対する治療には気管支鏡下での止血，**気管支動脈塞栓術（BAE）**，外科的な肺切除があるが，1974年，Remyらが大量喀血に対するBAEの有効性を報告[1]して以来，わが国でもBAEは広く普及している．この稿ではBAEの適応や合併症を中心に述べる．

1. BAEを行うまでにするべきこと

1 BAEの適応を判断する

　喀血の患者が来たら，まず詳細な病歴聴取を行い，本当に喀血か？喀血ならば，基礎疾患があるか？どれくらいの喀血量か？などの情報を得る．**直接生命にかかわる急性大量喀血**や，**中等量もしくは少量でもくり返す喀血**がBAEの適応といわれているため，喀血量を知ることは重要である[2]．具体的な基準として，**1回の喀血量が100 mL以上，短時間に400 mL以上**に達する症例をBAEの適応としている報告が多い．これ以下の軽症例では原疾患に対する治療，止血薬の点滴，安静など保存的に治療できることが多いが，保存的治療に不応な場合や少量の喀血でも窒息の危険性がある場合などはBAEの適応であり，必ずしも上記の喀血量にこだわる必要はなく，後述する合併症などのリスクを考慮したうえで総合的に判断する必要がある．

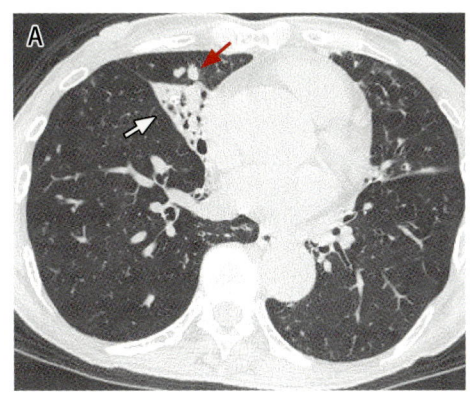

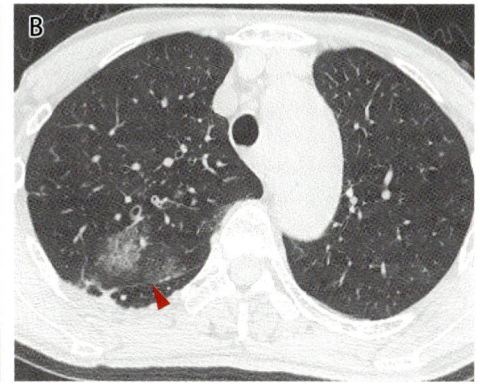

図1 喀血時CT（肺野条件）
非結核性抗酸菌症による喀血の症例.
A）中葉は無気肺がみられ（⇨），内部に拡張した気管支を認め，気管支内に血痰と思われる構造がみられる（→）．
B）右上葉にも血液の吸い込みによる淡いすりガラス陰影がみられる（▶）

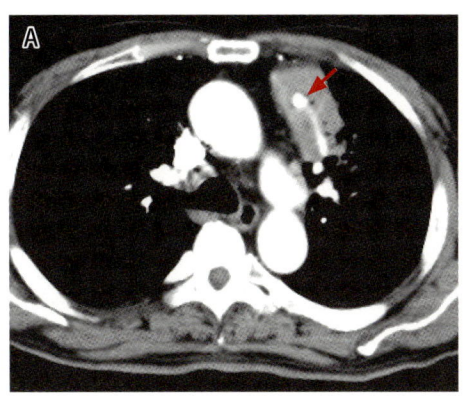

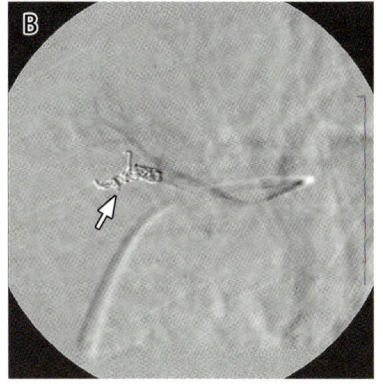

図2 肺動脈に生じた仮性動脈瘤
A）喀血時造影CT（縦隔条件），B）肺動脈塞栓術（側面像）．
肺膿瘍に伴う肺動脈からの出血による喀血の症例．
縦隔条件では肺膿瘍内に造影される円形の構造がある（→），仮性動脈瘤であり，連続しているのは肺動脈（A3b）である．
この症例は気管支動脈ではなく，大腿静脈からのアプローチで肺動脈末梢までマイクロカテーテルを進めて金属コイル（⇨）を用いて塞栓を行った

2 BAE前の造影CTで確認するべきこと

1）出血の原因，部位の確認

　肺野における血液の吸い込み状況，炎症の所見，腫瘍の有無，血管の拡張所見，仮性動脈瘤（動脈破綻部が止血され瘤状になっている状態で，仮性動脈瘤がみつかれば出血の原因と断定できる）の有無などを確認し，左右どちらの肺からの出血か，原因疾患は何であるかを同定する（図1）．必ずしも造影CTだけでわかるわけではなく，気管支鏡との併用でより出血源の同定感度が増すという報告もある[3]が，侵襲の少ない造影CTのみを行うことが多い．

　また，稀にではあるが，肺動脈から出血していることもあり（図2），この場合，BAEでは直

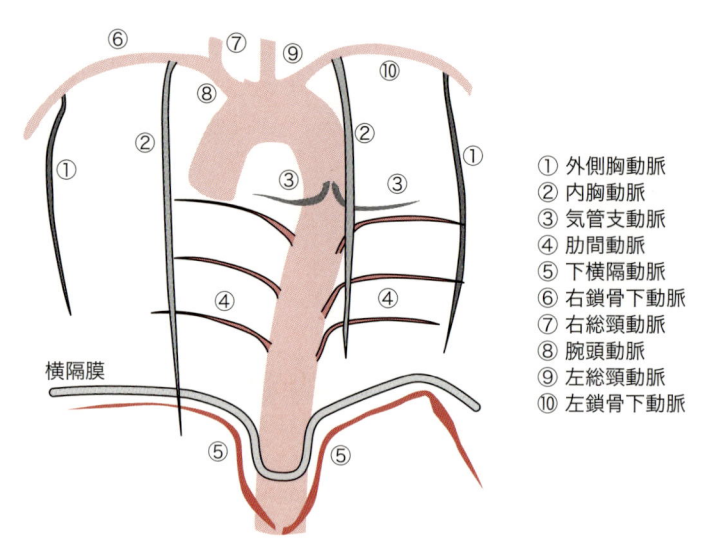

図3　気管支動脈以外に喀血の原因となる血管の模式図

① 外側胸動脈
② 内胸動脈
③ 気管支動脈
④ 肋間動脈
⑤ 下横隔動脈
⑥ 右鎖骨下動脈
⑦ 右総頸動脈
⑧ 腕頭動脈
⑨ 左総頸動脈
⑩ 左鎖骨下動脈

接的な止血効果が得られず，静脈からアプローチして肺動脈からの止血を考慮しなくてはならないため，肺動脈からの出血ではないと確認することも重要である．

2）塞栓するべき血管の同定

　BAEの主な標的血管である気管支動脈は左右共通幹のときもあるが，**左，右とも別分岐で複数の気管支動脈があることが一般的である**．また，気管支動脈は第5，6胸椎の高さで大動脈から直接分岐することが多いが，さまざまなバリエーションが存在するため，術前に塞栓する気管支動脈を同定し，分岐部を知ることはBAE施行を容易にする．その結果，施行時間は短縮し，X線被曝や造影剤使用量も減少する．

　また，塞栓する血管は気管支動脈だけでは不十分なこともあり，特に結核など慢性的な炎症が原因である場合，内胸動脈，外側胸動脈，肋間動脈，下横隔動脈（図3）などのいわゆるnon-bronchial systemic arteryが原因血管であることがあるため，これらの血管の関与がありそうかどうかも判断する．

2. 実際のBAEはどのように行うか

　詳細な手技内容についてはこの稿では割愛するが，合併症について述べるうえで，簡潔に記載する．

　まず，鼠径部の大腿動脈を穿刺し，カテーテルを挿入．胸部大動脈造影を行い，気管支動脈を確認する．目的の気管支動脈を適正な形態のカテーテルを用いて選択し，血管造影で確認する．血管造影にて直接的に出血を示す血管外漏出像がみられることは少なく，病巣部に向かい，血管の拡張や血管増生などの所見がみられれば責任血管と判断する．さらにマイクロカテーテルを責任血管のなるべく末梢まで進め，塞栓を行う（図4）．塞栓物質にはgelatin sponge細片（非永久塞栓物質）を用いるのが一般的であるが，液体塞栓物質や金属コイルなどの永久塞栓物質を使う場合もある．

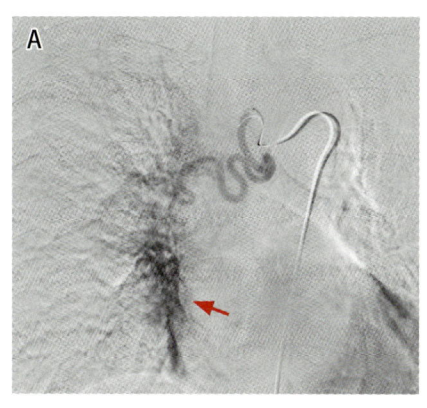

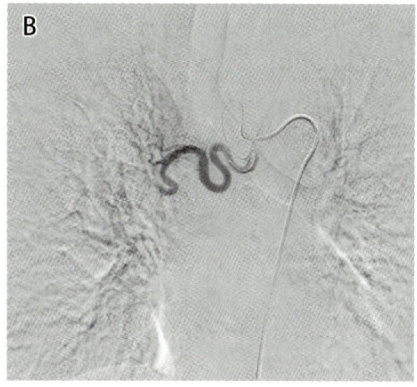

図4 気管支動脈塞栓術時の血管造影像
A）気管支動脈造影（塞栓前），B）気管支動脈造影（塞栓後）
非結核性抗酸菌症による喀血の症例（図1と同一症例）．
気管支動脈は拡張蛇行し，末梢に細かい血管の増生像を認める（→）．
責任血管と判断し，マイクロカテーテルを進め，gelatin sponge細片を用いて塞栓を施行．末梢の血管造影像が消失している

　塞栓後には血管造影で血流が停滞したことを確認する．気管支動脈だけが原因ではない場合は図3で示すような気管支動脈以外の血管も造影で確認して塞栓する．
　CTで気管支動脈以外の内胸動脈などの鎖骨下動脈分枝が主たる責任血管と考えられた場合や，拘縮などにより鼠径部の穿刺が困難な場合は肘の上腕動脈や手首の橈骨動脈を穿刺して治療する場合もある．

3. BAEの治療成績

　BAEは喀血に対しての治療法として確立しており，その止血成績は諸家の報告により65〜98％とばらつきがあるが，全般的には高い止血効果が得られている[4]．しかし，再喀血率も9〜29％と報告されている[5]．再喀血にはBAE施行後1カ月程度で起こる短期再喀血と1年程度で起こる長期の再喀血がある．前者は塞栓した血管の再開通に起因，後者は喀血の原因となる肺疾患の再燃に起因するとされている．BAEは原疾患の治療ではないので，原疾患が制御できなければ再発するリスクがあるということである．
　また，再喀血した症例は再度BAEを施行しても止血の成功率は低いとされている[6]．

4. BAEの合併症

　確立した手技であり，基本的には安全な手技であるが，以下の合併症が起こり得る．

1）脊髄梗塞
　重大な合併症として脊髄損傷があり，膀胱直腸障害や両下肢麻痺などの重大な後遺症を残す．文献的には明らかな頻度を記載した報告は少なく，実際の頻度は明確ではないが，稀な合併症で

ある．
　原因としては気管支動脈や肋間動脈などBAEで塞栓する血管から脊髄動脈が分岐していることがあり，これを塞栓することで生じる．
　施行医は脊髄損傷を予防するために，塞栓を行う前の血管造影にて脊髄動脈がないかを確認するが，脊髄動脈が描出されていなくても，脊髄梗塞を起こしたという報告もある．特に右第4〜7肋間動脈，右気管支動脈〜肋間動脈共通幹は脊髄動脈を分岐する頻度が高く，塞栓にはきわめて注意を要する[7]．
　ほかに対策として，なるべく末梢の血管までカテーテルを進めて塞栓をしたり，造影剤の濃度を薄めたりしている．

2）動脈内膜剥離

　ガイドワイヤー操作により，動脈の内膜剥離を起こすことがある．穿孔まで至り，縦隔出血などを起こすことがあるが，ごく稀である．内膜剥離が起こると，血管の真腔が虚脱し，カテーテルを末梢まで挿入するのが困難となり，不完全な塞栓で終わることがある．内膜剥離自体は，経過観察で対処可能なことが多い．

3）末梢塞栓

　塞栓物質の大動脈への逆流により，腹部領域，骨盤領域，下肢領域への塞栓症が生じることがあるが，きわめて稀である．わずかな塞栓物質の逆流であれば，無症状で追加治療も必要ないが，小腸壊死，腎梗塞，四肢末梢の虚血変化などが文献的に報告されている．金属コイルの逸脱であれば，逸脱した部位にもよるが，カテーテルを使用して回収することも可能である．

4）気管支壊死および食道壊死

　微小塞栓物質を使用した場合に気管支壁の壊死が生じ得るが，通常使用するgelatin sponge細片では気管支壊死のリスクはきわめて低い．
　また，食道枝を塞栓すると食道壊死が生じることがあるが，きわめて稀な合併症である．

5）脳梗塞

　上肢の動脈を穿刺して気管支動脈を選択する場合，もしくは大腿動脈を穿刺して内胸動脈など鎖骨下動脈分枝から塞栓を行う場合，右鎖骨下動脈，腕頭動脈，大動脈弓部などをカテーテルが通過するため，カテーテルに付着した血栓や動脈硬化によるプラークが剥離し，脳梗塞を生じることがあり得る．まとまった文献的な報告はないが，頻度は稀である．

　上述したような合併症が考えられるが，実際にBAEを行うときは合併症のリスクよりも，保存的治療することのリスクが高いときに行うわけであり，筆者らは患者さんの家族や本人に，BAEによるリスク（合併症）より，BAEによる止血のメリット（治療効果）を重視して説明している．

おわりに

　喀血は少量であれば保存的に治癒可能な病態である．本稿でも適応の基準は述べたが，実際の臨床現場では喀血量がそれほど多くなく，気管支動脈塞栓が必要かどうか迷う症例もある．そのような場合はいったん保存的治療を行い，有効でなければ，その時点で気管支動脈塞栓術を施行してもいいと思われる．ただ，急に大量喀血した場合，すみやかに気管支動脈塞栓ができるように，入院時に造影CTを撮影することを勧める．

文献・参考文献

1) Rémy J, et al：Treatment of hemoptysis by embolization of the systemic circulation. Ann Radiol, 17；5-16：1974
2) 「改訂版IVR―手技，合併症とその対策」（山田章吾，高橋昭喜/監，石橋忠司/編），メジカルビュー，2005
3) Hirschberg B, et al：Hemoptysis：Etiology, evaluation, and outcome in a tertiary referral hospital. Chest, 112：440-444, 1997
4) 岡崎強，桑原正喜：気管支動脈塞栓術（BAE）の適応と成績．気管支学，26：609-613，2004
5) Swanson KL, et al：Bronchial artery embolization：experience with 54 patients. Chest, 121：789-795, 2002
6) Cremaschi P, et al：Therapeutic embolization of bronchial artery：a successful treatment in 209 cases of relapse hemoptysis. Angiology, 44：295-299, 1993
7) 「IVRマニュアル第2版」（栗林幸夫，他/編），医学書院，2011

プロフィール

富松浩隆（Hirotaka Tomimatsu）
天理よろづ相談所病院放射線部診断部門　医員
日本医学放射線学会　放射線診断専門医
日本IVR学会　認定IVR専門医
日本内科学会認定内科医
画像診断（特に腹部）およびIVR（画像下治療）を専門としています．
天理よろづ相談所病院には2009年より3年間勤務し，2014年より再び勤務しています．
症例数も多く，他科の先生との垣根も低い恵まれた環境で日々精進しています．

谷口尚範（Takanori Taniguchi）
天理よろづ相談所病院放射線部診断部門　医員
日本医学放射線学会　放射線診断専門医
日本IVR学会　認定IVR専門医
日本脈管学会　認定脈管専門医
日本ステントグラフト実施基準管理委員会　認定ステントグラフト指導医
日本医学放射線学会　研修指導者

第7章 手技・検査のギモン

4. 胸腔ドレーン挿入の適応とうまく行うコツを教えてください

寺田邦彦

Point

- 皮切〜壁側胸膜貫通までブラインド操作になる．皮下組織が厚い，肺が癒着している，スペースが狭い場合など（貯留物が少ない・腹部膨満・陽圧人工呼吸管理中）は一気に難易度が高まる
- 手技開始前のシミュレーションが成功の鍵．うまくいかないときは一呼吸おくこと（画像再確認，試験穿刺し直す，術者交代など）が合併症回避に大切である

はじめに

　胸腔ドレナージは胸腔内に貯留した気体もしくは液体を排することを目的としており，適応は気胸，胸腔内液体貯留（胸水，膿胸，血胸，乳糜胸）などである．習得しておくことが望ましい手技であるが，手技の浸透は十分とはいえない．胸腔ドレナージの手技手順，管理方法の詳細については多くの成書に記載されているものの，トラブルシューティングについて情報共有が不十分なことが，呼吸器以外の医師に敬遠される主因であると思われる．本稿はうまくいかなかった症例から，失敗の原因を分析し，教訓を得るというかたちで述べたい．

1. 胸腔ドレナージの適応と手技のポイント[1]

1 適応判断

① 気胸
- 陽圧人工呼吸管理中
- 緊張性気胸
- 間欠穿刺・脱気しても持続・再発する気胸
- 50歳以上の重度（ほぼ完全に虚脱）・続発性の気胸

② 癌性胸水

③ 膿胸，複雑性肺炎随伴性胸水（胸水pH < 7.2, glucose < 40）

④ 外傷性血胸

⑤ 術後：胸郭，食道，心臓手術後

●専門医のクリニカルパール
- 胸部単純X線写真上気胸をみたら，胸水が貯留しているかどうか必ず確認する．気胸に伴う胸痛，呼吸苦などが全くない場合，受動性胸水（肺からのエアーリークが停止して，胸腔内が陰圧に復しフリースペースに周囲のサードスペースから水分が流入し，胸水として貯留）の可能性がある．こまめに観察できる状況であれば，脱気/ドレナージを急ぐ必要はない．
- 気胸では超音波による位置確認が難しい．胸部単純X線写真上，穿刺・ドレナージチューブ留置部位での肺の癒着が除外しきれない場合，極力CTで確認する．難易度が高そうな場合は透視下に挿入するのが望ましい[2]．

2 説明と同意
① 手技の目的，内容，起き得る合併症について説明し，書面で同意を得る．緊急性が高く，患者さん本人から同意を得られない場合も，キーパーソンに説明・同意を得る．
② 患者さん本人から書面で同意が得られず，かつキーパーソン不在の場合，説明と同意が得られなかった旨を明確に診療録に記載しておく．

3 前投薬
ミダゾラム（ドルミカム®）静注（1〜5 mg/回），オピオイド筋注（いずれも1時間前）
（注：BTSガイドラインで推奨も，エビデンスに乏しい）

4 体位
半坐位で，挿入部位の腕を頭の後ろに挙上，少し対側を向いてもらう．難しければ，坐位で枕を置いたテーブルにもたれる，あるいは側臥位でもよい．

5 挿入部位
① 内胸動脈損傷の危険回避，傷が目立ちにくいことから，"安全三角"（図1）（腋窩〜水平断で乳首のレベル，広背筋前縁と大胸筋外側で囲まれた部位）から挿入するのが望ましい．
② 局所麻酔・試験穿刺の段階で目的とする貯留物（空気・液体）が十分吸引できなければ，ドレーンを挿入してはならない．

●ピットフォール
"安全三角"の部位からアプローチできない場合（胸水が限局しているなど），合併症の危険が高まる．まず現時点でドレーン挿入が必要か再考する（上級医と相談）．必要と判断した場合，超音波ガイド，透視下の挿入など安全策を検討するのが望ましい．

6 チューブの径
① 通常，10〜14 Fr程度の細径ドレーンを用いる．
② 気胸の約90％は9 Frのアスピレーション・キットで管理可能．
（注：BTSガイドラインで推奨も，エビデンスに乏しい）

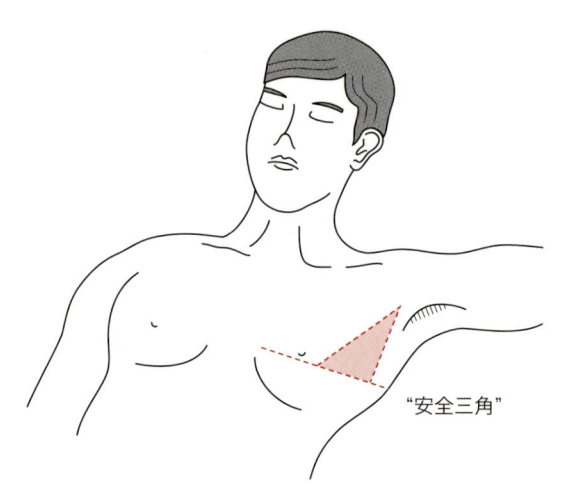

図1　ドレナージ挿入に適した部位：安全三角

7 無菌操作，局所麻酔，挿入

① 無菌操作：原則，マスク，清潔な手袋，ガウンを着用すること．
② 局所麻酔：中毒回避のためリドカインは3 mg/kg未満にとどめる．
③ 挿入

- 胸膜癒着がなければ空気は肺尖，胸水は肺底部に貯留するため，脱気の場合は肺尖方向，胸水排液の場合は肺底部方向へドレーンチューブを留置する必要がある．基本的に皮膚切開部と壁側胸膜貫通部の高さでドレーンチューブの方向が決まる．したがって，肺尖方向に留置したいときは皮膚をやや頭側に引っ張り，逆に肺底部方向に留置したいときはやや尾側に引っ張った状態で皮膚切開を行うと狙った方向にドレーンチューブを留置しやすい．
- 力を入れない！：ドレナージチューブ挿入時に力を入れると一気に肺損傷のリスクが高まる．
- 細径のチューブ（8〜14 Fr）：セルジンガー法で挿入する（アスピレーションキットなど）．侵襲が大きくなるので，鈍的剥離は推奨されない．
- 中径のチューブ（16〜24 Fr）：セルジンガー法か鈍的剥離を行う．鈍的剥離する傷の大きさは，チューブの径と同じくらいにとどめる．特に鉗子で壁側胸膜を破る際，大きく開けすぎると一気に脱気・排液が進み再膨張性肺水腫のリスクが高まり，またドレナージチューブ留置後皮下に空気・胸水が漏れて対処に難渋することとなる．指を突っ込んで胸膜を探る操作は不要．

※セルジンガー法による胸腔ドレーンチューブ挿入：

試験穿刺で確認した方向・深さに，穿刺針（内・外套針）を刺す．
（注意）血管穿刺の際は一旦血管を貫通後外套針をゆっくり戻すが，胸腔穿刺の際は胸腔を貫通して肺を損傷しないよう留意すること．

↓

内套針を抜去，外套針にシリンジを装着，陰圧をかけて目的の貯留物（空気，胸水）がシリンジ内に回収されることを確認する．

↓

外套針を把持し，ガイドワイヤーを外套針に通して挿入する．

図2　ドレーンチューブの固定と縫合

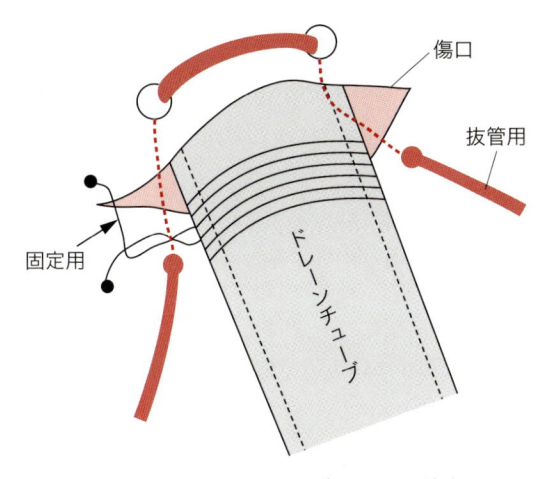

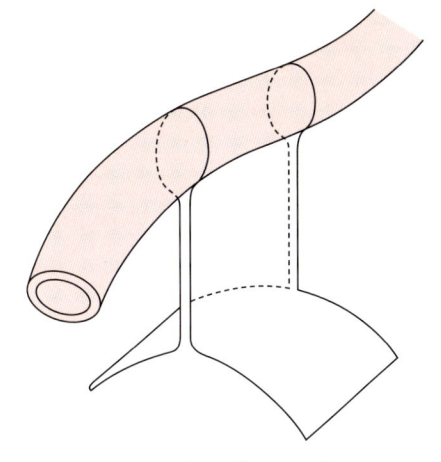

図3　網タグのつけ方

↓
ガイドワイヤーを残し外套針を抜去する．
↓
ダイレーターをガイドワイヤーに通して充分傷を拡げたら抜去する．
↓
胸腔ドレーンチューブをガイドワイヤーに通して留置した後，ガイドワイヤーを抜去する．

> ●ここがピットフォール
> 鈍的剥離は全くのブラインド操作，やみくもに剥離しない！（患者さんに無駄な苦痛を与えることになる）．"眼のかわり"になるのは，局所麻酔・試験穿刺で用いる注射針である．難易度が高い場合，目的の貯留物が吸引できる深さ・方向と血液の逆流がないかくり返し確認しながら少しずつ剥離をすすめる（ココを丁寧にすることがうまくいくための一番のポイント！！）．

8 ドレーンチューブ固定と縫合

① チューブの固定：チューブの先端は基本的に気胸の場合，肺尖方向，胸水の場合，肺底部方向に固定する．適宜ドレナージしやすい方向へ調整．

② 固定・縫合
- ドレーン抜管用，ドレーン固定用の糸の2本をかける（図2）
- ドレーン抜管用の糸は，マットレス縫合などで鈍的剥離前にかけておく（アスピレーションキットの場合不要）．
- ドレーン固定用の糸は，丈夫な非吸収糸がよく，皮膚，皮下組織を含めてしっかりとかける．
- 傷口は観察しやすいよう透明のテープで覆う．ガーゼ固定は推奨されない．
- 網タグ（図3）を胸壁から少し離してつけておくと，傷口への圧を軽減したり，チューブの折れ曲がり防止に役立つ．

第7章　手技・検査のギモン

> ● ポイント
> 清潔でしっかりした糸：1-0か2-0ナイロンなどがよい．

2. うまくいかなかった症例から学ぶ

症例1 ◆ 誤診：気胸と巨大ブラとを見誤った

> **症例**：重症COPD，急性呼吸不全との救急隊からの情報でERに搬送されてきた痩せ型の70歳代，男性．
> 激しい呼吸苦を訴え，起坐呼吸の状態．SpO₂ 92 %（リザーバーマスク8 L/分），呼吸数40回/分と頻呼吸．
> 息苦しさのためCT撮像が困難であったので坐位でポータブル胸部単純X線写真撮像したところ，右上肺野にフリースペースあり．
> 緊張性気胸と判断，即座にアスピレーションキットを挿入したところ，急速にSpO₂ 70 %台まで低下．
> 直後の胸部単純X線写真，再度胸腔ドレナージ・呼吸状態回復後のCTから，気胸と誤って巨大ブラ内にカテーテル留置したため，医原性に緊張性気胸を発症したことが判明した．
> 来院時の呼吸苦・呼吸不全の原因は感冒契機のCOPD増悪であった．

● **失敗の原因分析・反省点**
① 胸部単純X線写真・CT：過去の画像があれば必ず比較読影すべき．初診で過去画像がなく気胸かブラか判断が難しい場合，極力CTで確認．
② 試験穿刺・脱気：臥位で呼吸苦がきつくCTが撮像できなければ細い穿刺針（22〜23Gサーフローなど）で数百cc脱気して呼吸苦，胸部X線所見が軽減するかをみるなど，本当に気胸でよいか確認すべき．

症例2 ◆ 手技の過ち：気胸に対して皮下ドレーンを留置してしまった

> **症例**：COPD＋うっ血性心不全で外来通院中の小太りの60歳代，男性．
> 　3日前からの呼吸苦悪化で外来臨時受診．受診時SpO₂ 93 %（室内気），呼吸数30回/分と頻呼吸．
> 外来で右気胸と診断され緊急入院．
> 胸部単純X線写真上，肺は鎖骨の高さよりやや落ちており中等度の気胸．側胸部にスペース狭く，第2肋間鎖骨正中線上に肋骨に沿って1.5 cm皮膚切開した．
> 局所麻酔の際，皮下脂肪織が厚く23G針でぎりぎり空気の逆流を確認できた．途中局所麻酔を追加しながら肺尖に向けて鉗子で皮下脂肪織を鈍的に剥離したが，なかなか胸腔内に達せず．数回剥離操作をやり直した後，壁側胸膜を穿破した．鉗子で穿破した方向にトロッカーカテーテルを挿入，ドレナージユニットに接続するもエアーリーク，呼吸性変動とも認めなかった．胸部X線写真にて前胸壁皮下ドレーンとなっていることが判明した．

●失敗の原因分析・反省点
① シミュレーション・準備：側胸部（第5〜7肋間前〜中腋窩線上）からのアプローチ困難＋皮下脂肪織が厚い＝ドレーン留置が難しい症例である．透視を使える準備をしたうえでトロッカーカテーテルを挿入するべきであった．
② 鉗子での皮下脂肪織剥離・壁側胸膜穿破：全くのブラインド操作．鉗子での操作でつまずけば，こまめに局所麻酔・試験穿刺の23 G針での確認に戻ること．

症例3 ◆ 再膨張性肺水腫を生じた

> **症例**：肺癌で外来抗癌剤加療中，小太りの50歳代，男性．
> 　10日ほど前から息切れの増強がありER受診．起坐位，SpO$_2$ 90 %（室内気），呼吸数35回/分と頻呼吸．
> 胸部単純X線写真上，右胸腔は真っ白で縦隔は対側に偏位していたため，右大量胸水貯留を疑った．超音波，局所麻酔の際，試験穿刺で胸水を確認．
> 第5肋間中腋窩線上で皮切，皮下脂肪が厚かったためスムーズにトロッカーカテーテルを挿入できるよう鉗子で胸膜を大きめに穿破した．
> ドレーンチューブ固定後，ドレナージユニット接続．排液とともに呼吸苦の軽減が得られ1 L排液後コッヘルでクランプした．
> 30分後，患者さんが激しく咳き込み，右胸痛を訴えているとコールあり．ベッドが大量の胸水で汚染，胸部単純X線写真上，再膨張した肺に広範にすりガラス影を認め再膨張性肺水腫と判明した．

●失敗の原因分析・反省点
　再膨張性肺水腫：虚脱した肺が一気に膨らんだ際に血管透過性の亢進から肺水腫を起こすことを再膨張性肺水腫という．再膨張性肺水腫の要因は①肺の虚脱期間，②虚脱率，③肺の再膨張の勢いである．①3日以上の虚脱，②重度・緊張性気胸（気胸の場合），③一気に1〜1.5 L以上のドレナージ，−10 cmH$_2$O以上の陰圧でリスクが高くなる[3]．
　本例では鈍的剥離が過剰であったため，ドレーン周囲から胸水が漏出してしまった．ドレーンチューブはしっかり固定，チューブ周囲から貯留液の漏れがないか確認すべきであった．

●専門医のクリニカルパール
癌性胸膜炎に対する胸腔ドレナージ
① ドレナージの適応：目的は症状緩和，予後を改善するものではない．原則的に，ドレナージで肺を再膨張，胸膜腔を癒着させ，胸水再貯留を防止するまでが一連の流れである．胸水制御が高い確率で期待できる抗癌剤がなく，上記治療に耐えられる全身状態，かつ肺の再膨張と癒着が見込める状態である症例が適応となる．予後が短い症例が多いため，排液するか否か，排液するとして間欠穿刺・排液にとどめるかドレナージ・癒着するか，患者さん本人・家族とよく話し合って決定する必要がある．
② ドレナージのコツ：大量の腹水が貯留している症例（腹腔内悪性腫瘍による癌性腹膜炎など）では，横隔膜が押し上げられ腹腔内臓器を損傷するリスクが高まるだけでなく，ドレナージしても横隔膜を通じて腹水が胸腔内に供給され，癒着できない可能性が高い．再膨張性肺水腫を予

防するため，ドレナージチューブ挿入後の排液は1L以下にとどめる．1L以下でも排液途中で患者さんに新たに胸痛や，咳が出そうな感覚が生じていないか伺って，該当する症状があればすみやかにチューブをクランプして排液を中断すること．

おわりに

　胸腔ドレナージ，今は涼やかな表情・可憐な手さばきで挿入できる医師でも，若かりし頃にヒヤッとする思いをしたことのない人はいないはず．変化しやすい海や山の天候と同じく，患者さんの状態がかわると，とたんに事故が起きやすくなる．うまくやるためのコツは，海や山の行動と同じく，事故を起こさないための事前の準備・予測，慎重な行動に尽きると思う．

文献・参考文献

1) Laws D, et al：BTS guidelines for the insertion of a chest drain. Thorax, 58：ii53-59, 2003
2) 「胸膜全書」（中野孝司/編），医薬ジャーナル社，117-120，2013
3) 「『寄り道』呼吸器科診療」，（倉原　優/著），シーニュ，255-260，2013

プロフィール

寺田邦彦（Kunihiko Terada）
寺田内科・呼吸器科
呼吸器診療で最も大切なことは，①肺を通じて患者さんの全体像をみる視点（併存症を含む全身状態，患者さん・家族の想い），②病歴・臨床経過を重んじる姿勢の2つだと日々感じております．呼吸器内科は格好いい手技で目立てませんが，個々の疾患ではなく患者さんと向き合い，「主治医力」を発揮しやすい科です．レジデントの皆さん，是非呼吸器内科に来てください！

5. 胸腔ドレーンの管理と抜去のタイミングが知りたいです

寺田邦彦

Point

- 胸腔内は陰圧で汚染されやすい．医原性に胸腔内感染を起こさないためにドレナージユニットのしくみを理解しておく必要がある
- 気胸に対する持続吸引は，自然気胸でエアーリークが遷延する場合，続発性気胸の場合に行う
- 胸膜癒着は，肺が完全に再膨張していることを確認できなければ行ってはならない
- ドレナージチューブは，丸1日ドレナージが鎮静化（気胸ならエアーリーク，胸水なら排液量減少），肺が再膨張したのを確認後抜去する

はじめに

　胸腔ドレーンの管理 ①ドレナージユニットのしくみ，②ドレナージチューブが留置されている患者さんの観察ポイント，③水封（ウォーターシール）・持続吸引の選択，④胸膜癒着のしかたについて，ドレナージチューブ抜去のタイミングについて述べる．患者さんの病態に多様性があり画一化しにくい（したがってエビデンスも少ない）領域であり，基本的な考え方を理解したうえで，個々の患者さんに合わせてアレンジするのがよいと思われる．

1. 胸腔ドレーンの管理

1 ドレナージユニットのしくみ[1]

1）ボトルシステム（図1〜3）

　臨床の現場で用いられているチェストドレーンバックは以下のボトルシステムの組み合わせからなる．

① 単一ボトルシステム

　胸腔ドレナージチューブと接続されたストロー先端がボトルに張った水の中までささっている．胸腔内圧が陽圧となり水深分の圧を超えると排液/脱気（ベント）される．逆に陰圧になった場合はストロー中に水が吸い上げられるのみで外部からの汚染が防げる．ボトル中の水で胸腔を外部からブロックしているので，これを水封（ウォーターシール）と呼ぶ．したがってこの水は清潔操作で注入しなければいけない．

図1　単一ボトルシステム

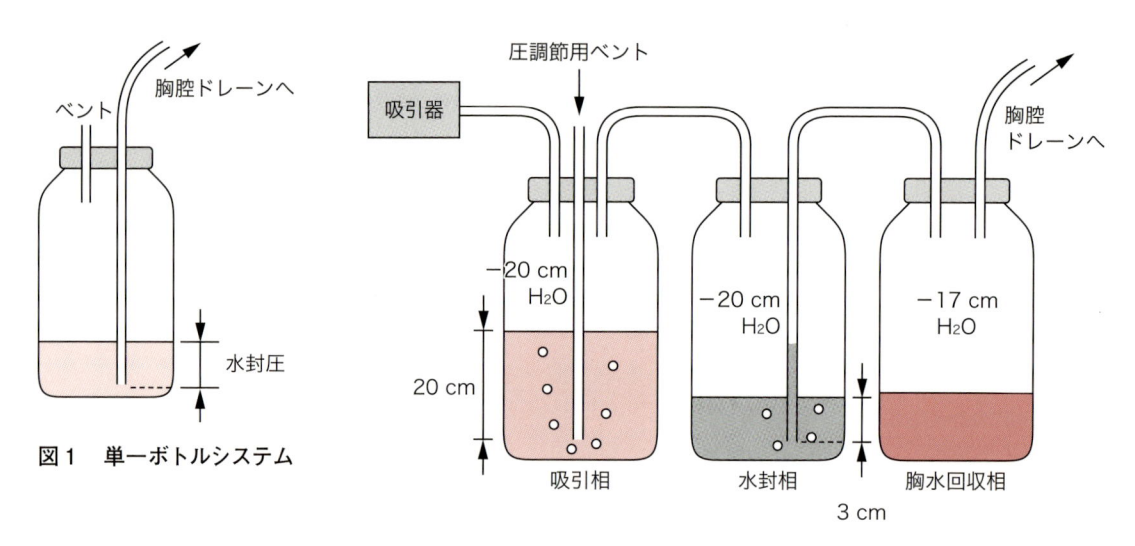

図2　3相式ボトルシステム

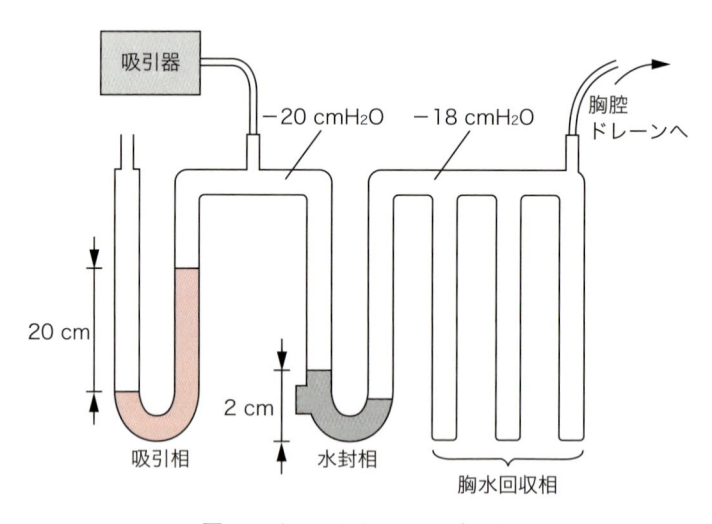

図3　チェストドレーンバック

② 2相式ボトルシステム

単一ボトルでは胸水の排液が続いた場合ストロー先端の水深が深くなり徐々にドレナージできなくなるため，1相目は胸水回収用，2相目は水封，ベント用に分離してある．排液量と関係なく水封のレベルを維持できる．

③ 3相式ボトルシステム

吸引をかけるため，3相目を設けたシステム．過剰圧による肺損傷を防ぐため吸引圧を一定（－10～－20 cmH$_2$O）にする必要がある．そのため吸引器，水封相と接続するベント以外に，吸引圧を大気圧で調整する目的で，先端が指定した吸引圧と同じ水深までささっているストローが3つめのベントとして外気に開放されている．日常臨床で使う**チェストドレーンバック**がこれにあたる．チェストドレーンバックでは，通常水封相の水が青（呼吸性変動やエアー

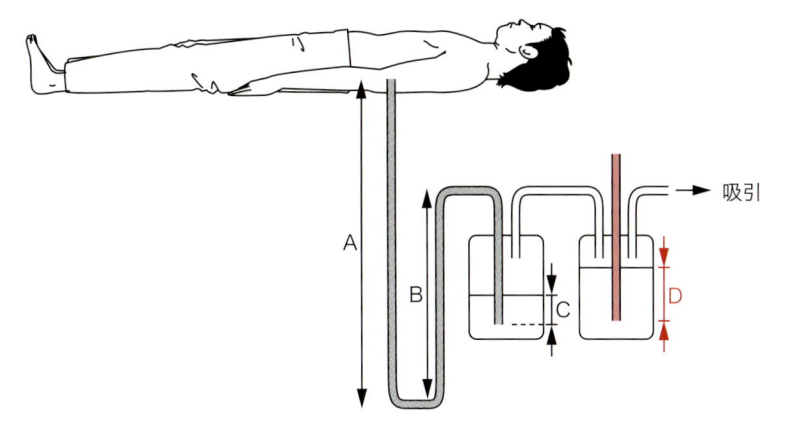

図4　ドレーンチューブにかかる内因性陰圧

A・Bに液体が貯留していないとき　吸引圧＝D－C
A・Bに液体が貯留しているとき　　吸引圧＝D－C＋(A－B)

リークをみる部分），吸引相の水が黄色に着色されている（吸引の圧調節をする部分）．

●水封相の呼吸性変動が消失した．考えられる原因は？
・胸腔ドレーンの閉塞（ドレーンチューブの先端，側溝，管内）：先端/側溝部分のスペースがなくなったか，チューブのどこかが血餅やフィブリン塊などで詰まってしまったか，チューブが折れ曲がっているか．
・胸腔内圧の変動を打ち消す持続圧：水封相の水位が低下している場合は吸引相側から，上昇している場合は胸腔側から持続的な吸引圧がかかっている．

●チェストドレーンバックが倒れてしまった．対応は？
3相はつながっているため，胸腔内汚染や，適切な水封圧が保てなくなった可能性がある．倒してしまったら，ドレーンバックを交換する方が無難である．

2）ドレナージチューブに生じる内因性の陰圧（図4）

ドレナージチューブ内が液体で満たされていた（A・Bに液体が貯留していた）場合，液体がない場合（D－Cの陰圧）より［A－B］分の陰圧が過剰にかかる．

●専門医のクリニカルパール

大量胸水を排液し始めた際，水封でも滝のように勢いよく胸水が流出するのもこのため．胸水を排液する際は，再膨張性肺水腫など圧による肺障害を防ぐためにも，A－B分が大きくならないよう留意する．

●ドレナージチューブが留置されている患者さんの観察ポイント

・呼吸性変動：水封で管理している場合，ドレナージチューブ先端の孔・側孔が胸腔内にあり，ドレナージチューブが閉塞していない限り呼吸性変動が認められる．再膨張した肺により孔が塞がってくると呼吸性変動が小さくなってくる．持続吸引している場合，有効な吸引がなされて

いれば吸引圧が胸腔内圧を上回っているはずなので，呼吸性変動を示す青い水の水面が下がって，呼吸性変動が消失し，チェストドレーンバックの黄色い水にボコボコ気泡が生じていることが確認できる．
・エアーリーク：呼吸性変動を示す青い水から気泡を生じていればエアーリークである．エアーリークが消失していれば，気胸孔が閉じて肺の再膨張が得られたか，ドレーンチューブが閉塞しているかである．胸部単純X線写真で確認する必要がある．
・胸水の性状・排液量：胸水は壁側胸膜の全身の毛細血管から胸膜腔に産生され，壁側胸膜の小孔およびリンパ管を経て排出される．正常では黄金色の胸水が数十cc/日回収されるが，胸水量が増加する，色調が変化する（混濁するなど）場合，別の病態を併発している可能性を憂慮する必要がある〔感染を疑って，胸水検査（培養を含む）を追加するなど〕．

2 気胸に対する水封（ウォーターシール）・持続吸引の選択

　BTSのガイドラインでは自然気胸に対して通常持続吸引は必要なく水封（ウォーターシール）で管理し，持続吸引は，自然気胸でエアーリークが遷延する場合，続発性気胸の場合に行うことを推奨している[2]．持続吸引の目的は水封では脱気しきれない胸腔内の空気を強制的に排出することで，虚脱した肺の再膨張を促すこと，それにより壁側・臓側胸膜を密着させて気胸孔を塞ぐことである．私自身は，BTSの推奨する持続吸引の基準に合致するような場合，胸腔内圧（通常－5〜－8 cmH$_2$O）を上回る圧で持続吸引を開始，2〜3日で肺の再膨張が得られ，エアーリークが減少するなら，肺の完全な再膨張＋エアーリークが消失するまで吸引継続，改善が得られないならば外科に速やかに相談するようにしている．

3 胸膜癒着のしかた

・胸膜癒着剤には，炎症を惹起する薬剤としてタルク，テトラサイクリン系抗菌薬，ピシバニール（OK432），接着作用がある物質として自己血などがある．
・胸膜に炎症を惹起する薬剤のなかではタルクが最も成功率が高い．日本でも2013年9月に悪性胸水に対して「ユニタルク®」が発売承認され，一般に使用できるようになった[3]．気胸の場合，胸膜癒着にタルクを用いると適応外使用となるため，事前に施設内でコンセンサスを得ておくのが望ましい．

●注入法
① **炎症を惹起する薬剤の場合**：肺が完全に再膨張していることを確認．薬剤を50 mL程度の生理食塩液で溶解し注入，注入後50 mL程度の生理食塩液でフラッシュしドレーンチューブをクランプする．注入後15分ごとに体位変換し薬剤を胸腔内に行き渡らせる．注入2時間後クランプを開放し，胸腔内圧（－5〜－8 cmH$_2$O）を上回る－10 cmH$_2$O程度の圧で，最低24時間，排液＜150 mL/日となるまで持続吸引する[2〜4]．
② **自己血の場合**：血液がすぐ凝固してしまうため，処置を2人以上で行う．自己血を50〜100 mL（できれば100 mL）採取，すみやかに胸腔内に注入．注入後すぐクランプ．30分後注入した血液が流出しないよう約60 cmの高さにチェストドレーンバックをつり上げ2時間水封で観察する．

> ●専門医のクリニカルパール
>
> しばしば，胸膜痛のため迷走神経反射を起こす．炎症を惹起する薬剤の場合，注入前に鎮痛薬の内服，1％リドカイン 20 mL程度を胸腔内注入しておく方が望ましい．

2. ドレナージユニット抜去のタイミング

■ 抜去のタイミング

① 気胸の場合，抜去前にクランプテストをルーチンで行う必要はない[5]．肺の再膨張＋エアーリーク消失が24時間維持できていれば抜去してよい[2]．すでに肺が傷んでいるなど微量のリークが疑われる場合や，胸膜癒着術後など肺が虚脱してもドレーンチューブの再挿入が困難になる場合，クランプテストを考慮する[2]．肺が完全に再膨張しない場合，エアーリークが3〜4日持続する場合は外科的治療を検討する[6]．

② 胸膜癒着術の場合，排液＜150 mL/日にまで減少したのを確認後抜去する[4]．

③ 肺炎随伴性胸水，膿胸の場合，臨床経過・画像所見が治療に反応していることを確認のうえ，排液が淡黄色となり，排液＜50 mL/日にまで減少したのを確認後抜去する．治療に反応するも膿性の排液が持続する場合は局所麻酔下の胸腔鏡での観察・介入を考慮する．多房化してしまい，50 mL以上の腔が残存する場合は膿胸腔掻爬術を検討する[7]．

おわりに

　胸腔ドレーン管理に苦手意識を抱いてしまう要因は，ドレナージを要する病態の多様さとドレナージ治療の不確実性（患者さんに侵襲を強いるのに，自信をもって「治ります」と断言できるケースが少ない）ことにあると思う．管理についての知識は，基本的なしくみと考え方を理解していれば十分．一番大切なことは，胸腔ドレナージを検討する時点で治療に反応しなかった場合の対応について患者さん・ご家族へ説明・相談しておくこと，より確実性の高い治療，手術の適応があるか，いつ手術に移行するかについて外科の先生と相談しておくことである．

文献・参考文献

1) 「Pleural disease 4th edition」（Light RW）Lippincott Williams & Wilkins, 378-390, 2001
2) 「『寄り道』呼吸器科診療」（倉原　優/著），シーニュ，pp255-260, 2013
3) ユニタルク 胸膜腔内注入用懸濁剤 4 g. 添付文書
4) 「Pleural disease 4th edition」（Light RW）Lippincott Williams & Wilkins, pp118-127, 2001
5) Laws D, et al：BTS guidelines for the insertion of a chest drain. Thorax, 58（suppl II）：ii53-ii59, 2003
6) 「Pleural disease 4th edition」（Light RW）Lippincott Williams & Wilkins, pp284-319, 2001
7) 「Pleural disease 4th edition」（Light RW）Lippincott Williams & Wilkins, pp151-181, 2001
8) 「胸膜全書」（中野孝司/編），医薬ジャーナル社，pp117-120, 2013

プロフィール

寺田邦彦（Kunihiko Terada）
寺田内科・呼吸器科
プロフィールは第7章-4参照．

第7章 手技・検査のギモン

6. 血液ガス分析の解釈がすぐにできません

川上大裕, 瀬尾龍太郎

> **Point**
> ・$AaDO_2$の解釈ができるようになる
> ・ステップに沿った酸塩基平衡異常の解釈ができるようになる
> ・アニオンギャップ（AG）の計算の際にはアルブミン補正を行う

はじめに

　血液ガスは，「簡単で，早い」検査である．血液ガスからは，たくさんの情報が得られる．PaO_2，$PaCO_2$，$AaDO_2$（肺胞気動脈血酸素分圧較差）からは，「呼吸状態の把握」が可能であり，酸塩基平衡の異常から，「病態の把握」が可能である．その他，電解質やヘモグロビン値（COヘモグロビンやメトヘモグロビンを含む）などをみることもできる．

1. 症例

> 　72歳，男性．来院3日前から発熱，咳嗽を認めた．徐々に呼吸が苦しくなり，救急外来を受診した．来院時，血圧は110/50 mmHg，脈拍数は110 bpm，呼吸数は28回/分，SpO_2 96％（室内気），体温39℃であった．血液ガス結果は以下の通り．
> pH 7.35，PaO_2 78 mmHg，$PaCO_2$ 25 mmHg，HCO_3^- 14 mEq/L，Na 134 mEq/L，K 4.3 mEq/L，Cl 100 mEq/L

　本症例について以降の解説に沿って血液ガス分析を行ってみよう．

2. 「呼吸状態の把握」と$AaDO_2$

　血液ガス分析を行うとPaO_2から低酸素血症を，$PaCO_2$から高二酸化炭素血症を認識することができる．
　低酸素血症の原因は，**肺胞低換気とV/Qミスマッチ**，**シャント**，**拡散障害**，**高地障害**がある．低酸素血症の原因を考える際に$AaDO_2$を用いる．$AaDO_2$は肺胞内の酸素分圧（PAO_2）と動脈血

の酸素分圧（PaO₂）の差である．よって，酸素が肺胞に到達した後，血液に届くまでの経路のどこかに障害があれば，AaDO₂は開大する．前述した低酸素血症の原因のうち，**AaDO₂が正常であるものは，肺胞低換気のみである**．

> ●**ここがポイント**
> AaDO₂が正常な低酸素血症の原因は，肺胞低換気！

AaDO₂の計算は以下のように行う．
AaDO₂ = FiO₂ ×（大気圧－水蒸気圧）－ PaO₂ －（PaCO₂ ÷ ガス交換比）
AaDO₂ = FiO₂ ×（760 － 47）－ PaO₂ －（PaCO₂ ÷ 0.8）
室内気（FiO₂ = 0.21）だと，AaDO₂ = 150 － PaO₂ － 1.25 × PaCO₂
正常値：4 ＋ 年齢/4

低酸素血症の原因が，肺胞低換気であるかどうかを調べること以外にもAaDO₂を調べる意義はある．それは，**過換気で代償された，隠れた低酸素血症を見つける**ためである．本症例は一見，酸素化は保たれているように見えるが，実際に計算してみると，AaDO₂ = 150 － 78 － 1.25 × 25 = 40 となり，低酸素血症が存在していることがわかる．

3. 「病態の把握」と酸塩基平衡

血液ガス分析を行うと「病態の把握」ができる．場合によっては，患者の状態が手に取るようにわかることがある．
ステップ1～5に沿ったアプローチを行い，前述の症例の酸塩基平衡の解釈をやってみよう．

■1 ステップ1：アシデミアかアルカレミアか

血液のpHからまずアシデミアがあるのか，アルカレミアがあるのかを判断する．pHの基準値は7.40 ± 0.02であり，pH＜7.38をアシデミア，pH＞7.42をアルカレミアという．

【症例】pHは7.35でアシデミアである．

■2 ステップ2：代謝性によるものか，呼吸性によるものか

アシデミア／アルカレミアがあることが判明したら，それが代謝性（＝HCO₃⁻低下／上昇）によるものか，呼吸性（＝PaCO₂上昇／低下）によるものかを判断する．HCO₃⁻，PaCO₂の基準値はそれぞれ24 ± 2 mEq/L，40 ± 2 mmHgである．

【症例】HCO₃⁻ 14 mEq/Lであるため代謝性アシドーシスが存在する．

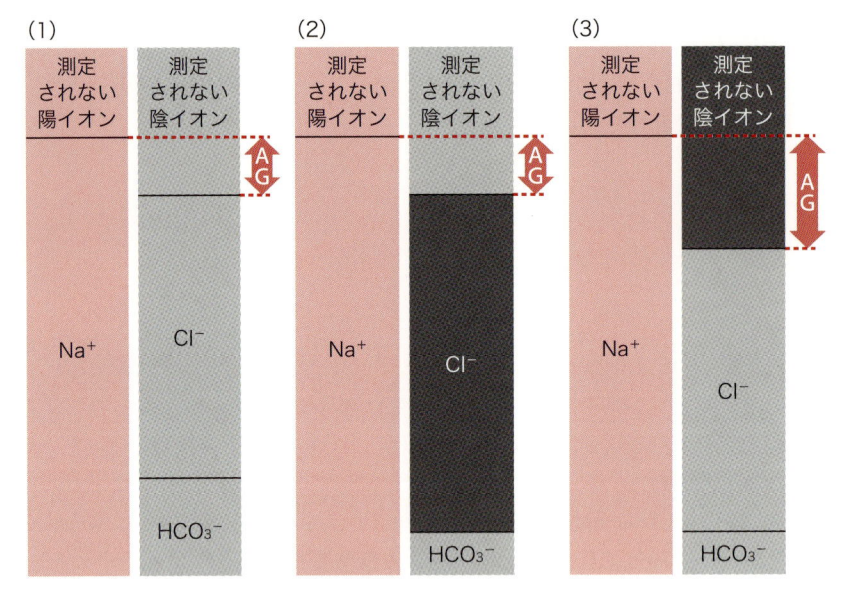

図　アニオンギャップの考え方
代謝性アシドーシスでは，HCO_3^- が低下する．
(1) 正常の状態
(2) AG非開大型代謝性アシドーシス．Cl^- が増加し HCO_3^- が低下している．
(3) AG開大型代謝性アシドーシス．測定されない陰イオンが増加し HCO_3^- が低下している

3 ステップ3：AGの計算．開大していれば，補正 HCO_3^- の計算

1）AGの計算（図）

血液中の測定される陽イオンのメインは Na^+ で，測定される陰イオンのメインは Cl^- と HCO_3^- である．血液中の陽イオンと陰イオンの総和は0となるので，

[Na^+] ＋［測定されない陽イオン］＝［Cl^-］＋［HCO_3^-］＋［測定されない陰イオン］

となる．

AGは次の式で表される．

AG ＝ [Na^+] － ([Cl^-] ＋ [HCO_3^-]) ＝［測定されない陰イオン］－［測定されない陽イオン］

したがって，測定されない陰イオン〔リン酸・硫酸塩（＝腎不全），乳酸，ケトンなど〕が上昇すれば，AGは開大することになる．AGの基準値は 10 ± 4 mEq/L である．

> 【症例】AG ＝ 134 －（100 ＋ 14）＝ 20 とAGの上昇を認める．
> →AG開大型代謝性アシドーシスがある．

2）補正 HCO_3^- の計算

AGの開大があれば，次に補正 HCO_3^- を計算する．補正 HCO_3^- を計算する目的は，合併するAG非開大型代謝性アシドーシスまたは代謝性アルカローシスを見つけることである．要するに，HCO_3^- の低下が，AG上昇分（＝ΔAG）のみで説明可能かどうかをみるというわけだ．

補正 HCO_3^- ＝ΔAG ＋ [HCO_3^-]

表1　酸塩基平衡異常に対する代償性変化の範囲の式

	代償範囲	完全に代償されるまでの時間	代償の限界値
代謝性アシドーシス	$PaCO_2 = 1.5 \times [HCO_3^-] + 8 \pm 2$ or $PaCO_2 = [HCO_3^-] + 15$【15の法則】	12〜24時間	$PaCO_2 = 15$ mmHg
代謝性アルカローシス	$\Delta PaCO_2 = 0.7 \times \Delta [HCO_3^-] \pm 2$ or $PaCO_2 = [HCO_3^-] + 15$【15の法則】	24〜36時間	$PaCO_2 = 60$ mmHg
呼吸性アシドーシス	急性：40 mmHgから10 mmHg増えるごとに［HCO_3^-］は1 mEq/Lずつ増加	数時間	$[HCO_3^-] = 30$ mEq/L
	慢性：40 mmHgから10 mmHg増えるごとに［HCO_3^-］は4〜5 mEq/Lずつ増加	2〜5日間	$[HCO_3^-] = 42$ mEq/L
呼吸性アルカローシス	急性：40 mmHgから10 mmHg減るごとに［HCO_3^-］は2 mEq/Lずつ減少	数時間	$[HCO_3^-] = 18$ mEq/L
	慢性：40 mmHgから10 mmHg減るごとに［HCO_3^-］は4〜5 mEq/Lずつ減少	2〜5日間	$[HCO_3^-] = 12$ mEq/L

ベッドサイドで用いる簡便な式として覚えておくと便利である（ただし［HCO_3^-］＜10 mEq/L，＞36 mEq/Lの際には誤った値になるので注意が必要である）．
文献1を参考に作成

この値が，24±2であれば，AG開大型代謝性アシドーシスのみであることがわかる．一方，＜22であればAG非開大型代謝性アシドーシスの合併，＞26であれば代謝性アルカローシスの合併を示唆する．

【症例】補正HCO_3^- ＝（20 − 10）＋14 ＝ 24
→代謝性酸塩基平衡異常の合併はない．

3）アルブミン補正

本症例で触れてはいないが，実際の臨床で，注意すべきことが1点ある．血液中の陰イオンの1つにアルブミンがある．先ほどのAGの計算式，図を参照していただきたい．測定されない陰イオンの1つであるアルブミンが低ければ，実際のAGが低くなることがわかるだろうか．**アルブミン1 g/dLの低下につき，AGは約2.5 mEq/L低下する**．例えば，アルブミン2 g/dL低下したとすると，AGは5 mEq/L低くなるため，AGの基準値は5±4 mEq/Lとなる．

●ここがポイント
AGを計算するときにはアルブミン補正をすべし！

4 ステップ4：代償は適切か

生体は，酸塩基平衡異常に対して呼吸性代償もしくは腎性代償を行う．例えば，代謝性アシドーシスがあれば，換気量を増やすことで呼吸性アルカローシスを誘導する（呼吸性代償）．表1に代償性変化の範囲の計算式を示す．この予測範囲と実際の値がずれている場合には，酸塩基平衡異常を起こす異なる原因が合併していることがわかる．

表2 代表的な酸塩基平衡異常

代謝性アシドーシス	正AG	下痢
		大量輸液
		腎不全（初期）
		尿細管性アシドーシス
	高AG	乳酸アシドーシス
		ケトアシドーシス
		薬物（サリチル酸など）
		尿毒症
代謝性アルカローシス		嘔吐
		脱水
		心不全
		利尿薬
呼吸性アシドーシス		呼吸不全
呼吸性アルカローシス		肺塞栓

【症例】代謝性アシドーシスを認めるため，呼吸性代償の範囲を計算する．PaCO₂ ＝ 1.5 × [HCO₃⁻] ＋ 8 ± 2 ＝ 29 ± 2 mmHg となり，実際測定された PaCO₂ 25 と代償の範囲を超えており，呼吸性アルカローシスも合併していることがわかる．

5 ステップ5：病態を推測する

実際に得られた結果から病態を把握することが最後のステップである．そのためには，典型的な酸塩基平衡異常の疾患，パターンを知っておく必要がある．表2に典型的な酸塩基平衡異常のパターンを示す．本症例は，AG開大型代謝性アシドーシス＋呼吸性アルカローシスを呈していた．この結果を見て，「これは危ない！」と感じられただろうか．

AG開大型代謝性アシドーシス＋呼吸性アルカローシスの組み合わせで想定するべき疾患は2つ，**敗血症**と**サリチル酸中毒**である．本症例は，肺炎からの敗血症が強く疑われる．至急，培養を取り，1時間以内には抗菌薬投与を行わなければならない．敗血症は内科エマージェンシーであり，血液ガスはそれに気づくきっかけとなることがある．

● ここがポイント

AG開大型代謝性アシドーシス＋呼吸性アルカローシスの組み合わせは，敗血症かサリチル酸中毒！

本症例は，SpO₂，PaO₂が保たれており，また血圧が下がっているわけでもない．しかし，血液ガスを紐解くことで，隠れた低酸素血症，敗血症を見つけることができる．血液ガスをきちんと解釈し，早期の患者の異常の発見と病態の把握に役立ててほしい．

文献・参考文献

1) Berend K, et al：Physiological approach of acis-base disturvances. N Engl J Med, 371：1434-1445, 2014
↑酸塩基平衡異常の解釈について非常によくまとまったレビュー
2) 「水・電解質と酸塩基平衡改訂第2版」（黒川清/著），南江堂，2004
↑例題形式で酸塩基平衡について理解の深まる定番の1冊
3) 「一目でわかる血液ガス第2版」（飯野靖彦/著），メディカル・サイエンス・インターナショナル，2013

プロフィール

川上大裕（Daisuke Kawakami）
神戸市立医療センター中央市民病院麻酔科　集中治療フェロー
内科集中治療から外傷，熱傷，心臓血管外科術後まで幅広く診療にあたっています．もともとは総合診療医でしたが，現在は集中治療フェローとして，疾患だけでなく，ICUを運営するノウハウも学んでいます．

瀬尾龍太郎（Ryutaro Seo）
神戸市立医療センター中央市民病院救命救急センター　副医長　EICU室長

第8章　薬のギモン

1. 救急外来でよくみる呼吸器感染症の具体的処方を教えてください
（急性上気道炎，インフルエンザ，軽症肺炎など）

重松三知夫

● Point

・抗菌薬を使用しない急性上気道炎例においては患者指導が重要である
・抗菌薬を投与する症例を適切に選択し，起炎菌の同定に努める
・特に広域抗菌薬を使用する際には，基礎疾患や患者背景を把握したうえで行う

はじめに

本稿では，救急外来においてよくみられる呼吸器感染症である，急性上気道炎（かぜ症候群），インフルエンザ，軽症肺炎について，その外来治療の内容について述べる．救急外来における処方可能日数は施設により異なるため，薬剤投与の際は，処方可能日数にあわせて後日の外来を受診するように指導いただきたい．

1. 急性上気道炎（かぜ症候群）

急性の上気道感染症のうち，急性上気道炎はかぜ症候群とも呼ばれ，鼻汁，咳，咽頭痛，微熱などの臨床症状を呈する．日本呼吸器学会のガイドライン[1]では，原因微生物の80〜90％がウイルスであると指摘している．一部は細菌感染に由来し，ウイルス感染の経過中に細菌感染を併発することもあるが，大多数の症例が抗菌薬の適応外であることは，かぜ症候群について記載したほかの複数のガイドラインと共通している．それゆえ，患者教育や生活指導が重要である．

1 急性上気道感染における患者指導の要点

上記ガイドラインに示されている患者教育の要点を以下に示す[1]．抗菌薬を処方しない理由，生活指導，再受診をすべき病状などについてわかりやすく説明する．
① かぜ症候群の自然経過は5〜14日間であるが，一般には3〜7日で軽快する．
② ほとんどがウイルス感染であり，いろいろなウイルスが関係する．
③ かぜ症候群の原因ウイルスに対応する抗ウイルス薬は存在しない（インフルエンザにのみ抗ウイルス薬が有効）．
④ 抗生物質（抗菌薬）は"かぜ"に直接効くものではない．
⑤ 抗生物質（抗菌薬）を頻用（乱用）すると副作用（下痢，アレルギー）や耐性菌の出現がみら

れる.
⑥ いわゆるかぜ薬は，症状緩和を目的として用いる，対症療法の治療薬である．
⑦ 多くのかぜ薬，とりわけ総合感冒薬はかぜの治療に必ず効果がみられるわけではなく，連用すると副作用をみることもある．
⑧ 発熱は体がウイルスと戦っている免疫反応である．発熱によってウイルスが増殖しがたい環境条件がつくられている．したがって，"かぜ"に伴う発熱や痛みなどの症状が激しい場合にのみ，解熱・鎮痛薬を頓用で服用する．
⑨ 食事摂取が十分できない時，消化性潰瘍の既往がある人，アスピリン喘息，腎不全の人などには，アスピリンやNSAIDsなどの解熱・鎮痛薬は禁忌となっている．
⑩ いかなる薬物にも副作用が起り得ると考えて，何らかの異常の発現があれば，早めに医師または薬剤師と相談する．
⑪ 症状の持続や悪化（高熱の持続や膿性分泌物の増加）がみられる場合には，すみやかに医師の診断（再診）が必要である．
⑫ うがい，手洗いはかぜ予防のための患者教育として重要である．
⑬ "かぜ"は発症時，特に発熱時に，最もウイルスが伝播しやすい（マスク，手洗いによる感染拡大防止を指導する）．

2 ウイルス性急性上気道感染における治療薬の選択（対症療法）[2]

●かぜ症状全般に対して

・処方例：PL配合顆粒　1回1.0 g　1日3回（毎食後）　数日間

・本薬はアセトアミノフェン，サリチルアミド，無水カフェイン，プロメタジンメチレンジサリチル酸塩の合剤であり，解熱鎮痛作用，抗ヒスタミン・抗コリン作用，中枢神経興奮作用などを有する．

●発熱，頭痛，咽頭痛に対して

・処方例1：アセトアミノフェン（カロナール®錠またはアセトアミノフェン「JG」原末）　1回300〜500 mg　頓用　1日1,500 mgまで　数日間
・処方例2：ロキソプロフェン（ロキソニン®）　1回60 mg　頓用　原則1日2回　最大3回まで

●くしゃみ，鼻汁，鼻閉に対して

・処方例1：d-クロルフェニラミンマレイン酸（ポララミン®錠2 mg）　1回2 mg　1日3回（毎食後）　数日間
・処方例2：シプロヘプタジン塩酸塩（ペリアクチン®錠）　1回4 mg　1日1〜3回（食後）　数日間

●咳嗽に対して

・処方例1：デキストロメトルファン（メジコン®錠）　1回15 mg　1日3回（毎食後）　数日間
・処方例2：コデインリン酸塩（リン酸コデイン散）　1回20 mg　頓用　1日3回まで

・喀痰を伴う咳嗽に対しては中枢性鎮咳薬であるリン酸コデイン散は使用しないのが原則であるが，咳嗽が著しく不眠や体力消耗がある場合は使用を検討する．嘔気や気分不良が生じる場合があるため注意する．

> ・処方例3：カルボシステイン（ムコダイン®錠）　1回500 mg　1日3回（毎食後）　数日間

・喀痰を伴う咳嗽の際に鎮咳薬と併用する．

3 抗菌薬投与を行う急性上気道感染症

　かぜ症状を訴えて来院した患者のうち少数ながら抗菌薬が必要な主な病態には，①細菌性副鼻腔炎，②溶連菌性咽頭炎，③肺炎などがある．これらをふまえて抗菌薬の投与を考慮すべき病状として，長期間持続する症状や再発熱，3日を超えて持続する高熱，膿性の気道分泌，白血球増多やCRP高値，膿性後鼻漏（①），顔面痛・前頭部痛（①），扁桃肥大と白苔付着や膿栓（②），A群溶連菌抗原迅速検査陽性（②），胸部X線上の浸潤影（③）などがあげられる．

　③の治療については後述し，①，②の一次治療薬をあげる．抗菌薬使用の詳細については，文献3等を参照されたい．

> ・処方例1：アモキシシリン（サワシリン®）　1回500 mg　1日3回（毎食後）　6日間
> ・処方例2：アジスロマイシン（ジスロマック®SR成人用ドライシロップ）　1回2,000 mg　空腹時単回投与

2. インフルエンザ

　抗インフルエンザ薬としては，ノイラミニダーゼ阻害薬（neuraminidase inhibitors，NAIs）とM2蛋白阻害薬が市販されている．後者のうち日本で使用できるアマンタジン（シンメトレル®）は，A型インフルエンザのみに有効であるが，一部に耐性が報告されており，通常治療薬として用いられることは少ない．

　NAIsはインフルエンザ抗原迅速診断検査で診断可能なA型，B型の両者に有効である．NAIsの発症2日（48時間）以内の投与により重症化は有意に抑制される．インフルエンザ流行期においては，インフルエンザ様症状をきたす患者の迅速診断結果が陰性であっても，インフルエンザを有意に否定しないので，臨床診断によって抗インフルエンザ治療を開始する[3]．

■ インフルエンザ治療における薬剤の選択[4]

　NAIsには，内服薬であるオセルタミビル，吸入薬であるザナミビルおよびラニナミビル，注射薬であるペラミビルがある．吸入薬の使用が困難な幼少児では，オセルタミビルが選択される．服薬管理が困難な高齢者では，アドヒアランスの点から1回吸入で済むラニナミビルが適しているかもしれない．内服・吸入が困難な重症例や高齢者では，ペラミビルが選択される．また，高度の腎機能障害患者では，吸入薬が安全と考えられる．

　2013～2014年シーズンに一部地域で，オセルタミビルの高い耐性化が報じられたが，全国平均の同剤の耐性化率は低く，実際に同シーズンにおいてオセルタミビル投与後の解熱時間は他の

薬剤とほぼ同等であった．

以下に成人患者に対する処方例を記す．

> ・処方例1：オセルタミビル（タミフル®）　1回75 mg　1日2回（朝夕食後）　5日間

・腎機能障害患者では用量を調節する．透析患者やクレアチニンクリアランスが10 mL/以下の患者には使用は推奨されない．

> ・処方例2：ザナミビル（リレンザ®）　1回10 mg（2ブリスター）　1日2回吸入　5日間
> ・処方例3：ラニナミビル（イナビル®）　1回40 mg（2容器）　単回吸入
> ・処方例4：ペラミビル（ラピアクタ®）　1回300 mg　15分以上かけて単回点滴

・腎機能障害患者に対しては用量を調節する．重症例では複数回点滴可．

3. 軽症肺炎

日本呼吸器学会の成人市中肺炎診療ガイドライン[5]には，肺炎の重症度分類とその治療の場の選択が記載されている（A-DROP分類：表・図1）．以下，軽症肺炎と診断された場合の外来治療選択について述べるが，軽症と診断し外来治療を選択した場合でも，喀痰の塗抹・培養検査，血液培養，肺炎尿中抗原検査など，可能な限り起炎菌の同定を行っておくことが重要である．また，薬剤選択の際には，*Mycoplasma*肺炎をはじめとする非定型肺炎の鑑別を行う（表2）．

1 細菌性の市中肺炎

健常者の細菌性の市中肺炎では，高用量のペニシリン系薬を中心とした治療を行う[3, 5]．

> ・処方例1：クラブラン酸カリウム/アモキシシリン（CVA/AMPC）　125 mg/250 mg錠（オーグメンチン®配合錠250RS）　1回1～2錠　1日3回または4回（毎食後または毎食後・眠前）　7日間

・1錠の規格がCVA/AMPC 62.5 mg/125 mgの錠剤（オーグメンチン®配合錠125SS）もある．
・添付文書上，CVA/AMPCの1日最大用量は500 mg/1,000 mgである．

喀痰グラム染色や尿中抗原検査で，起炎菌が肺炎球菌と判明している軽症肺炎の場合，ペニシリン単剤の高用量を使用する．

> ・処方例：アモキシシリン（サワシリン®）　1回500 mg　1日3回または4回（毎食後または毎食後・眠前）　7日間

2 非定型肺炎

非定型肺炎と細菌性肺炎の鑑別については日本呼吸器学会の成人市中肺炎診療ガイドライン[5]を参考にする（表2）．

表・図1　身体所見，年齢による肺炎の重症度分類（A-DROPシステム）

表1-1　使用する指標

1. 男性70歳以上，女性75歳以上（age）
2. BUN 21 mg/dL以上または脱水あり（dehydration）
3. SpO₂ 90％以下（PaO₂ 60 Torr以下）（respiration）
4. 意識障害*（orientation）
5. 血圧（収縮期）90 mmHg以下（pressure）

表1-2　重症度分類

軽症：上記5つの項目のいずれも満足しないもの
中等症：上記項目の1つまたは2つを有するもの
重症：上記項目の3つ以上を有するもの
超重症：上記項目の4つまたは5つを有するもの
ただしショックがあれば1項目のみでも超重症とする

図1-1　重症度分類と治療の場の関係

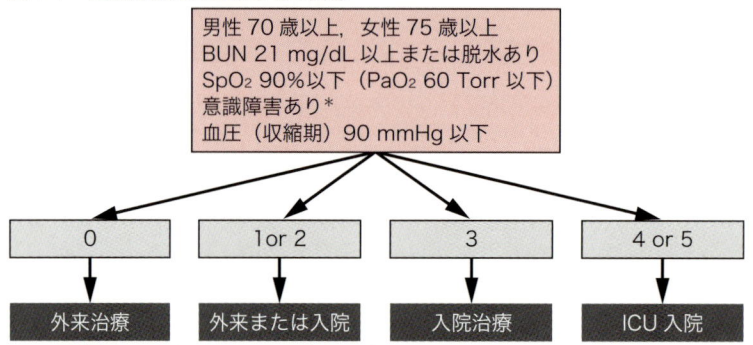

男性70歳以上，女性75歳以上
BUN 21 mg/dL以上または脱水あり
SpO₂ 90％以下（PaO₂ 60 Torr以下）
意識障害あり*
血圧（収縮期）90 mmHg以下

- 0 → 外来治療
- 1 or 2 → 外来または入院
- 3 → 入院治療
- 4 or 5 → ICU入院

＊：意識障害：本邦では3-3-9度方式（Japan coma scale）が用いられている．これに該当する場合は，意識障害ありと判定するが，高齢者などではI 1～3程度の意識レベルは認知症などで日頃から存在する場合がある．したがって，肺炎に由来する意識障害であることを検討する必要がある

文献5より引用

- 処方例：アジスロマイシン（ジスロマック®SR成人用ドライシロップ）　1回2,000 mg　空腹時単回投与

　65歳以上，あるいは慢性の心，肺疾患がある場合，レスピラトリーキノロン（レボフロキサシン，モキシフロキサシン，ガレノキサシンなど）の使用を考慮する．

- 処方例1：レボフロキサシン（クラビット®）　1回500 mg　1日1回（食後）　6日間
- 処方例2：モキシフロキサシン（アベロックス®）　1回400 mg　1日1回（食後）　6日間

- モキシフロキサシンは腎機能低下例でも用量調節を行わず使用可能である．

❸ 高齢者・要介護者（施設入所者を含む）の肺炎

　長期療養型病床群・介護施設の入所者，90日以内に病院を退院した患者，介護を必要とする高

表2　細菌性肺炎と非定型肺炎の鑑別

表2-1　鑑別に用いる項目

1. 年齢60歳未満
2. 基礎疾患がない，あるいは，軽微
3. 頑固な咳がある
4. 胸部聴診上所見が乏しい
5. 痰がない，あるいは，迅速診断法で原因菌が証明されない
6. 末梢血白血球数が10,000/μL未満である

表2-2　鑑別基準

上記6項目を使用した場合：
・6項目中4項目以上合致した場合　非定型肺炎疑い
・6項目中3項目以下の合致　細菌性肺炎疑い
この場合の非定型肺炎の感度は77.9％，特異度は93.0％
上記1から5までの5項目を使用した場合
・5項目中3項目以上合致した場合　非定型肺炎疑い
・5項目中2項目以下の合致　細菌性肺炎疑い
この場合の非定型肺炎の感度は83.9％，特異度は87.0％

文献5より引用

齢者・身障者，通院にて継続的に血管内治療（透析，抗菌薬，化学療法，免疫抑制薬などによる治療）を受けている患者，などに発症した肺炎は医療・介護関連肺炎（NHCAP）と定義されている[6]．多くが高齢者を占め，誤嚥性肺炎の割合が高く，耐性菌の検出率が市中肺炎に比較して高いのが特徴である．

　外来治療か入院治療かの決定は，先に述べたA-DROP分類や，日本呼吸器学会成人院内肺炎診療ガイドラインにおける重症度分類（I-ROAD分類）などを参考に重症度を判断し，患者の基礎疾患や合併症，栄養状態，精神的・身体的活動性，家族の状況などの社会的状況などを勘案して総合的に行う．

　NHCAPガイドラインでは，耐性菌（緑膿菌，MRSA，*Acinetobacter*属，ESBL産生腸内細菌，*Stenotrophomonas maltophilia*）のリスク因子として，①過去90日以内の2日以上の抗菌薬使用歴，②経管栄養，をあげており，それらの耐性菌が起炎菌であると疑われる場合には，入院治療が原則である．外来治療を選択する場合に，3-**1**，3-**2**項に示したクラブラン酸カリウム/アモキシシリンにアジスロマイシンを加えた2剤併用，3-**2**項に示したレボフロキサシンまたはモキシフロキサシン，が推奨されている．レボフロキサシンは誤嚥による肺炎を疑う場合には嫌気性菌に効果が弱いため避けた方がよい．

4 慢性気道疾患を基礎に有する患者の肺炎

　通院・入院歴があり，過去の細菌検査のデータが存在する患者においては，その結果を参考にする．特に気管支拡張症を有し，緑膿菌の検出歴がある場合には，3-**2**項に示したレスピラトリーキノロンを選択する．COPDや気管支喘息に肺炎が合併した場合も，肺炎の治療経過が不良であると基礎疾患の増悪をきたすため，救急外来において起炎菌が判明しない場合，キノロン系の使用は妥当な選択である．喀痰検体を提出することにより，後日の外来においてde-escalation

が可能となる場合がある．

● ここがピットフォール

吸気時に増強する胸痛に注意！
患者が吸気時に増強する胸部痛を訴えて受診した場合，壁側胸膜の炎症を考える．疼痛部の胸壁に圧痛があるかどうかを確認し，肋骨上に圧痛点が存在する場合には，肋骨の外傷と診断する（打撲のエピソードがなくても，激しい咳嗽で受傷する場合もある）．一方，明らかな圧痛点がなく，血液検査で炎症反応の上昇が確認される場合，胸部X線で疼痛に一致する部位に浸潤影がはっきりしなくても，胸膜炎や肺膿瘍（壊死性肺炎）の胸膜への波及を念頭に置く．胸膜に接した陰影は，特に前胸部や背部などにおいてX線で確認しにくいことがあるためで，可能ならば胸部CTで病影の有無を確認することが望ましい．
このような病態では，グラム陽性球菌や嫌気性菌をカバーする抗菌薬（クラブラン酸カリウム/アモキシシリンなど）が選択されるが，投与にもかかわらず増悪し，膿胸（胸腔ドレナージを要する）に進展することがあり，また通常の肺炎に比較して長期の抗菌薬投与を要する．帰宅させる場合でも，必ず1～2日以内に呼吸器専門外来を受診するよう指導する．微量であってもすでに胸水貯留を認める症例では，入院にて十分な抗菌薬治療を行うことが必要である．「胸部痛があったが，心疾患が除外され胸部X線所見も著変がなかったので，治療適応はないとして帰宅させた」，などということがないように．

おわりに

救急外来にて遭遇頻度の高い呼吸器感染症の外来治療について述べた．入院治療を要する中等症，重症の症例に対する治療方針については，本書の他稿やガイドラインを参照されたい．

文献・参考文献

1) 「呼吸器感染症に関するガイドライン」成人気道感染症診療の基本的考え方（日本呼吸器学会呼吸器感染症に関するガイドライン作成委員会/編），日本呼吸器学会，2003
2) 松元幸一郎：かぜ症候群．「今日の治療指針2015年版」（山口　徹，北原光夫/監），医学書院，2015
3) 「JAID/JSC感染症治療ガイド2014」（JAID/JSC感染症治療ガイド・ガイドライン作成委員会/編），日本感染症学会・日本化学療法学会，2014
4) 河合直樹，池松秀之：抗インフルエンザ薬の概要．「インフルエンザ診療マニュアル2014-2015年シーズン版（第9版）」（日本臨床内科医会インフルエンザ研究班/編），21-27，日本臨床内科医会，2014
5) 「呼吸器感染症に関するガイドライン」成人市中肺炎診療ガイドライン（日本呼吸器学会呼吸器感染症に関するガイドライン作成委員会/編），日本呼吸器学会，2007
6) 「医療・介護関連肺炎診療ガイドライン」〔日本呼吸器学会 医療・介護関連肺炎（NHCAP）診療ガイドライン作成委員会/編〕，日本呼吸器学会，2011

プロフィール

重松三知夫（Michio Shigematsu）
一般財団法人住友病院呼吸器内科
大学在籍時にはびまん性肺疾患を専門としていましたが，現在は呼吸器疾患一般を診療しています．是非多くの研修医の先生方に呼吸器内科医を志していただきたいと思います．

呼吸器診療に役立つ書籍

目で見る感染症
見ためでここまで診断できる！
感染症の画像アトラス

原永修作, 藤田次郎／編

感染症を"見ため"で的確に掴んで診断するコツを伝授！正しい診断に導くための炎症所見・検査所見の見かたを解説．さらに確定診断までのアプローチもわかる！感染症の診断力を磨きたいすべての方，必携！

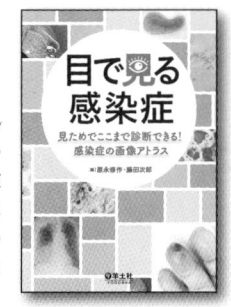

- 定価（本体4,200円＋税）　■ B5判
- 167頁　■ ISBN 978-4-7581-1774-6

亀田流 驚くほどよくわかる 呼吸器診療マニュアル

青島正大／編

呼吸器疾患の診断，検査，治療法までを具体的に解説し，後期研修医・一般内科医に最適！熱意あふれる執筆陣が「亀田流の診療のコツ」も教えます！多様なケースに対応できる"呼吸器generalist"になろう！

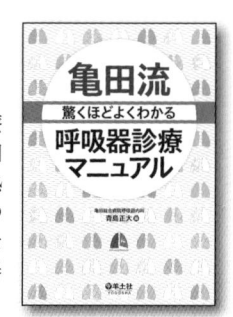

- 定価（本体5,500円＋税）　■ B5判
- 343頁　■ ISBN 978-4-7581-1770-8

わかって動ける！人工呼吸管理ポケットブック
「どうしたらいいのか」すぐわかる，チェックリストと頻用データ

志馬伸朗／編

研修医必携！「こういう時はどうするんだっけ？」現場で知りたいことをすぐ引けて，呼吸器設定や患者評価の表など対応時に役立つデータが満載！設定から調節，離脱，トラブル対応まで，チェックリストで判断できる！

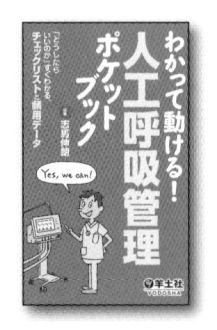

- 定価（本体3,500円＋税）　■ B6変型判
- 189頁　■ ISBN 978-4-7581-1755-5

レジデントノート別冊 各科研修シリーズ
呼吸器内科必修マニュアル 改訂版

山口哲生, 小倉高志, 樫山鉄矢／編

ローテートに欠かせない呼吸器内科の定番書．「どの検査？」「画像はどう読む？」「咳の鑑別は？」など初めての不安を解消できる基本的内容を網羅！「入院患者が肺炎に」「救急に喘息の患者さん」など，他科医にも役立つ．

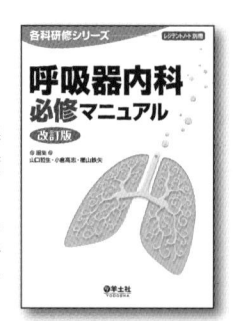

- 定価（本体4,200円＋税）　■ B5判
- 299頁　■ ISBN 978-4-7581-0583-5

発行　羊土社 YODOSHA　〒101-0052　東京都千代田区神田小川町2-5-1　TEL 03(5282)1211　FAX 03(5282)1212
E-mail：eigyo@yodosha.co.jp
URL：http://www.yodosha.co.jp/

ご注文は最寄りの書店，または小社営業部まで

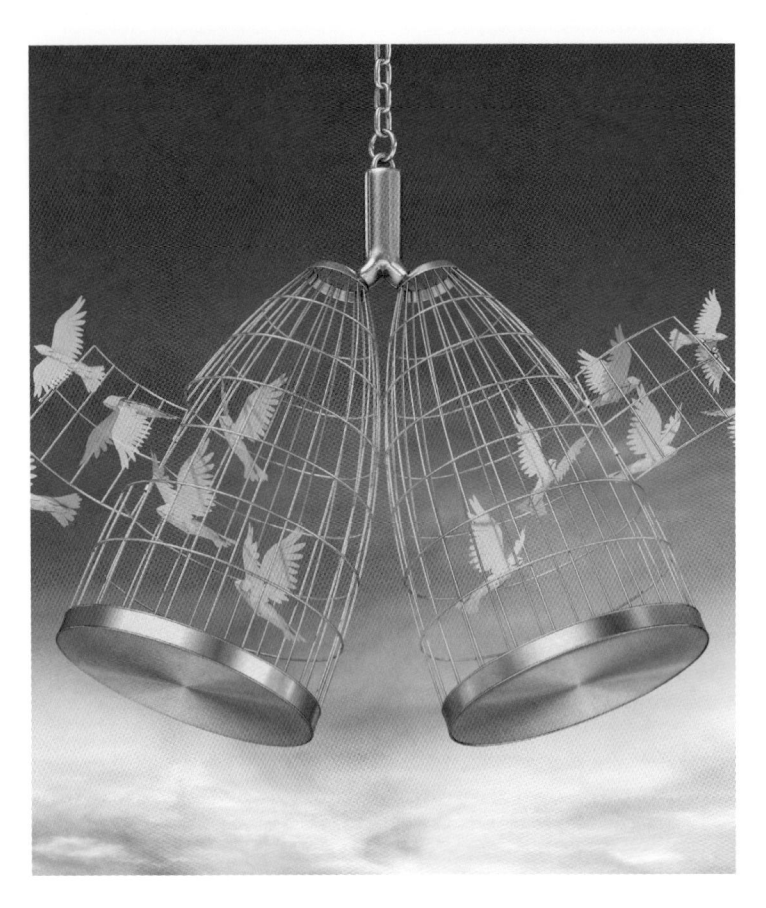

COPD治療配合剤

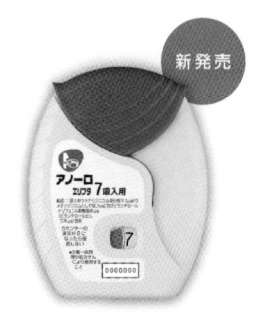

新発売

アノーロ エリプタ 7吸入用
ANORO ELLIPTA

「効能・効果」、「用法・用量」、「禁忌を含む使用上の注意」等は、添付文書をご参照ください。

製造販売元（輸入）
グラクソ・スミスクライン株式会社
〒151-8566　東京都渋谷区千駄ヶ谷4-6-15

グラクソ・スミスクラインの製品に関するお問い合わせ・資料請求先
TEL：0120-561-007（9:00～18:00／土日祝日及び当社休業日を除く）
FAX：0120-561-047（24時間受付）

作成年月 2014年9月（MKT）

Dr.竜馬の
病態で考える
人工呼吸管理

人工呼吸器設定の根拠を病態から理解し、
ケーススタディで実践力をアップ！

田中竜馬／著

□ 定価（本体5,000円＋税）　□ B5判　□ 380頁　□ ISBN978-4-7581-1756-2

「患者にやさしい人工呼吸管理」を行いたい方は必読！病態に応じた人工呼吸器の設定や調節，トラブルの対処が根拠から身につきます．軽妙な語り口でスラスラ読めて，専門書では難しい…という初学者にもオススメ！

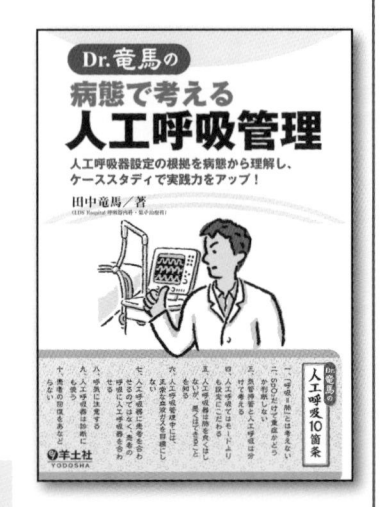

発行　羊土社 YODOSHA
〒101-0052　東京都千代田区神田小川町2-5-1　TEL 03(5282)1211　FAX 03(5282)1212
E-mail：eigyo@yodosha.co.jp
URL：http://www.yodosha.co.jp/

ご注文は最寄りの書店，または小社営業部まで

第8章　薬のギモン

2. 喘息やCOPDの吸入薬の種類が多くて，何をどう使っていいかわかりません

福永健太郎

● Point ●

- 気管支喘息では，β2刺激薬単剤での治療は行わず，必ず吸入ステロイドを併用する
- ガイドラインに基づき，重症度から治療薬剤の選択を考慮する
- 患者の背景や生活環境にあわせてデバイスおよび吸入薬を選択する

はじめに

　気管支喘息や慢性閉塞性肺疾患（chronic obstructive pulmonary disease：COPD）の治療の根幹は，**β2受容体刺激薬**，**吸入ステロイド薬**（inhaled corticosteroids：ICS），**ムスカリン受容体拮抗薬**である．近年，吸入薬剤，吸入デバイスの開発が進み，多種類の吸入薬が使用可能となっている．これらの薬剤によりCOPDは予防・治療が可能な疾患となり，気管支喘息においては死亡率が大幅に低下した．これらの薬剤をうまく選択，組み合わせて利用することが，患者の症状およびQOLの改善に重要である．

1. 吸入製剤の違い

　気管支喘息，COPDで使用する吸入薬は，製剤により吸入デバイスが異なる．主には**加圧式定量噴霧吸入器**（pressurized metered dose inhaler：pMDI）と**ドライパウダー式吸入器**（dry powder inhaler：DPI）に分類される．気管支喘息・COPDで使用する主な吸入薬を**表1**にまとめた．DPIは吸気流速が十分な健康成人に向く．一方pMDIは，さほど吸気流速を必要としないが，吸気との同調が必要である．同調がうまくいかない場合は，吸入スペーサーを用いる．そのためpMDIの対象となるのは吸気流速の低下した高齢者や介護者による吸入の補助が必要な患者である．またICS吸入加療中にDPIで嗄声を生じる患者ではpMDIに変更することで嗄声が改善することがある．デバイスの選択に関しては，患者個人の背景や生活環境を十分に考慮して検討することが重要である．

表1 喘息治療ステップ

		治療ステップ1	治療ステップ2	治療ステップ3	治療ステップ4
長期管理薬	基本治療	吸入ステロイド薬（低用量）	吸入ステロイド薬（低〜中用量）	吸入ステロイド薬（中〜高用量）	吸入ステロイド薬（高用量）
		上記が使用できない場合は以下のいずれかを用いる ・LTRA ・テオフィリン徐放製剤 ＊症状が稀ならば必要なし	上記で不十分な場合に以下のいずれかを1剤を併用 ・LABA（配合剤の併用可）[*5] ・LTRA ・テオフィリン徐放製剤	上記に下記のいずれか1剤、あるいは複数を併用 ・LABA（配合剤の併用可）[*5] ・LTRA ・テオフィリン徐放製剤 ・LAMA[*6]	上記に下記の複数を併用 ・LABA（配合剤の併用可） ・LTRA ・テオフィリン徐放製剤 ・LAMA[*6] ・抗IgE抗体[*2,7] ・経口ステロイド薬[*3,7]
	追加治療	LTRA以外の抗アレルギー薬[*1]	LTRA以外の抗アレルギー薬[*1]	LTRA以外の抗アレルギー薬[*1]	LTRA以外の抗アレルギー薬[*1]
発作治療[*1]		吸入SABA	吸入SABA[*5]	吸入SABA[*5]	吸入SABA

LTRA：ロイコトリエン受容体拮抗薬，LABA：長時間作用性β2刺激薬，SABA：短時間作用性β2刺激薬．
＊1：抗アレルギー薬は，メディエーター遊離抑制薬，ヒスタミンH1拮抗薬，トロンボキサンA2阻害薬，Th2サイトカイン阻害薬をさす．
＊2：通年性吸入アレルゲンに対して陽性かつ血清総IgE値が30〜1,500 IU/mlの場合も適応となる．
＊3：経口ステロイド薬は短期間の間欠的投与を原則とする．短期間の間欠投与でもコントロールが得られない場合は，必要最小量を維持量とする．
＊4：軽度の発作までの対応を示し，それ以上の発作についてはガイドラインの「急性増悪（発作）への対応（成人）」の項を参照．
＊5：ブデソニド／ホルモテロール配合剤で長期管理を行っている場合には，同剤を発作治療にも用いることができる．長期管理薬と発作治療を合わせて1日8吸入までとするが，一時的に1日合計12吸入まで増量可能である．ただし，1日8吸入を超える場合は速やかに医療機関を受診するよう患者に説明する．
＊6：チオトロピウム臭化物水和物のソフトミスト製剤．
＊7：LABA, LTRAなどをICSに加えてもコントロール不良の場合に用いる．
文献2より引用

2. 気管支喘息における吸入薬の使い方

気管支喘息に用いる吸入薬は，**長期管理薬（コントローラー）**としてICS，ICS/長時間作用性β2刺激薬（long acting β2 agonist：LABA）配合剤，長時間作用性ムスカリン受容体拮抗薬（long acting muscarinic antagonist：LAMA），**発作時治療薬（レリーバー）**として短時間作用性β2刺激薬（short acting β2 agonist：SABA）の2種類に分類される．

1 気管支喘息におけるβ2刺激薬

β2刺激薬は短時間作用性と長時間作用性に分類される．プロカテロール（メプチンエアー®など），サルブタモール（サルタノール®インヘラー）といった短時間作用性β2刺激薬は，発作による症状を緩和するレリーバーとして，長時間作用性β2刺激薬はICSと併用しコントローラーとして使用される．

注意すべき点として，**β2刺激薬の単剤投与は喘息のコントロールを悪化させるだけでなく，喘息死を増加させたことから**[1]，**必ずICSと併用しなければならない**．また副作用としては，動悸，頻脈，振戦，血清K値の低下があり，特に虚血性心疾患や甲状腺機能亢進症，糖尿病を合併して

表2　気管支喘息　ステップごとの各ICS使用量

薬剤		剤型	ステップ1 軽症間欠型	ステップ2 軽症持続型	ステップ3 中等症持続型	ステップ4 重症持続型
ICS	ベクロメタゾンプロピオン酸エステル （キュバール™）	pMDI	100～200 μg/日	100～400 μg/日	400～800 μg/日	800μg/日
	シクレソニド （オルベスコ®）	pMDI				
	フルチカゾンプロピオン酸エステル （フルタイドエアゾール®） （フルタイド®ディスカス®）	pMDI DPI				
	モメタゾンフランカルボン酸エステル （アズマネックス®ツイストヘラー®）	DPI				
	ブデソニド （パルミコート®タービュヘイラー®）	DPI	200～400 μg/日	200～800 μg/日	800～1,600 μg/日	1,600μg/日
ICS/LABA	サルメテロールキシナホ酸/ フルチカゾンプロピオン酸エステル （アドエア®50・125・250エアゾール） （アドエア®100・250・500ディスカス®）	pMDI DPI	―	200～500 μg/日	500～1,000 μg/日	1,000μg/日
	ブデソニド/ホルモテロールフマル酸塩 （シムビコート®タービュヘイラー®）	DPI	―	320～640 μg/日	640～1,280 μg/日	1,280μg/日
	フルチカゾンプロピオン酸エステル/ ホルモテロールフマル酸塩 （フルティフォーム®50・125エアゾール）	pMDI	―	200～500 μg/日	500～750 μg/日	750～ 1,000μg/日
	ビランテロールトリフェニル酢酸塩/ フルチカゾンフランカルボン酸エステル （レルベア®100・200エリプタ®）	DPI	―	100μg/日	100～200 μg/日	200μg/日

いる患者では注意が必要である．

2 治療の基本はICS

　気管支喘息の病態は，好酸球性気道炎症を主とした慢性気道炎症であり，**治療の基本はICSによる抗炎症療法である．治療ステップ1～4のすべてで使用が推奨されている**（表1）．喘息発症後にICSを導入することで，症状や呼吸機能の改善が得られ，気道壁のリモデリングを抑制することが可能とされている．ICSは製剤により当力価になるように投与量が設定されており，治療ステップにあわせてICSの適切な投与量を決定する（表2）[2]．

3 ICS/LABA配合剤

　ICS/LABA配合剤は，ICSでコントロールが不十分な患者に対し，ステップ2から使用可能であり，現在喘息診療の中心的役割を果たしている．LABAとICSの併用は，ICSがβ_2受容体の数を増加させ，LABAがステロイド受容体の核内移行を促し，両薬剤の効果を増強する[3]．またICS，LABAをそれぞれ単独で吸入するよりも，合剤として同時に吸入する方が有効性が高い[4]．現在使用可能なICS/LABA配合剤は，アドエア®，シムビコート®，フルティフォーム®，レルベア®の4製剤である．表2にICS/LABA配合剤の治療ステップごとのICS投与量を記した．実臨床では，各治療ステップの投与量に準じてICS/LABA配合剤で治療を開始し，すみやかに症状を落ち着かせて，ステップダウンのタイミングを計っていることが多い．

シムビコート®は，ブデソニド（ICS）/ホルモテロール（LABA）の配合剤である．ホルモテロールによる気管支拡張効果の発現が早いため，症状出現時に追加吸入するSMART（symbicort maintenance and reliever therapy）療法が認可されている．SMART療法は，喘息症状出現時に，SABAの代わりにシムビコート®を屯用として吸入する治療である．定期吸入と屯用吸入の合計8吸入が可能である．例えば，朝2吸入，夕2吸入の定期吸入の場合は，屯用として1回1吸入を15分程度あけて4吸入まで使用可能である．症状出現時にSABAを追加吸入する群と比較してSMART治療例で増悪の頻度が減少したと報告されている[5]．

レルベア®は，ビランテロール（LABA）/フルチカゾンフランカルボン酸エステル（ICS）の配合剤である．最大の特徴は，1日1回の吸入で，呼吸機能改善効果が1日に渡って得られ，吸入コンプライアンスの向上に寄与する点である．またデバイスであるエリプタ®は，1アクションで吸入可能であることから，誤操作が少ないと考えられる．

4 LAMA

2014年11月に気管支喘息に対してのコントローラーとして，スピリーバ®レスピマット®（チオトロピウム）が保険適用となった．臨床試験では，呼吸機能改善効果，喘息増悪の頻度を減少させたと報告されている[6]．LAMAの気管支拡張効果は優れているが，抗炎症効果に関しては動物実験レベルでの報告は認めるものの[7]，エビデンスが少ない．したがって現時点ではICSもしくはICS/LABAを使用していても症状が残る喘息患者に追加併用，もしくは副作用などでLABAが使用できない患者に使用するべきではないかと考える．注意すべき点として閉塞隅角緑内障の患者，前立腺肥大症で排尿障害がある患者では禁忌である．

3. COPDにおける吸入薬の使い方

1 ガイドラインに沿った吸入薬の選択

日本呼吸器学会ガイドライン第4版では，COPDの病期だけでなく，労作時呼吸困難などの症状の程度や増悪の頻度を加味して，薬剤を選択または追加併用することを推奨している[8]（図）．

強い労作時にのみ呼吸困難を訴える患者では，短時間作用性気管支拡張薬のみで経過を見ることもあるが，ガイドラインでは，LAMAあるいはLABAが第一選択薬となっている．COPDに対してはβ_2刺激薬に比べムスカリン受容体拮抗薬の方が気管支拡張効果が大きいことから，初期治療にはLAMAを導入することが多い．

LAMAは主に気管平滑筋の細胞膜に発現しているM3受容体に作用し，迷走神経由来のアセチルコリンによる気管平滑筋収縮を抑制する．注意すべき点として閉塞隅角緑内障の患者，前立腺肥大症で排尿障害がある患者では禁忌である．

LABAは，LAMAが使用できない患者やLAMAの使用でも症状の改善が乏しい患者に追加併用される．これまでの臨床試験で，単剤の増量よりも作用機序の異なる薬剤を併用することで，呼吸機能を有意に改善し増悪を抑制するとされている[9]．現在使用可能なLAMA/LABA配合剤は，1日1回の吸入で治療が可能であり吸入コンプライアンスの向上が期待できる（表3）．

2 COPDにおけるICS/LABA（表3）

ICS/LABA配合剤は，COPD II～IV期の患者で増悪の頻度を減少させることが明らかとなって

図　安定期COPDの管理

＊増悪をくり返す症例には，長時間作用性気管支拡張に加えて吸入ステロイドや喀痰調整薬の追加を考慮する．
文献8より引用

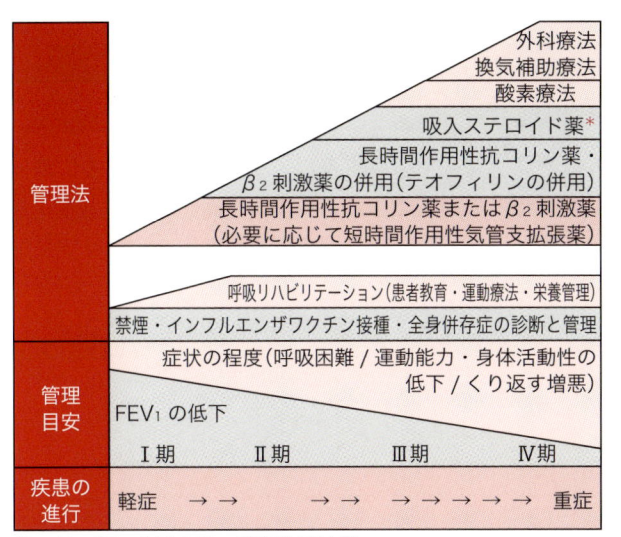

抗コリン薬＝ムスカリン受容体拮抗薬

表3　COPDに対する長期管理薬

	商品名	一般名	剤型	用法用量（成人投与量）
LABA	セレベント® ディスカス®	サルメテロールキシナホ	DPI	1回1吸入，1日2回
	オーキシス® タービュヘイラー®	ホルモテロールフマル酸	DPI	1回1吸入，1日2回
	オンブレス®	インダカテロールマレイン酸	DPI	1回1吸入，1日1回
ICS/LABA	アドエア®125エアゾール®	サルメテロールキシナホ酸/フルチカゾンプロピオン酸エステル	pMDI	2吸入/回，1日2回
	アドエア®250ディスカス®		DPI	1吸入/回，1日2回
	シムビコート® タービュヘイラー®	ブデソニド/ホルモテロールフマル酸塩	DPI	2吸入/回，1日2回
LAMA	スピリーバ® レスピマット®	チオトロピウム	SMI	2吸入/回，1日1回
	スピリーバ® 吸入用カプセル（ハンディヘラー®）		DPI	1吸入/回，1日1回
	シーブリ®	グリコピロニウム	DPI	1吸入/回，1日1回
LABA/LAMA	ウルティブロ®	グリコピロニウム/インダカテロールマレイン酸	DPI	1吸入/回，1日1回
	アノーロ® エリプタ®	ウメクリジニウム/ビランテロールトリフェニル酢酸塩	DPI	1吸入/回，1日1回

pMDI（pressurized metered dose inhaler）：加圧式定量噴霧式吸入器，
DPI（dry powder inhaler）：ドライパウダー式吸入器，
SMI（soft mist inhaler）：ソフトミスト吸入器，

いる[10]．また最近では，高齢者ほどCOPDと気管支喘息が合併している症例（asthma COPD overlap syndrome：ACOS）が多く存在すると言われている．ICS/LABAは，年間に増悪をくり返す患者やACOSの患者でよい適応となる．

4. 大切な吸入指導

　吸入療法において，患者が使用するデバイスの使用方法を熟知し，適切に吸入できていなければ治療効果は上がらない．処方の際に実技を交えて指導することが望ましいが，多忙な外来診療のなかでは，十分な指導が困難である．特に高齢者では，認知症，難聴を有していることがしばしばあり，十分な理解が得られていないことが多い．そのため吸入薬処方の際には薬剤師と連携して吸入指導を徹底する必要がある．また患者が外来受診した際に疾患の状態の把握だけではなく，吸入手技が適切に行えているかをくり返し確認し，指導することが重要である．

おわりに

　気管支喘息・COPDで使用する吸入薬について解説した．気管支喘息・COPDでは長期に渡り吸入療法を継続する必要がある．そのためにも各吸入薬の特徴を知り，患者にあった吸入薬を選択する必要がある．

文献・参考文献

1) Spitzer WO, et al：The use of beta-agonists and the risk of death and near death from asthma. N Engl J Med, 326：501-506, 1992
2) 「喘息予防・管理ガイドライン2012」（日本アレルギー学会　喘息ガイドライン作成委員/監），協和企画，2012
3) Usmani OS, et al：Glucocorticoid receptor nuclear translocation in airway cells after inhaled combination therapy. Am J Respir Crit Care Med, 172：704-712, 2005
4) Nelson HS, et al：Enhanced synergy between fluticasone propionate and salmeterol inhaled from a single inhaler versus separate inhalers. J Allergy Clin Immunol, 112：29-36, 2003
5) Rabe KF, et al：Effect of budesonide in combination with formoterol for reliever therapy in asthma exacerbations：a randomised controlled, double-blind study. Lancet, 368：744-753, 2006
6) Kerstjens HA, et al：Tiotropium improves lung function in patients with severe uncontrolled asthma：a randomized controlled trial. J Allergy Clin Immunol, 128：308-314, 2011
7) Ohta S, et al：Effect of tiotropium bromide on airway inflammation and remodelling in a mouse model of asthma. Clin Exp Allergy, 40：1266-1275, 2010
8) 「COPD（慢性閉塞性肺疾患）診断と治療のためのガイドライン第4版」（日本呼吸器学会COPDガイドライン第4版作成委員会/編）日本呼吸器学会，2013
9) Mahler DA, et al：Concurrent use of indacaterol plus tiotropium in patients with COPD provides superior bronchodilation compared with tiotropium alone：a randomised, double-blind comparison. Thorax, 67：781-788, 2012
10) Calverley PM, et al：Salmeterol and fluticasone propionate and survival in chronic obstructive pulmonary disease. N Engl J Med, 356：775-789, 2007

プロフィール

福永健太郎（Kentaro Fukunaga）
滋賀医科大学呼吸器内科
現在は大学病院で，臨床・研究を行っています．滋賀県は，大阪・京都に近く，住みやすい県だと思います．呼吸器内科を考えている先生方，滋賀で一緒に仕事をしませんか？

第8章　薬のギモン

3. 呼吸困難に対するオピオイドの使用の適応や注意点を知りたいです

中村孝人

Point

- まず呼吸困難を呈している原疾患の治療を行う
- 慢性呼吸器疾患に対する激しい咳嗽や呼吸困難にはオピオイドの適応を検討
- もっとも有効な病態は「低酸素血症のない」「呼吸数や咳嗽が多い」「喀痰が少ない」状態
- オピオイドの適切な説明と副作用対策を忘れない

はじめに

　良性疾患，悪性疾患問わず慢性進行性呼吸器疾患の進行期において慢性咳嗽や呼吸困難などは耐えがたい苦痛の1つである．本稿では肺癌進行期および間質性肺炎症例を通じて呼吸困難に対するオピオイドの適応・留意点について述べる．

1. 呼吸困難に対する治療（表1）

　病態の把握および心理社会的な要素も考慮し適切な治療介入を行う．

表1　呼吸困難に対する治療

軽度	中等度	重度
・基礎疾患加療* ・心理社会的要因への介入**	・基礎疾患加療* ・心理社会的要因への介入** ・呼吸リハビリテーション導入 ・抗不安薬投与考慮	・基礎疾患加療* ・心理社会的要因への介入** ・呼吸リハビリテーション導入 ・扇風機を用いた顔面への冷風送気 ・オピオイド投与 ・抗不安薬投与
		NIPPV導入

＊基礎疾患加療：貧血，胸水，心嚢液，心不全，気道攣縮，低酸素血症，中枢気道狭窄などの治療内容を含む
＊＊心理社会的要因への介入≒さまざまな不安や抑うつに対する介入
NPPV：noninvasive positive pressure ventilation，非侵襲的陽圧換気療法
文献1を参考に作成

2. 症例提示

症例1
　65歳，男性．進行期肺腺癌に化学療法で加療していたが徐々に増悪．ADLの低下もあり緩和治療のみの方針となった．癌性リンパ管症を経過中に認め，呼吸困難が増強．プレドニゾロン内服治療で対応していたが呼吸困難は軽快せず．不安も増大し，抗不安薬で対応したが十分な効果はなく労作時低酸素血症も認め，在宅酸素療法およびオピオイド導入のために入院．

症例2
　78歳，男性．COPD/肺気腫が合併した肺癌の化学療法をくり返していたが，経過中右癌性胸膜炎となりPD：progressive disease（進行）と判断．胸腔ドレナージ後，胸膜癒着術を施行し，その後，化学療法は施行せず緩和治療の方針となった．安静時低酸素血症を呈したため在宅酸素療法を導入して退院．外来通院中，癌性疼痛および呼吸困難感が出現．症状軽減のためモルヒネ投与を説明していたが，ご本人は「モルヒネ≒もうだめだ」という認識が強かった．

症例3
　64歳，男性．特発性間質性肺炎と診断後，抗線維化薬であるピレスパ®内服を開始し，咳嗽は軽減した．しかし通院中徐々に咳嗽が増強し，そのために十分な換気ができず，胸痛が出現するほどであった．ジヒドロコデイン内服屯用使用さらには定期内服で対応によって咳嗽や呼吸困難などの症状は軽減したが，十分ではなく，ご本人と相談しモルヒネの導入および呼吸リハビリ目的で入院となった．

3. オピオイドの使用

1 オピオイドとは
　麻薬性鎮痛薬やその関連合成鎮痛薬などのアルカロイドおよびモルヒネ様活性を有する内因性または合成ペプチド類の総称．
　1970年代には，オピオイドの作用点として受容体が存在することが証明され，はじめて薬物受容体の概念として導入された．1990年代には，μ，δおよびκオピオイド受容体の遺伝子がクローニングされた．

2 作用メカニズム（図1）
　主にμオピオイド受容体を介して以下の作用がある．
・**鎮痛作用**：脊髄における感覚神経による痛覚伝達の抑制や上行性痛覚情報伝達の抑制に加え，延髄―脊髄下行性ノルアドレナリンおよびセロトニン神経からなる下行性抑制系の賦活化などによる．
・その他，情動抑制・呼吸抑制・鎮咳作用・催吐作用・末梢神経系への作用として消化管運動抑制作用．

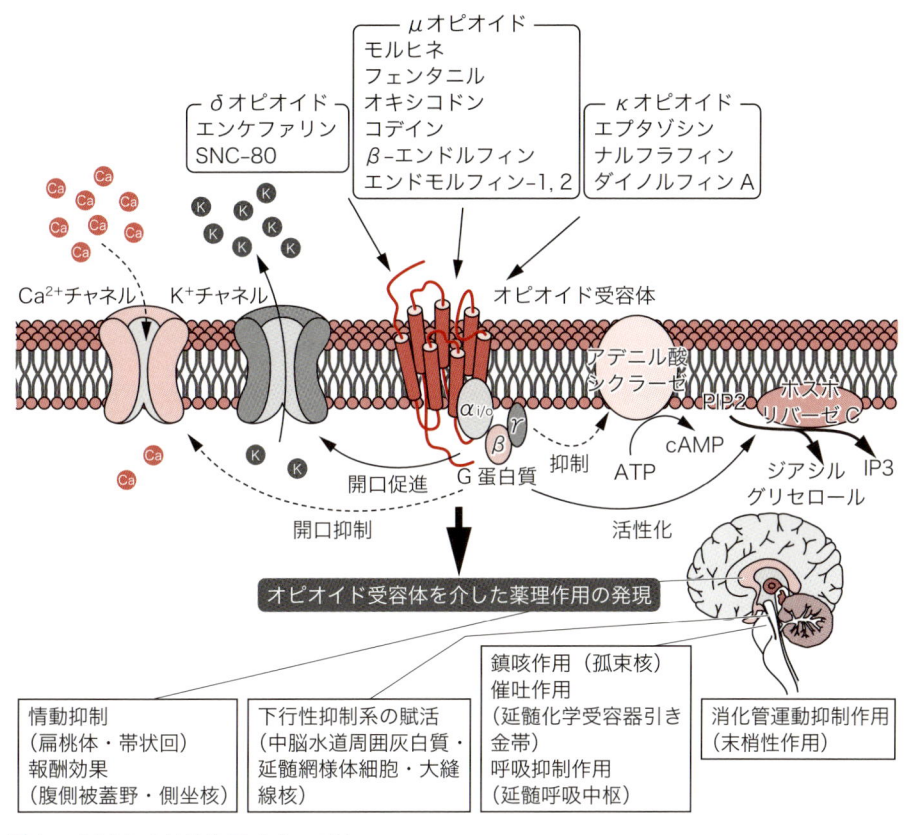

図1　オピオイドの作用メカニズム
文献2より引用

3　呼吸困難に対するオピオイドのエビデンスについて

　ATSやACPガイドラインでは呼吸抑制のリスクはあるものの，慢性疾患終末期における呼吸困難軽減のためにオピオイドの全身投与を推奨[2,3]している．オピオイド，特にモルヒネによる呼吸困難軽減は進行期肺癌を中心として進行期慢性呼吸不全症例で多くの報告がされている[4〜8]．また，コデインやジヒドロコデインが有効である報告も散見される[9,10]．

4　使用方法について

　非癌：モルヒネ塩酸塩：モルヒネ塩酸塩錠，コデインリン酸塩が使用できる．
　癌：モルヒネ塩酸塩：オプソ®，モルヒネ塩酸塩錠，コデインリン酸塩などが使用できる．
　※非癌ではオプソ®やオキシコドンは保険適用されないので注意する．

5　モルヒネ塩酸塩について

・保険適用
　　─激しい疼痛時における鎮痛・鎮静
　　─激しい咳嗽発作における鎮咳
　　─激しい下痢症状の改善および手術後等の腸管蠕動運動の抑制
　　─麻酔前投薬，麻酔の補助

表2　癌患者のオピオイド投与量の目安

投与経路	静脈内投与・皮下投与	経口投与
モルヒネ	10〜15 mg	30 mg
コデイン		200 mg
オキシコドン	15 mg	20 mg

注：現時点でオキシコドン，フェンタニルが呼吸困難に対して有効であるというエビデンスははっきりしない
文献2を参考に作成

表3　オピオイドへの患者の認識と対応

患者の認識	臨床的対応
「麻薬中毒になる」，「寿命を縮める」などの誤解	・誤解に対する患者の考えを把握する ・上記をもとに，オピオイドに関する説明を行う
副作用への心配	・鎮痛効果とバランスのとれた副作用対策を行う ・精神症状に配慮する
「最後の手段」など，死を連想させること	・「楽になる」だけではなく，オピオイドを使用することで「できないことができる」ようになることを伝える ・死の不安に対する精神的サポートを提供する

―中等度から高度の疼痛を伴う各種癌における鎮痛
- 粉末と錠剤がある．最大15 mg/日程度（ただし必要なら増減可能：20〜30 mg/日まで）．
- 用量として10 mg/日投与のモルヒネで呼吸苦が軽減し，効果持続期間が3カ月であったとの報告があり，患者状況にもよるがおおよそ半数の患者で少量のオピオイドでも呼吸苦は軽減できる可能性がある[11]．
- 特に癌患者で腸管吸収障害や経口摂取困難で経口から静脈内投与に変更する際の用量目安：モルヒネ塩酸塩錠は×1/2，オキシコドンは×3/4（表2）．

●オピオイドをうまく導入するためのコツ
「十分な説明」と「副作用対策」が重要．

4. 患者説明について（表3）

オピオイドの認識を確認し，臨床的対応をする．医学的事実と一致しない「誤解」がある場合，その認識に至った背景を十分に把握し説明する必要がある．

5. 副作用対策

- 嘔気・嘔吐，便秘などの消化器症状
- 呼吸抑制
- せん妄・幻覚

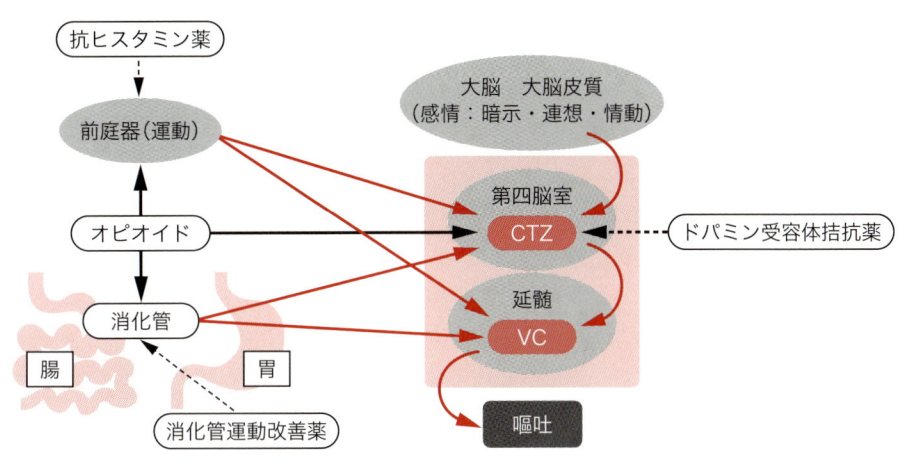

図2 オピオイドによる嘔吐誘引のメカニズム
文献2より引用

・その他
誌面の都合上，嘔気・嘔吐，便秘対策について記載する．

1 嘔気・嘔吐について

オピオイドがCTZ（chemoreceptor trigger zone）に発現しているμ受容体を刺激することにより起こる．活性化されたμ受容体がこの部位でのドパミン遊離を引き起こし，ドパミンD_2受容体が活性化され，その結果嘔吐中枢（vomiting center：VC）が刺激されることによる．また，前庭器に発現しているμ受容体を刺激することによりヒスタミン遊離が起き，遊離されたヒスタミンがCTZおよびVCを刺激することでも起こる．さらには，消化管において，消化管蠕動運動が抑制され胃内容物の停滞が起こることにより，求心性にシグナルが伝わりCTZおよびVCが刺激されることでも起こる（図2）．投与数日以内に耐性を生じ，症状が治まってくることが多い．

●対策

抗ドパミン作用をもつ薬物（ハロペリドール，プロクロルペラジンなど）が制吐に用いられる．嘔気・嘔吐が体動時にふらつき感を伴って起こる場合には，抗ヒスタミン薬の投与を行う．胃内容物貯留・腸管運動抑制が原因となって嘔気・嘔吐が起こる場合には，消化管運動亢進作用をもつメトクロプラミドなどを投与する．

> ●処方例
> ①ノバミン® 1日5mg 1日2回（朝夕食後）
> ②プリンペラン® 1日5mg 1日3回（朝昼夕食後）
> ③トラベルミン®配合錠 1回1錠 1日2回（朝夕食後）
> 導入時①を予防的に使用し，症状に合わせて②，③などを組合わせる

2 便秘について

高頻度に起こり，耐性形成を生じないため下剤を継続的に内服する必要が多い．

対策として便をやわらかくする浸透圧性下剤（酸化マグネシウム），腸蠕動運動を促進させる大腸刺激性製剤（センノシド）が有効である．その他水分摂取，運動，食物繊維の摂取および状態に応じて浣腸や摘便なども行う．

●オピオイドの呼吸困難に対する使用方法ポイント
- もっとも有効な病態は「低酸素血症のない」「呼吸数や咳嗽が多い」「喀痰が少ない」状態
- 癌症例：速放性モルヒネを屯用5 mgで使用，状況をみて徐放性モルヒネ製剤あるいは注射剤への移行を検討する．
- 非癌症例：まずコデインリン酸塩などの鎮咳薬を使用し，十分な効果なければモルヒネ塩酸塩錠の導入を考慮する．

症例1の経過
オピオイド導入についてインフォームドコンセント後，まずは屯用でオプソ®の使用を試みた．呼吸困難感時に5 mg使用し，効果があれば間隔は1時間あければ再使用可能であることを説明した．在宅酸素療法を開始するにあたり，呼吸リハビリテーションによる胸郭コンディショニングおよび呼吸方法の指導を行いながら，安静時および労作時の適正酸素流量決定を行った．低酸素血症に対する介入呼吸指導および呼吸困難時のオプソ®使用の介入で自覚症状は軽減した．

症例2の経過
オピオイドに対する患者の認識を確認し，誤解がないように時間をかけて説明することが大切と考え，入院のうえ，主治医からだけでなく，緩和ケアチームからもオピオイドの効果，副作用対策，誤解の訂正などくり返し説明を行った．オピオイド投与の同意を得られ，呼吸苦軽減および癌性疼痛レスキューとしてオプソ®5 mgの屯用使用開始し，効果を確認した．レスキュー量が1日20 mgとなり，徐放性モルヒネ製剤カディアン®20 mg/日を開始した．また便秘対策として緩下薬の定期処方を開始した．その後呼吸困難感に対するオプソ®使用の頻度は低下したが，癌性疼痛の悪化のためレスキューとしてのオプソ®増量およびカディアン®を適時増量した．カディアン®総量60 mg/日時点で肺炎を併発遷延・重症化し経口摂取が困難となった．経口投与の1/2量として持続静注モルヒネ塩酸塩錠30 mg/日に変更．呼吸苦および疼痛時レスキュー対応として1時間量の早送りを行った．

症例3の経過
頑固な咳嗽のために呼吸が難しいというご本人の主訴から咳嗽発作をしっかりコントロールすることにより，換気効率が改善し，自覚症状として労作時呼吸困難感が軽減すると考え，呼吸リハビリに並行しながらモルヒネ塩酸塩錠内服導入を行った．朝食後5 mg内服し，日中リハビリを行った．途中咳嗽発作時には5 mg追加投与として，咳嗽発作の頻度も低下した．

さいごに

　モルヒネのもっとも有効な病態は「低酸素血症のない」「呼吸数や咳嗽が多い」「喀痰が少ない」状態だと森田らは述べている[12]．症例3のように自覚症状の軽減および有効換気の増加，さらに咳嗽抑制することにより続発性気胸や縦隔気腫などのリスクを低減できる可能性があり，病態に合わせてタイミングよくモルヒネ塩酸塩錠を導入することは実臨床上有益だと考えている．

文献・参考文献

1) Lanken PN, et al：An official American Thoracic Society clinical policy statement：palliative care for patients with respiratory diseases and critical illnesses. Am J Respir Crit Care Med, 177：912-927, 2008
2) 「がん疼痛の薬物療法に関するガイドライン2014年版」（特定非営利活動法人 日本緩和医療学会　緩和医療ガイドライン作成委員会/編），金原出版，2014
3) Qaseem, A., et al：Evidence-based interventions to improve the palliative care of pain, dyspnea, and depression at the end of life：a clinical practice guideline from the American College of Physicians. Ann Intern Med, 148：141, 2008
4) Ben-Aharon, I., et al：Interventions for alleviating cancer-related dyspnea：a systematic review. J Clin Oncol, 26：2396, 2008
5) Abernethy, AP., et al：Randomised, double blind, placebo controlled crossover trial of sustained release morphine for the management of refractory dyspnoea. BMJ, 327：523, 2003
6) Booth, S., et al：The etiology and management of intractable breathlessness in patients with advanced cancer：a systematic review of pharmacological therapy. Nat Clin Pract Oncol, 5：90, 2008
7) Viola, R., et al：The management of dyspnea in cancer patients：a systematic review. Support Care Cancer, 16：329, 2008
8) Charles, MA., et al：Relief of incident dyspnea in palliative cancer patients：a pilot, randomized, controlled trial comparing nebulized hydromorphone, systemic hydromorphone, and nebulized saline. J Pain Symptom Manage, 36：29, 2008
9) Rice, KL., et al：Effects of chronic administration of codeine and promethazine on breathlessness and exercise tolerance in patients with chronic airflow obstruction. Br J Dis Chest, 81：287, 1987
10) Johnson, MA., et al：Dihydrocodeine for breathlessness in "pink puffers". Br Med J（Clin Res Ed), 286：675, 1983
11) Currow, DC., et al：Once-daily opioids for chronic dyspnea：a dose increment and pharmacovigilance study. J Pain Symptom Manage, 42：388, 2011
12) 「緩和治療薬の考え方，使い方」（森田達也/著），中外医学社，2014

プロフィール

中村孝人（Takahito Nakamura）
星ヶ丘医療センター呼吸器内科・総合内科　部長
呼吸器，感染症，総合内科診療に従事しています．
臨床教育についてOn The Job Trainingを通じてfeedbackを心がけています．
臨床医として自身も成長させていただく機会であると同時に，つまるところ「医療は人」だと実感しています．

第8章 薬のギモン

4. 薬剤性肺障害の診断や治療がわかりません

水口正義

●Point●
- 薬剤性肺障害の診断は薬剤の可能性をまず疑うことから始まる
- 診断には病歴聴取，胸部画像の比較，薬歴表の作成が特に重要である
- 薬剤リンパ球刺激試験（DLST）を過信しない
- 治療はまず被疑薬の中止，重症度に応じてステロイド投与

はじめに

　薬剤性肺障害とは薬剤によって呼吸器系に起きる障害のことであり，その原因となる薬剤には医師による処方薬だけではなく，市販薬，麻薬，サプリメントなども含まれる．**薬剤性間質性肺炎**がその典型的な病態と知られているが，喘息，咳嗽，胸膜炎などを呈する症例も薬剤性肺障害として扱われる．薬剤性肺障害の臨床像はきわめて多彩で，診断に難渋することが多く，日頃からその可能性を考えて診療に当たる必要がある．本稿では薬剤性肺障害のなかでも，特に薬剤性間質性肺炎を中心に解説する．

1. 薬剤性肺障害の診断

　薬剤性肺障害の診断は，図1，2に示したように，すべての薬剤が肺障害を起こす可能性があり，また薬剤投与中だけでなく投与後にも起こることを常に念頭に置いておく必要がある．臨床症状や画像所見も薬剤性肺障害に特異的なものはなく，薬剤の関与を疑わない限り診断には至らない．薬剤性肺障害の診断はその可能性を"疑う"ことから始まる．

1 症状

　薬剤性肺障害に特異的な症状はなく，乾性咳嗽，呼吸困難，発熱などほかの呼吸器疾患でみられる症状と普通変わりない．しかし症状の出現が薬剤投与と関係していることが薬剤性肺障害を診断するうえで重要であり，単に症状を尋ねるだけでなく，いつその症状が起こり，1日のうちに症状が変化するかなど詳細に患者から病歴聴取する必要がある．すべての薬剤性肺障害にあてはまるわけではないが，発熱があるのに，食欲がそれほど低下せず，元気そうに見えることも知っておくと診断の一助になる．

図1 薬剤肺障害を疑うポイント
文献1より引用

疑う
- すべての薬剤は肺障害を引き起こす可能性がある
- 栄養食品，サプリメント，基礎疾患の特殊治療が原因となる可能性がある（抗悪性腫瘍薬，抗リウマチ薬，生物学的製剤，分子標的治療薬など）
- 肺障害の発症リスク因子の存在がある（既存の肺線維症・間質性肺炎，放射線療法，腎障害，高齢，喫煙歴，糖尿病，低アルブミン血症など）

投与中のみならず投与終了後にも発生

症状／検査所見
- 症状
  咳（特に乾性），息切れ・呼吸困難
- 身体所見
  皮疹，ラ音の聴取など
- 検査所見
  肝障害，好酸球増加，KL-6 上昇など

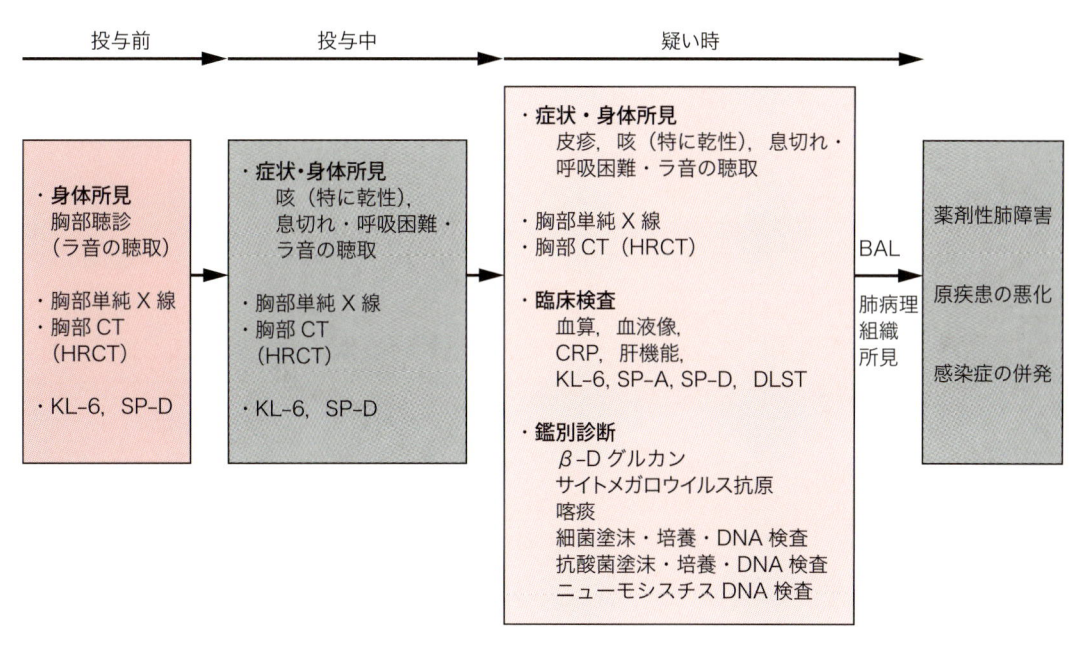

図2 薬剤性肺障害の診断のフローチャート
文献1より引用

投与前
- 身体所見
  胸部聴診（ラ音の聴取）
- 胸部単純 X 線
- 胸部 CT（HRCT）
- KL-6，SP-D

投与中
- 症状・身体所見
  咳（特に乾性），息切れ・呼吸困難・ラ音の聴取
- 胸部単純 X 線
- 胸部 CT（HRCT）
- KL-6，SP-D

疑い時
- 症状・身体所見
  皮疹，咳（特に乾性），息切れ・呼吸困難・ラ音の聴取
- 胸部単純 X 線
- 胸部 CT（HRCT）
- 臨床検査
  血算，血液像，CRP，肝機能，KL-6, SP-A, SP-D, DLST
- 鑑別診断
  β-D グルカン
  サイトメガロウイルス抗原
  喀痰
  細菌塗抹・培養・DNA 検査
  抗酸菌塗抹・培養・DNA 検査
  ニューモシスチス DNA 検査

BAL
肺病理組織所見

→ 薬剤性肺障害
原疾患の悪化
感染症の併発

2 薬剤服用歴の病歴聴取

　薬剤性肺障害を起こしやすい薬剤（表1）については当然知っておく必要がある．患者は薬剤が病気を引き起こすとは考えていないことが多く，特に健康食品やサプリメントについては常用していてもまず患者が自発的に話してくれる可能性は低い．また漢方薬を薬剤と思っていなかった患者を実際経験したことがある．どの疾患でも病歴聴取は重要であるが，とりわけ薬剤性肺障害の診断については病歴聴取が命であり，病歴聴取の重要性を医療者は再認識するべきである．

　また複数の薬剤から原因薬剤を同定する際，薬歴表を作成することは非常に有用である．表2に薬歴表の一例を示す．肺障害経過中に10種類の薬剤を服用していた患者だが，薬歴表から薬剤

表1　薬剤性肺障害の代表的な原因薬剤

抗悪性腫瘍薬：ブレオマイシン，ペプロマイシン，ゲフィチニブなど
抗リウマチ薬：メソトレキセート，インフリキシマブ，金製剤など
抗菌薬：ミノサイクリン，イソニアジドなど
消炎鎮痛薬
インターフェロン
漢方薬：柴朴湯，小柴胡湯など
抗循環器薬：アミオダロン

表2　薬歴表の例

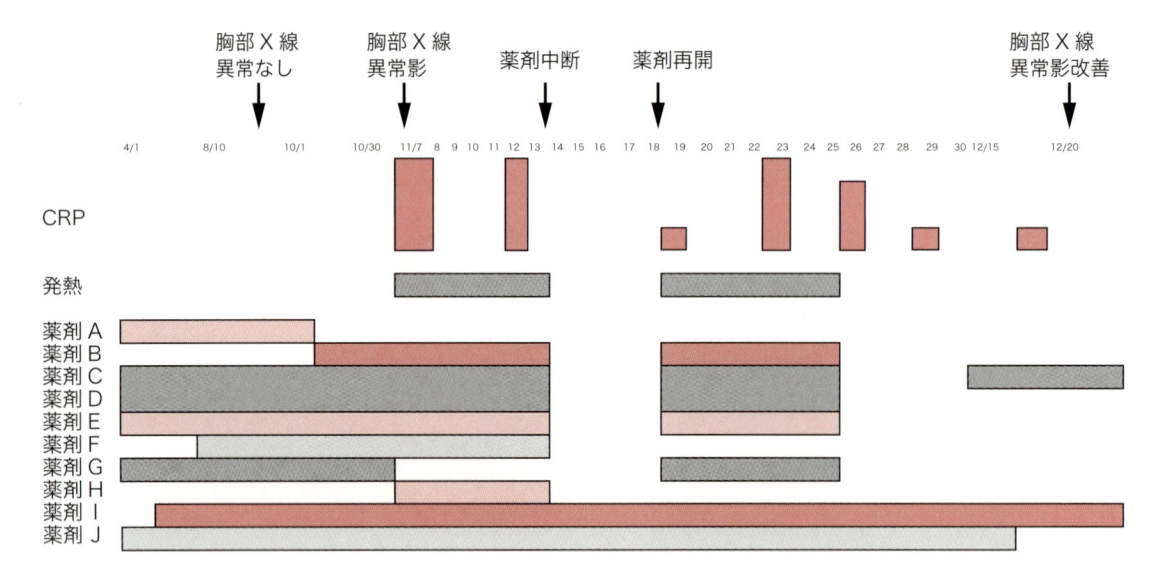

Bの服用歴と発熱，CRPの上昇，そして胸部異常影の出現，改善との間に因果関係がみられ，原因薬剤と同定できた．

3 身体所見

　胸部聴診では肺雑音の有無や呼吸音の左右差に注意する．ただ肺雑音が異常をきたさない場合もあることは重要である．経皮的動脈血酸素飽和度（SpO$_2$）は安静時だけではなく労作時にも測定するべきである．労作時の酸素飽和度はできれば6分間歩行試験が勧められるが，診察室で足踏みをしてもらうだけでも酸素飽和度の低下が確認できる場合がある．視診にて皮疹の有無の確認をすることも重要である．

4 画像所見

　まず胸部単純X線写真を撮影し，肺病変や胸膜病変の有無を確認する．患者が過去に撮影した胸部単純X線写真があれば必ず入手して自分の目で比較検討する作業を怠ってはならない．胸部単純X線写真で異常陰影がはっきりしなくても，症状，身体所見から肺病変の存在が疑われるのであれば胸部CTを撮影する．すりガラス陰影は胸部CTでしか確認できないことが多い．

薬剤性肺障害にはさまざまな画像パターンがみられ，既知の画像所見との類似性から次のように分類されている．最も予後が悪いとされるDAD（diffuse alveolar damage：びまん性肺胞障害）類似パターンやEP（eosinophilic pneumonia：好酸球性肺炎）類似パターン，OP（organizing pneumonia：器質化肺炎）類似パターン，HP（hypersensitivity pneumonia：過敏性肺炎）類似パターン，NSIP（non-specific interstitial pneumonia：特発性間質性肺炎）類似パターンなどである．特徴的な所見を呈する薬剤（アミオダロン，メソトレキサートなど）も存在するので，こうした薬剤の画像所見については習熟しておく必要があるが，個々の薬剤のさまざまな画像パターンを覚えることはまず不可能である．現在までに報告された各薬剤による肺障害の画像所見についてはPNEUMOTOX ON LINE（http://www.pneumotox.com/）で簡単に調べることができるので，ぜひ参考にしてほしい．

5 血液検査

白血球数は増加することも正常範囲であることもありさまざまである．好酸球数増加はアレルギー性機序の関与を疑う所見であり重要である．CRPは上昇することもあるが，特異的ではない．間質性肺炎（IP）のマーカーである血清KL-6，SP-A，SP-Dが薬剤性肺障害で上昇することがある．DAD類似パターンを示す薬剤性肺障害では血清KL-6，SP-A，SP-Dのすべてが上昇するが，EP類似パターンやOP類似パターンではSP-A，SP-Dの上昇はみられるが，KL-6は上昇しないことが多い．また血清KL-6値の推移が薬剤性肺障害の予後予測に利用できる可能性が示唆されている．

6 気管支鏡検査

気管支肺胞洗浄（bronchoalveolar lavage：BAL）は感染症や肺胞出血との鑑別に非常に有用である．免疫抑制状態の患者でびまん性陰影を認め，BALでカリニ菌体を認めればカリニ肺炎と診断が確定できるし，BAL液で多数の赤血球やヘモジデリンを貪食した肺胞マクロファージがみられれば肺胞出血と考えることができる．アミオダロンによる肺障害ではリン脂質の貯留によると考えられる泡沫上の細胞質を有する肺胞マクロファージを認めることが特徴である．またBALの細胞分画でリンパ球，好酸球が増加していれば，細菌感染は否定的となる．感染症を除外したい場合はできるだけBALを行うべきである．

薬剤性肺障害に特異的な病理所見は存在しないため，経気管支肺生検（transbronchial lung biopsy：TBLB）が薬剤性肺障害の確定診断のために行われることは稀だが，癌性リンパ管症や真菌感染症との鑑別診断には有用である．

7 診断基準

薬剤性肺障害の診断基準を表3に示した．薬剤の中止により病態が改善し，再投与により増悪すれば薬剤性肺障害の確定診断となる．

患者が偶然原因薬剤を服用してしまい，症状が再現され結果的に薬剤性肺障害が誘発されることが時に経験される．しかし再投与による誘発試験を行うことは倫理的にも困難と考えられ，その薬剤が患者にとって絶対不可欠であり，ほかに代わる薬剤がなく，誘発試験の安全性が確保される場合にその施行は限られる．誘発試験の方法を表4に示した．施行に当たっては必ず上級医と相談のうえ，患者とその家族に十分なインフォームドコンセントを行い，万全の態勢のもとで行うべきである．

表3　薬剤性肺障害の診断基準

1. 原因となる薬剤の摂取歴がある	市販薬, 健康食品, 非合法薬にも注意
2. 薬剤による臨床病型の報告がある	臨床所見, 画像所見, 病理パターンの報告
3. 他の疾患が除外できる	感染症, 心不全, 原疾患の増悪など
4. 薬剤の中止により病態が改善する	自然軽快もしくは副腎皮質ステロイドにより改善
5. 再投与により増悪	一般的に誘発試験はすすめられないが, その薬剤が患者にとって必要で誘発試験の安全性が確保される場合

文献2より引用

表4　薬剤負荷試験の方法と判定基準

- ・薬剤負荷試験の方法
- ・ステップ1：被験薬1/10量を1回投与

24時間まで体温, 症状を観察, 血算, 白血球分画, CRP, 動脈血ガス分析, 胸部X線を24時間後または症状出現時検索

- ・ステップ2：被験薬1回量を1回投与

24時間まで体温, 症状を観察, 血算, 白血球分画, CRP, 動脈血ガス分析, 胸部X線を24時間後または症状出現時検索

- ・ステップ3：被験薬1日量を3日投与

72時間まで体温, 症状を観察, 血算, 白血球分画, CRP, 動脈血ガス分析, 胸部X線を72時間後または症状出現時検索

- ・薬剤負荷試験判定基準

① 1℃以上の体温の上昇（必須）
② 白血球数の20％以上の増加
③ CRPの陽性化
④ 10 Torr以上のA-aDO₂の開大
　①＋（② or ③ or ④）にて確定, いずれも満たさなければ陰性

文献3より引用

8 薬剤リンパ球刺激試験

　誘発試験はかなりハードルの高い検査であるため, 日本では薬剤性肺障害の診断に薬剤リンパ球刺激試験（drug lymphocyte stimulation test：DLST）が行われてきた．DLSTは, 保険適用はなく, 採血量は多いものの *in vitro* の検査であり患者負担が比較的少ないため容易に行われてきた．しかしその結果についてはほとんど意味がないとする意見[4]がある．漢方薬やメソトレキサートでは偽陽性, ミノサイクリンでは偽陰性になる可能性があることがよく知られている．この検査結果が陽性であるだけで薬剤性肺障害と診断することは避けるべきである．

2. 薬剤性肺障害の治療

　表5に薬剤性肺障害の重症度分類案を示す．軽症では被疑薬の中止だけで改善することが多い．中等症ではアレルギー性機序による肺障害がほとんどなので, 被疑薬を中止して改善すればそのまま経過をみればよいが, 改善しない場合はステロイドの投与を行う．投与量はプレドニゾロン（プレドニン®, PSL）換算で0.5～1.0 mg/kg/日とし, 経過を見ながら漸減し, 投与期間は普通1～3カ月くらいである．重症例では細胞障害性機序により肺障害が起こっていることがほとん

表5　薬剤性肺障害の重症度分類案

重症度	PaO$_2$（Torr）	治療
軽症	≧80	被疑薬中止
中等症	60≦，＜80	ステロイド治療
重症	＜60（PaO$_2$/FiO$_2$＜300）	パルス療法＋ステロイド継続投与

文献5より引用

どで，救命できない場合も多い．被疑薬を中止しても急速に悪化していくことがほとんどで，メチルプレドニゾロン（ソル・メドロール®，mPSL）500～1,000 mgによるパルス療法を3日間行う．その後はPSLを0.5～1.0 mg/kg/日で継続し，改善があれば漸減し，改善がなければ再度パルス療法を行うこともある．パルス療法無効な場合，シクロスポリンやシクロホスファミドなど免疫抑制薬を使用した症例報告が散見される[1]が，その効果については一定の見解は得られていない．保険適用はないが，ポリミキシンB固定化線維カラム（polymyxin B-immobilized fiber column：PMX）による治療が有用とする報告[1]があり検討する価値はある．

おわりに

　薬剤性肺障害には特異的な症状，画像所見，検査所見はない．そのため何度も本稿でくり返したように薬剤が原因である可能性を疑わない限り診断には至らない．多忙な診療のなかでついつい軽視しがちな病歴聴取の重要性を再認識する必要がある．治療も特別なものはなく，被疑薬を中止し，重症度に応じてステロイドの投与を行う．しかし治療に反応しない致命的経過をとる肺障害があることは忘れてはならない．

文献・参考文献

1) 「薬剤性肺障害の診断・治療の手引き」（薬剤性肺障害の診断・治療の手引き作成委員会），メディカルレビュー社，2012
2) Camus P, et al：Interstitial lung disease induced by drugs and radiation. Respiration, 71：301-326, 2004
3) 安井正英：呼吸器疾患の臨床検査 up to date Ⅰ．血液検査3．チャレンジテスト1）薬剤．日本胸部臨床，67：S42-S46, 2008
4) 千田金吾：薬剤性肺障害におけるリンパ球幼弱化試験の意義と限界．呼吸器内科，20：158-162, 2011
5) 金澤　實：薬剤性肺疾患．治療と診断の進歩Ⅳ．治療指針1．治療方針．日内会誌，96：1156-1162, 2007

プロフィール

水口正義（Masayoshi Minakuchi）
国立病院機構南京都病院呼吸器科
当院は抗酸菌症と呼吸不全の症例がとても多く，興味のある先生はぜひ連絡下さい．

第9章 その他のギモン

1. 呼吸リハビリテーションの概要を教えてください

佐藤 晋

Point

- 呼吸リハビリテーションの中核を成すのは運動療法である．特にCOPD患者への運動療法の治療効果は，禁煙と並ぶほどにきわめて高いエビデンスがあり，旧来の薬物療法よりも遙かに高い
- 「リハビリテーション」は理学療法士だけが行うものではなく，医療者全員がかかわるチーム医療である
- 呼吸リハビリテーションは，評価・教育・薬物療法・酸素療法・理学療法・作業療法・運動療法・日常生活動作練習・栄養療法などすべての種目を含んだ包括的医療プログラムである

はじめに

　呼吸リハビリテーションの目標は，「患者のQOL，ADL（日常生活動作），身体活動の向上を通じ，生存率の改善を達成すること」であって，やみくもに筋力トレーニングをすることではない．また短期的な視野よりも，より長期的な視野に立って実施する必要がある．そのため適宜状態の評価とそれに応じた臨機応変さも重要となる．
　呼吸リハビリテーションの実施にあたり，『オーダーさえすれば後は理学療法士に一任する』などは誤りである．リハビリテーションはチーム医療であって多職種の連携で実践されるものであるため，医師として参画することが必要となる．
　呼吸リハビリテーションの効果が最も示されているのはCOPD患者においてであるが，近年，間質性肺炎や肺癌においてもリハビリテーションの効果について報告されている（表1）．本稿では特にCOPDを例にあげて説明する．

1. 呼吸リハビリテーションとは

　呼吸リハビリテーション，というと多くの医療者は，排痰援助や呼吸介助，歩行練習などを想起する．しかしそれらは呼吸リハビリテーションの一部でしかない．さらに，排痰や呼吸介助は経験に基づく技能が必要な医療行為であるけれども，それができなければ「呼吸リハビリテーションができない」と考えるのは誤解である．むしろCOPD患者の予後を延長する効果として優れて

表1　呼吸リハビリテーションの適応

	コンディショニング	全身持久力トレーニング	筋力（レジスタンス）トレーニング	ADLトレーニング
COPD	++	+++	+++	++
気管支喘息	+	+++		+
気管支拡張症	++	++	++	++
肺結核後遺症	++	++	++	++
神経筋疾患	++			+
間質性肺炎	++	++	+	
術前・術後	+++	+++	++	
気管切開下	+	+	+	

＋：適応が考慮される，＋＋：適応である，＋＋＋：適応であり有用性を示すエビデンスが示されている
文献1より引用

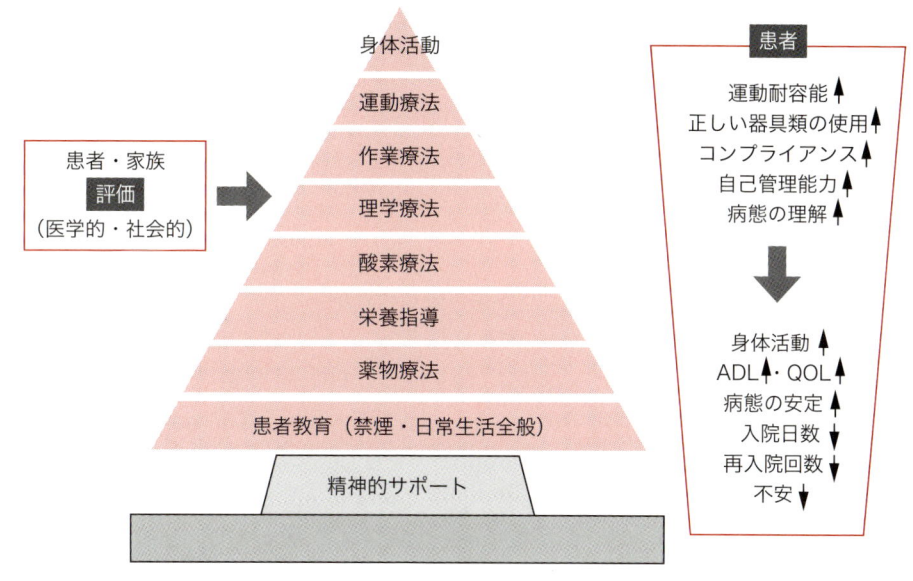

図1　包括的呼吸リハビリテーションの基本構築
文献2より引用

（ピラミッド下から上）精神的サポート／患者教育（禁煙・日常生活全般）／薬物療法／栄養指導／酸素療法／理学療法／作業療法／運動療法／身体活動

患者・家族　評価（医学的・社会的）

患者：運動耐容能↑／正しい器具類の使用↑／コンプライアンス↑／自己管理能力↑／病態の理解↑　→　身体活動↑／ADL↑・QOL↑／病態の安定↑／入院日数↓／再入院回数↓／不安↓

いるのは，下肢のトレーニングを主体とした運動療法である．

呼吸リハビリテーションの基本構築を図1に示す．この図に示されるようにリハビリテーションとは運動耐容能の向上や日常生活動作能力の改善を図るために行う精神的サポートも含めた多段階の治療法である．

患者のADLの状況によって軽症（社会的自立レベル），中等症（施設内・家庭内自立レベル），重症（ベッド上・車椅子レベル）と分類され，それぞれの状態によって，各要素の配分が変わってくる（図2）．軽症例であれば開始時から筋力トレーニングや持久力トレーニングが主体になり，運動強度も高負荷も可能となる．以下，患者教育・理学療法・運動療法・栄養療法について述べるが，このほか，工夫できる点としては，セッションの開始前に短時間作用型の気管支拡張

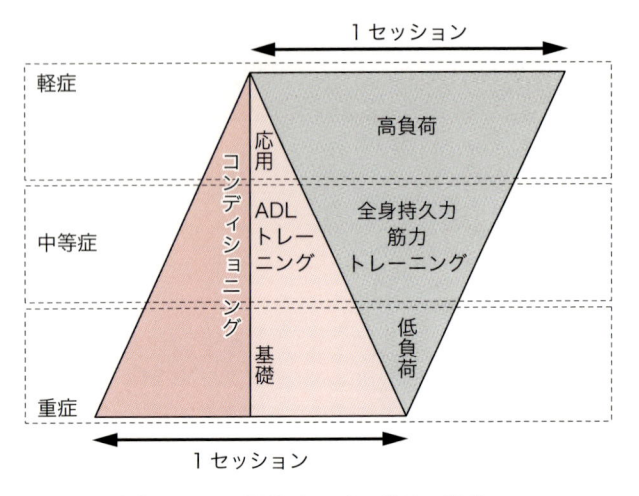

図2　安定期における開始時のプログラム構成
文献1より引用

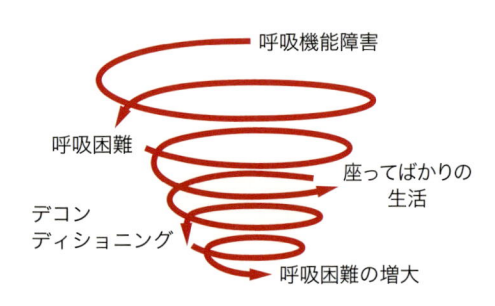

図3　呼吸困難による障害発生の悪循環

薬を吸入してもらうなど薬物療法を組合わせて，より効率的に運動療法が実施できるようにするなどの点があげられる．

> ●ワンポイント
> **どんな患者に呼吸リハビリテーションを考慮すべきか？**
> 実は全ての入院・外来患者さんが「リハビリテーションの対象」というのが本来の考え方である．そのなかで優先的に考慮すべきなのは，増悪等起こす前，安定期ですでにADLの低下などを生じていた慢性呼吸器疾患の患者である．さらには長期入院が予想され，入院経過中に廃用性萎縮が進むおそれのある患者は，早期にリハビリテーション導入を考慮し，予防に務めるべきである．ほかに，独居など介助者が居ない等の社会背景も考慮すべきである．

2. 患者教育

　慢性期に特に重要なのが患者教育である．患者は労作時呼吸困難のため，無意識のうちに生活を変化させて（ある意味順応して），不活動（inactivity）状態になっている（図3）．それが廃用性の骨格筋萎縮を招き，悪循環を生じてさらに呼吸困難が強くなるという機能障害の進行がみられる．運動療法の効果はこの悪循環を絶つことであるが，同時に生活の変容をしなければ，運動耐容能の改善が得られたとしても，退院後再び廃用性の機能低下が進み，元の木阿弥となる．短期集中のリハビリテーションプログラムの効果は3カ月から半年以内に消失すると言われている．患者教育により，自主的な運動を続けるなどの「行動変容」をもたらすことが肝要となる．退院後も自宅で継続可能な運動指導，体操やストレッチを継続する指導が有効である．

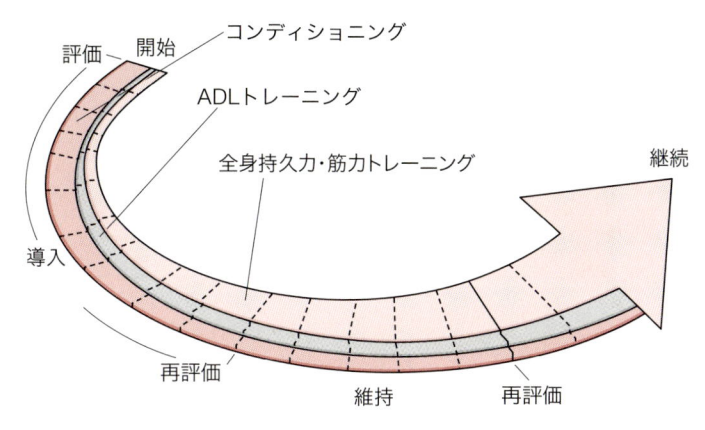

図4　安定期における開始時のプログラム構成
文献1より引用

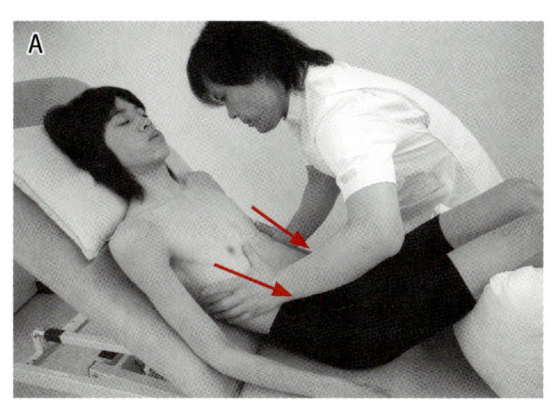

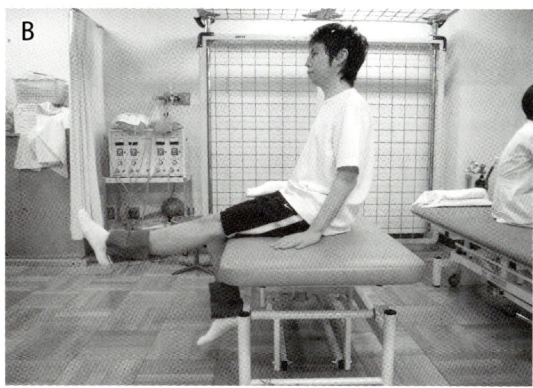

図5　呼吸理学療法・運動療法の例
A）呼吸介助法
半座位（ギャッチアップ）で下部胸郭の圧迫による呼吸介助．呼気に合わせて，両手で側胸部を下方に押し下げる．玉木　彰先生（兵庫医療大学リハビリテーション学部）のご厚意により文献3より転載
B）下肢筋力トレーニング
下肢に重りをつけ，大腿四頭筋の筋力トレーニング．玉木　彰先生（兵庫医療大学リハビリテーション学部）のご厚意により掲載

3. 呼吸理学療法

　リラクゼーション，呼吸筋ストレッチ体操，呼吸練習，呼吸介助，胸郭可動域運動，排痰法などにより構成される．これらの種目は，効率よく運動療法を行うための「コンディショニング」と呼ばれるものである．いわば「アメとムチ」のアメに相当する．廃用性の骨格筋機能障害，身体機能の失調・低下（デコンディショニング：deconditioning）の状態にある患者では，急に筋力トレーニングや持久力トレーニングを実施しても実施自体が困難であるため，まずは呼吸練習・リラクセーション・胸郭可動域練習・ストレッチ・排痰法などのコンディショニング・呼吸理学療法が有効であり，以後のリハビリテーションが順調に進むことが期待できる．そのうえで徐々にトレーニングの要素を増やしていく（図4，図5）．

表2　運動療法におけるFITT

F	Frequency	運動の頻度	週3回以上が望まれる
I	Intensity	運動の強度	Target Dyspnea Rate（TDR）などで決定する
T	Time（duration）	運動の持続時間	最初は2〜3分程度で，20分以上を目標にする
T	Type	運動の種類	下肢筋力トレーニング（体幹・上肢も）

表3　Borg scale（CR-10）

0	感じない
0.5	非常に弱い
1	やや弱い
2	弱い
3	
4	多少強い
5	強い
6	
7	とても強い
8	
9	
10	非常に強い

4. 運動療法

　運動療法は呼吸リハビリテーションの中核であり，在宅においても中心となるが，最も重要なことは「継続性」である．どれほど過酷に運動療法を短期集中して実施しても，日常の活動レベルが上がらなければ，運動療法の効果は数カ月も保たない．歩行を中心にした簡単な運動療法と筋力トレーニングでも長期間実施すれば十分に効果があることが実証されているので，運動療法としては継続性を重視することが望ましい．毎日の歩数を「プラス10」（1,000歩，10％増加させる）という厚生労働省のキャンペーンもあるので指導時の参考にすればよい．

1 FITT

　運動療法の実施に関し，運動処方にはFITTと呼ばれる重要な4要素（表2）があり，それぞれを明確にする必要がある．

　FITTはF：Frequency，I：Intensity，T：Time，T：Typeの略であり，例えば運動の種類（Type）としては，全身持久力トレーニング，筋力トレーニング，柔軟性トレーニングなどがある．全身持久力トレーニングのなかには具体的には階段昇降，自転車エルゴメーターなどがあり，患者の状況に応じて選択する．

　また，運動強度（Intensity）の設定にはいくつかの方法があるが，最近は目標とする呼吸困難の程度を設定するtarget dyspnea rate（TDR）という手法が用いられている．Borg scale（CR-10，表3）という運動時の呼吸困難を患者に問う方法を利用し，Borg 3程度（最大酸素摂

取量の50％程度）を感じる程度の運動強度を設定する．また，運動持続時間（Time）も重要であり，低負荷でもなるべく長時間実施することが，高負荷をかけるよりも継続率がよいとされている．

運動療法を開始する際には，こうしたFITTを設定するために図4に示すように初期評価を行い，プログラムを構成する．

重症例ではコンディショニングなどを主体としてリハビリを導入し，運動療法は最小限となるが，リハビリが進むにしたがい基礎的なADLトレーニングなどを経て状態を再評価し，筋力トレーニング・持久力トレーニングを加えていく．

2 医師の役割

リハビリ中の患者に対して主治医の役割は，単に患者の疾患を治療するだけではなく，理学療法士や看護師と連絡を取り合って適切なリハビリテーションプログラムの立案・達成に協力することにある．労作時に低酸素血症が生じて運動制限をきたす患者に，労作時に必要な酸素投与量を設定するなど，医師が裁量を振るう場面は多々ある．理学療法士（または看護師）と連携し，6分間歩行テストなどの運動負荷試験の結果を参考にして決定するとよい（6分間歩行試験は必ずしも必須ではない）．

また，慢性呼吸器疾患患者は高齢者が多く，循環器疾患の併存症を有する場合が少なくない．心電図や胸部症状に注意し，必要な対策を立てることも重要である．

5. 栄養療法

呼吸器疾患患者にはしばしば栄養障害が認められる．低栄養状態はCOPD患者における強い予後不良因子であり，管理には栄養療法が重要と考えられているが，実は栄養療法単独では予後を改善させるほどの効果は期待できない．重要なことは，運動療法を行うにあたり十分な栄養の補充を実施することであり，その結果として，相乗的な効果が期待できる．リハビリテーションのプログラムが進むに従い消費カロリーが上昇することが期待されるので，それに応じた食事・栄養補給の調整を行う．利用できる施設であれば管理栄養士やNSTに指示を仰ぐとよい．

参考までに，しばしば問題となるのはリハビリテーションをいつからはじめるか，という点であるが，重症の呼吸不全患者であっても「絶対安静」が必要な事態は多くはない．むしろ病気は治ったが，過度の安静保持による廃用萎縮のため，すみやかな退院ができないという事例が後を絶たない．近年ICUでは急性期リハビリテーションが普及してきており，主治医は疾患の重症度や特徴，条件を勘案し，看護師らとも情報共有し，すみやかにリハビリテーションを依頼することや，場合によってはベッドサイドで活動性維持のため「患者指導」を始めることもリハビリの一翼であり，患者のアウトカムに貢献すると思われる．

Advanced Lecture

■ 呼吸リハビリテーションをもっと勉強したい人は

　日本呼吸ケア・リハビリテーション学会など4学会が合同で作成した呼吸リハビリテーションマニュアル[1]が大変情報量も多く参考になる．ぜひ手にとって参照してみることをお勧めしたい．

おわりに

　呼吸リハビリテーションはチーム医療であり，医師はオーダーを出したらそれでおしまいとせず，積極的にプログラムの立案や再評価に継続的に協力することが望まれる．

文献・参考文献

1) 「呼吸リハビリテーションマニュアル－運動療法－第2版」（日本呼吸ケア・リハビリテーション学会，日本呼吸器学会，日本リハビリテーション医学会，日本理学療法士協会/編），照林社，2012
2) 「COPD（慢性閉塞性肺疾患）診断と治療のためのガイドライン第4版」（日本呼吸器学会COPDガイドライン第4版作成委員会/編），日本呼吸器学会，2013
3) 「DVDで学ぶ呼吸理学療法テクニック―呼吸と手技のタイミングがわかる動画91」（玉木　彰/編），南江堂，2008
4) 「包括的呼吸リハビリテーション－チーム医療のためのマニュアル－」（木田厚瑞/著），メディカルレビュー社，1998

プロフィール

佐藤　晋（Susumu Sato）
京都大学医学部附属病院リハビリテーション部/呼吸器内科
専門：COPD全般＋呼吸生理学．肺・呼吸器の機能と構造（structure-function relationship）を追求したいと精進しています．肺機能を代表とする呼吸生理学は呼吸器疾患の臨床に直結した基本的outputで，患者と結果を共有・共感し合える重要な分野です．多くの先生が関心を寄せてくださることを願っています．

第9章 その他のギモン

2. 新しい酸素器具が出てきて，使い方や適応がわかりません

岡森　慧

Point

- 低流量システムと高流量システムの違いを理解する
- オキシマスク™は単一のデバイスで幅広い酸素流量に対応することができる
- ネーザルハイフローはQOLを保ちながら高濃度酸素を投与することができる

1. 酸素療法について

　酸素療法は，低流量システム，高流量システム，リザーバーシステムに大別される（表）．低流量システムと高流量システムの違いは誤解されていることも多いため，簡単に解説する．

　一般的な1回吸気時間を1秒と仮定する．酸素マスクで10 L/分の酸素を投与する場合，1秒間では約167 mLの100％酸素がマスク内に供給される（10 L÷60秒＝約167 mL）．患者が1秒間に吸い込む1回吸気量がそれ以上の場合，残りはマスク周囲の空気（酸素濃度21％）を吸い込むことになる．1回吸気量が多ければ，口元における吸気ガス中の100％酸素の割合が減り，最終的な吸入気酸素濃度は低下する．逆に1回吸気量が少なければ，吸入気酸素濃度は相対的に上昇する．

　一般的には供給するガス流量が30 L/分以上であるとき，高流量システムとされる．これは患者の1秒間での1回吸気量を500 mLと仮定することによって得られる（500 mL/秒＝30 L/分）．患者の吸気のすべては，設定した酸素濃度で供給されるガスで賄われ，周囲の空気を吸い込むことはない．そのため患者の1回吸気量にかかわらず，吸入気酸素濃度は一定に保たれる．

　高流量システムとしてベンチュリーマスクを例にあげる．PORTEX®・ベンチュリーマスクで

表　酸素療法の例

低流量システム	鼻カニューラ 簡易酸素マスク オキシマスク™
高流量システム	ベンチュリーマスク ネブライザー付酸素吸入装置 （インスピロンネブライザー®など） ネーザルハイフロー
リザーバーシステム （基本的には低流量システムの1つ）	リザーバー付鼻カニューラ リザーバー付酸素マスク

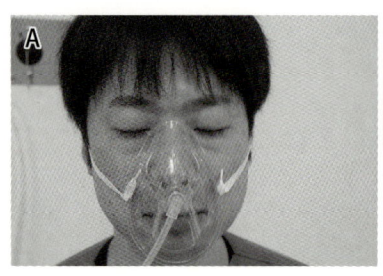

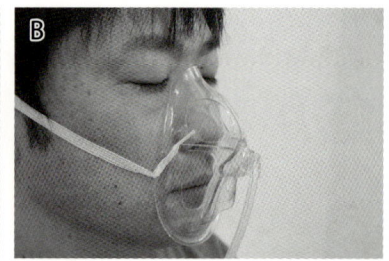

図1　オキシマスク™装着の様子
マスクに大きな孔が空いていることが特徴

　白色のダイリュータを用いて，6 L/分の酸素を投与する．6 L/分で酸素配管から供給される100％酸素と，ベンチュリー効果によって回路内に引き込まれる空気が混ざり合い，最終的に31％酸素濃度のガスが約47 L/分の流量でマスク内に供給されるように設計されている．患者はマスク外の空気を吸い込む必要がないため，吸入気酸素濃度は31％のままである（ただし患者の吸気流量が47 L/分＝783 mL/秒を上回る場合は，マスク外の空気吸い込みが発生し，それによって吸入気酸素濃度が変化することになる）．

　このように，吸入気酸素濃度を正確にコントロールする必要がある患者では，高流量システムを選択する．過剰酸素投与によるCO_2ナルコーシスの危険がある慢性Ⅱ型呼吸不全患者が，その代表例である．

2. オキシマスク™

1 特徴

　近年，新しく発売された酸素投与デバイスである．大きな孔があることが特徴であり（図1），これにより呼気をマスク外へ排出しやすくしている．通常の酸素マスクの場合は，低流量（5 L/分以下）で使用するとマスク内に呼気が貯留し，呼気の再吸気が懸念されるが，オキシマスク™ではこの心配が少ない[1]．また，酸素の吹き出し口にディフューザーが取り付けてあり，酸素を効率的に鼻と口元に拡散することができる[1]．このため，通常の酸素マスクに比べ，同じ流量でもより高濃度の酸素投与を可能としている．このように，幅広い酸素流量に対応することで，低濃度から高濃度までの酸素投与をすることができることが特徴である（図2A）．

2 適応

　当院では救急外来にて最も使用している．呼吸状態の不安定な患者では，短時間での酸素投与量の変更が必要となる．オキシマスク™であれば，鼻カニューラから簡易マスク，さらにはリザーバー付酸素マスクと，酸素投与量に応じてデバイスを変更する必要がない．

　大きな孔を有する開放的なデザインは，圧迫感が少ないため患者のQOL向上にもつながる．ストローで飲物を飲んだり，マスクを外さずに吸引や口腔ケアを行ったりできるため，入院患者にとってもメリットがある．

A）単一のデバイスで低濃度から高濃度までの酸素供給が可能

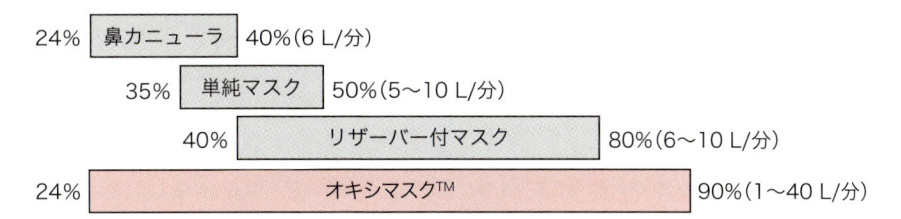

- 24% 鼻カニューラ 40%（6 L/分）
- 35% 単純マスク 50%（5〜10 L/分）
- 40% リザーバー付マスク 80%（6〜10 L/分）
- 24% オキシマスク™ 90%（1〜40 L/分）

B）オキシマスク™使用時の酸素流量に対する供給酸素濃度．
一般的な酸素流量計（最大 15 L/分）では，70％程度の酸素濃度しか供給できない

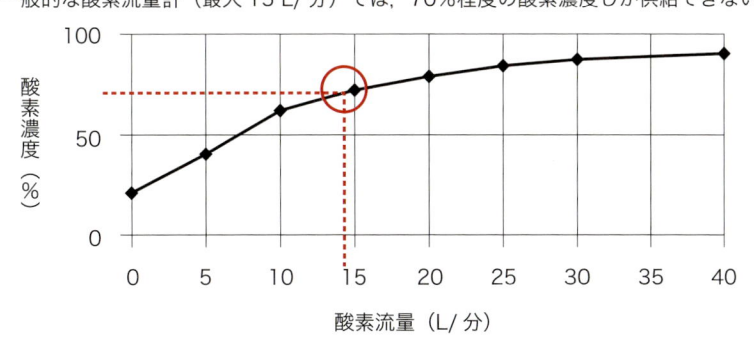

図2　オキシマスク™の使用時の酸素流量と酸素濃度
コヴィディエン ジャパン株式会社製品カタログを改変して転載

3 使い方

従来の酸素マスクと変わらない．酸素流量と供給酸素濃度の関係を図2Bに示す．

4 注意点

単純マスクやリザーバー付酸素マスクと同じく低流量システムであるため，吸入気酸素濃度の正確な規定はできない．そのため慢性Ⅱ型呼吸不全患者へ使用する際は注意を要する．また図2Bを見たらわかるように，90％の酸素濃度を実現するためには40 L/分もの酸素流量が必要となる．一般に普及している15 L/分程度の流量計では，最大でも70％程度の酸素濃度しか供給できないことに注意しよう．

3. ネーザルハイフロー

1 はじめに

ハイフローセラピー（high flow therapy：HFT）とは，設定された酸素濃度の吸入ガスを，高流量で投与する酸素療法である．専用の鼻カニューラを用いて経鼻的に投与する手法を，特にネーザルハイフロー（nasal high flow：NHF）と呼んでいる．「ネーザルで30リットル！」なんてとんでもないことと思うかもしれないが，人工呼吸管理と同程度の加温加湿をすることで，吸入ガスが鼻腔に与える刺激を軽減させている．それにより，30〜60 L/分もの高流量ガスを経鼻的に投与することができる．ここでは，成人に対するNHFについて解説する．

2 特徴

　高流量システムであり，設定した酸素濃度の吸入ガスを供給することができる．NHFによる生理学的効果として，①鼻咽頭・喉頭に貯留した呼気をウォッシュアウトすることで，生理学的死腔を減少させる，②鼻咽頭での吸気抵抗を減少させ，呼吸仕事量を軽減する，③気道内陽圧を付加することで肺胞虚脱を防ぎ，呼気終末肺容量を増加させる，などが知られている[2, 3]．また，鼻カニューラであるため，マスクによる圧迫感や閉塞感がないことも大きな特徴だ．患者は自由に飲食や会話ができるため，QOLを保ちながら高濃度酸素を投与することができる．

3 適応

　リザーバー付酸素マスクなどによる従来の酸素投与を行っても呼吸不全が改善しない場合に，使用を検討する．非侵襲的陽圧換気（noninvasive positive pressure ventilation：NPPV）ないし気管挿管による人工呼吸の前段階として使用されることが，現状では一般的である[4]．その他にも，抜管後[5]，気管支鏡検査時[6]，気管挿管時[7]などでの有効性も報告されている．

　DNI（Do Not Intubate）の意思を有するような終末期呼吸不全患者に対しては，NHFの快適性がメリットとなる．NPPVはこのような患者の呼吸苦を軽減する一方で，マスク装着の苦痛を強いたり，食事や家族との自由な会話を妨げたりするといった問題点も指摘されている[8]．当院でも，終末期呼吸不全患者に対し，NPPVからNHFに変更することで患者のQOLが改善した症例を経験しており，緩和医療におけるNHFの役割に注目している．

4 使用方法・設定項目

1）装置

　当院で実際に使用している装置を図3に示す．施設によって使用機種の差はあるが，大まかな構成要素は共通している．

2）加温・加湿

　口元温度37～39℃を目安に設定する．立ち上げ直後に患者に接続すると，鼻粘膜の痛みを訴えることがある．十分に加温・加湿されていることを確認してから装着しよう．

3）酸素濃度

　患者のSpO$_2$やPaO$_2$などを見ながら調整する．最大で100％まで増量可能である．当院では目標とする酸素化が得られない場合，酸素濃度を上げることで対応している．

4）流量

　通常は30～40 L/分程度で開始し，吸気時にも患者の鼻孔とカニューラの隙間から酸素が漏れるようになるまで流量を上げる．漏れていないときは，吸気時に鼻孔周囲の大気も吸入しており，設定した酸素濃度が実際には吸入されていない可能性がある[9]．

　流量を上げるにつれ気道内圧が上昇することも知られている[10]．ただしNHFによる気道内圧は，開口状態などに影響を受け不安定なので，それほど信頼できるものではない．当院では患者の呼吸状態に応じて流量を調節することはあまりない．

5 合併症

　当院では大きな合併症の経験はなく，既報でもおおむね同様である[4]．高流量ガスの経鼻投与による不快感や，作動音が大きいことに対する訴えが聞かれることもあるが，徐々に慣れていくことが多い．

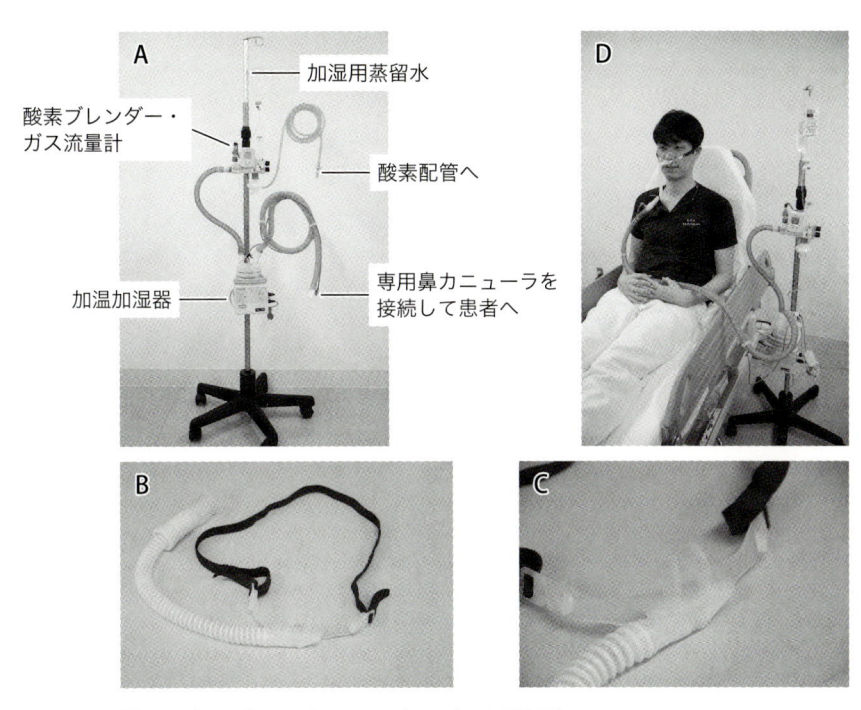

図3 ネーザルハイフロー（NHF）の使用法
A）当院で使用しているNHFの全体像
B, C）NHF専用鼻カニューラ
D）実際に装着した状態

6 注意点と限界

　まず，呼吸不全におけるNHFの有用性は，十分に確立したものではないことを理解しておく．特に，NHFは補助換気が行われるわけではないため，呼吸努力が強い場合には呼吸仕事量の軽減は不十分となり得る．同様の理由から，$PaCO_2$上昇を伴うⅡ型呼吸不全患者には原則として適応とされていない．**NHFを開始しても呼吸状態の改善が芳しくない場合は，すみやかにNPPVや気管挿管による人工呼吸への移行を検討**しよう．

　また，NHFは使用にあたり多量の酸素を必要とする．例えば酸素濃度100%，流量40 L/分で使用すると，1日あたり単純計算で57,600 Lもの酸素を消費することになる．仮に病院が0.1円/Lで業者から酸素を購入しているとすれば，酸素のみで5,760円/日の費用が発生する．勿論，患者さんの予後やQOLを値段で置き換えることなどできないが，酸素も1つの医療資源であることは知っておこう．

Advanced Lecture

■ Ⅱ型呼吸不全への適応

　NHFのⅡ型呼吸不全への適応は，近年のトピックとなっている．ALS患者[11]，COPD患者[12, 13]などでのⅡ型呼吸不全に対する有効性の報告が散見され，今後の検討が待たれる領域である．

おわりに

　急性呼吸不全の診療は，新たなデバイスの登場によって急速に変化していく．本稿で解説したオキシマスク™やNHFもその1つであり，また近年は重症ARDSに対する体外式膜型人工肺（ECMO：extracorporeal membrane oxygenation）も注目されている．これらに安易に飛びつくことなく，その原理と適応や，長所，短所を十分に理解してもらいたい．
　その一方で，このようなデバイスは「実際に使ってみなければわからない」ことも事実である．適応症例を担当することがあれば，積極的に検討してみよう．

文献・参考文献

1) Paul J E, et al：The OxyMask™ development and performance in healthy volunteers. Med Devices（Auckl），2：9-17, 2009
2) Dysart K, et al：Research in high flow therapy：Mechanisms of action. Respir Med, 103：1400-1405, 2009
3) Corley A, et al：Oxygen delivery through high-flow nasal cannulae increase end-expiratory lung volume and reduce respiratory rate in post-cardiac surgical patients. Br J Anaesth, 107：998-1004, 2011
4) Sotello D, et al：High-Flow Nasal Cannula Oxygen in Adult Patients：A Narrative Review. Am J Med Sci, 349：179-185, 2015
5) Maggiore SM, et al：Nasal High-Flow versus Venturi Mask Oxygen Therapy after Extubation. Am J Respir Crit Care Med, 190：282-288, 2014
6) Lucangelo U, et al：High-Flow Nasal Interface Improves Oxygenation in Patients Undergoing Bronchoscopy. Crit Care Res Pract, 2012：506382, 2012
7) Miguel-Montanes R, et al：Use of High-Flow Nasal Cannula Oxygen Therapy to Prevent Desaturation During Tracheal Intubation of Intensive Care Patients With Mild-to-Moderate Hypoxemia. Crit Care Med, 43：574-583, 2015
8) Quill CM, et al：Palliative Use of Nonintensive Ventilation：Navigating Murky Waters. J Palliat Med, 17：657-661, 2014
9) 宮本顕二：【進化した呼吸管理】（Topics 5）高流量鼻カニュラ酸素療法. 日呼吸誌，3：771-776, 2014
10) Groves N & Tobin N：High flow nasal oxygen generated positive airway pressure in adult volunteers. Aust Crit Care, 20：126-131, 2007
11) Díaz-Lobato S, et al：Efficacy of High-Flow Oxygen by Nasal Cannula With Active Humidification in Patient With Acute Respiratory Failure of Neuromuscular Origin. Respir Care, 58：164-167, 2013
12) Millar J, et al：The use of high-flow nasal oxygen therapy in the management of hypercarbic respiratory failure. Ther Adv Respir Dis, 8：63-64, 2014
13) Okuda M, et al：Nasal high-flow oxygen therapy system for improving sleep-related hypoventilation in chronic obstructive pulmonary disease：a case report. J Med Case Rep, 8：341, 2014

プロフィール

岡森　慧（Satoshi Okamori）
天理よろづ相談所病院呼吸器内科
総合内科，救急・集中治療の研修を経て，呼吸器内科医として勤務しています．呼吸器疾患は急性の経過を辿ることも多いです．人工呼吸管理を含めた集中治療にまで，しっかりと対応できる呼吸器内科医をめざしています．

付録 略語一覧表

略語	フルスペル	日本語
ACOS	asthma COPD overlap syndrome	–
ARDS	acute respiratory distress syndrome	急性呼吸促迫症候群
BAE	bronchial arterial embolization	気管支動脈塞栓術
BAL	bronchoalveolar lavage	気管支肺胞洗浄
CAP	community-acquired pneumonia	市中肺炎
COP	cryptogenic organizing pneumonia	特発性器質化肺炎
COPD	chronic obstructive pulmonary disease	慢性閉塞性肺疾患
CVD	collagen vascular disease	膠原病・血管炎
DAD	diffuse alveolar damage	びまん性肺胞障害
DLST	drug lymphocyte stimulation test	薬剤リンパ球刺激試験
EBUS-TBNA	endobronchial ultrasound-guided transbronchial needle aspiration	超音波気管支鏡ガイド下針生検
EP	eosinophilic pneumonia	好酸球性肺炎
GERD	gastro-esophageal reflux disease	胃食道逆流症
HAP	hospital acquired pneumonia	院内肺炎
HP	hypersensitivity pneumonia	過敏性肺臓炎
ICS	inhaled corticosteroids	吸入ステロイド薬
IIPs	idiopathic interstitial pneumonias	特発性間質性肺炎
IP	interstitial pneumonia	間質性肺炎
IPF	idiopathic pulmonary fibrosis	特発性肺線維症
LABA	long-acting β_2 agonist	長時間作用性β_2刺激薬
LAMA	long-acting muscarinic antagonist	長時間作用性抗コリン薬
NHCAP	nursing and healthcare-associated pneumonia	医療・介護関連肺炎
NPPV	noninvasive positive pressure ventilation	非侵襲的陽圧換気
OP	organizing pneumonia	器質化肺炎
PMX	polymyxin B-immobilized fiber column	ポリミキシンB 固定化線維カラム
PND	postnasal drip	後鼻漏
SABA	short-acting β_2 agonist	短時間作用性β_2刺激薬
SAMA	short-acting muscarinic antagonist	短時間作用性抗コリン薬
SpO_2	–	経皮的動脈血酸素飽和度
TBLB	transbronchial lung biopsy	経気管支肺生検
UIP	usual interstitial pneumonia	通常型間質性肺炎

索引 Index

数字

1秒量 ……………………………………… 52

欧文

A〜D

AaDO₂ ……………………………………… 192
ACOS ……………………………………… 56
A-DROP …………………………………… 11
AG ………………………………………… 194
ALK阻害薬 ……………………………… 121
APTT ……………………………………… 157
asthma-COPD overlap syndrome
　…………………………………………… 56
β₂受容体刺激薬 ………………………… 207
Bad newsの伝え方 ……………………… 117
CAM ……………………………………… 146
chemoreceptor trigger zone …………… 217
clinical stability ………………………… 24
COPD ……………………………………… 62
COPD増悪 ………………………………… 62
COX-2選択性阻害薬 …………………… 110
CS ………………………………………… 24
CTZ ……………………………………… 217
ΔAG ……………………………………… 194
de-escalation ……………………… 15, 26, 27
definitive therapy ……………………… 26
DLST ……………………………………… 224
DPI ……………………………………… 207
drug lymphocyte stimulation test
　………………………………………… 224
dry powder inhaler …………………… 207

Dダイマー ……………………………… 151

E〜M

EB ………………………………………… 146
EGFR-TKI ……………………………… 121
EGFRチロシンキナーゼ阻害薬 ……… 121
EID ……………………………………… 166
EML4-ALK融合遺伝子 ………………… 121
FeNO ……………………………………… 33
FEV₁ ……………………………………… 52
FSSG問診 ………………………………… 33
FVC ……………………………………… 52
GERD ……………………………………… 35
Hampton's hump sign ………………… 152
ICS ……………………………………… 207
IGRA …………………………………… 134
inconsistent UIP ……………………… 77
inhaled corticosteroids …………… 37, 207
INR ……………………………………… 158
interferon-gamma release assay
　………………………………………… 134
IPF急性増悪 …………………………… 83
knuckle sign …………………………… 152
LABA ………………………………… 38, 39
LAMA …………………………………… 40
M. avium ……………………………… 133
M. intracellulare …………………… 133, 145
MAC …………………………………… 145
May-thurner症候群 …………………… 154
MDD …………………………………… 72
Medical Research Council（MRC）呼
　吸困難スケール修正版 ……………… 56
Mycobacterium avium ………………… 145
Mycobacterium avium complex
　………………………………………… 145
Mycobacterium tuberculosis ………… 139

N〜W

N95型マスク …………………………… 135
noninvasive positive pressure ventila-
　tion …………………………………… 62
NPPV ……………………………… 62, 64

NSIPパターン …………………………… 80
Pancoast腫瘍 …………………………… 104
PANTHER試験 ………………………… 82
PEF ……………………………………… 53
PK (pharmacokinetics) -PD (pharma-
　codynamics) …………………………… 18
pMDI …………………………………… 207
possible UIP …………………………… 77
pressurized metered dose inhaler
　………………………………………… 207
RFP ……………………………………… 146
S₁Q₃T₃ ………………………………… 151
SABA …………………………………… 39
SaO₂ …………………………………… 165
SMART療法 …………………………… 210
SPIKES ………………………………… 117
SpO₂ …………………………………… 165
SpO₂の低下 …………………………… 166
STAS-J ………………………………… 106
TDM ………………………………… 22, 85
time above MIC ……………………… 22
t-PA …………………………………… 157
tree-in-bud appearance ……………… 134
UIP ……………………………… 71, 77
VC ……………………………… 52, 217
vomiting center ……………………… 217
Westmark's sign ……………………… 152
WHO方式3段階除痛ラダー ………… 108

和文

あ行

アザチオプリン ………………………… 86
アシデミア ……………………………… 193
アスピリン喘息 ………………………… 46
アセトアミノフェン …………………… 110
アトピー咳嗽 …………………………… 34
アドレナリン0.1%皮下注射 …………… 47
アファチニブ …………………………… 121
アミノフィリン ………………………… 46

アモキサピン	……	105
アルカレミア	……	193
アルブミン補正	……	195
アレクチニブ	……	125
アロディニア	……	105
安全三角	……	181
胃液検査	……	133
意識下鎮静	……	162
胃食道逆流	……	35
イソニアジド	……	139
一酸化炭素ヘモグロビン	……	167
医療・介護関連肺炎	……	203
医療面接	……	117
インターフェロンγ遊離試験	……	134
院内肺炎	……	27
インフルエンザ	……	200
ウォーターシール	……	187
右脚ブロック	……	151
右心機能不全	……	158
右心負荷	……	158
運動療法	……	230
栄養療法	……	231
エタンブトール	……	146
エルロチニブ	……	121
炎症マーカー	……	25
オキシコドン	……	107
オキシコドン注射剤	……	109
オキシマスク™	……	234
オピオイド	……	213
オピオイドの作用点	……	214

か行

加圧式定量噴霧吸入器	……	207
外傷性血胸	……	180
咳嗽	……	213
咳嗽の持続期間	……	30
外来化学療法	……	102
会話	……	34
化学療法による神経障害性疼痛	……	110
拡散障害	……	168
核酸増幅法検査	……	132
喀痰	……	30
喀痰検査	……	30
喀痰のグラム染色	……	13
かぜ症候群	……	198
下大静脈フィルター	……	157
喀血量	……	174, 178
換気－血流不均等	……	168
間質性肺炎	……	67, 69, 88
乾性咳嗽	……	220
癌性胸水	……	113, 180
感染後咳嗽	……	32
感染性咳嗽	……	32
気管支鏡検査	……	22, 160
気管支肺胞洗浄	……	223
気胸	……	180, 190
急性上気道炎	……	198
急性増悪	……	76
吸入ステロイド薬	……	37, 207
胸腔ドレーン	……	187
胸腔ドレナージ	……	22, 180
胸水	……	112
胸水ドレナージ	……	113
胸部X線	……	30
胸膜癒着	……	190
胸膜癒着術	……	114
局所麻酔	……	162
クラリスロマイシン	……	146
クリゾチニブ	……	125
経験的治療	……	14
軽症肺炎	……	201
経皮的動脈血酸素飽和度	……	165
結核	……	20
結核菌	……	139
結核発生届	……	135
ゲフィチニブ	……	121
限局型小細胞癌	……	95
抗VEGF抗体	……	121
効果判定	……	17
高カルシウム血症	……	109
抗凝固療法	……	157
口腔粘膜吸収性剤	……	109
膠原病	……	88
後鼻漏	……	35
抗不安薬	……	213
高齢者	……	130
呼気一酸化窒素濃度	……	33
呼吸困難	……	213, 220
呼吸抑制	……	215
呼吸理学療法	……	229
呼吸リハビリテーション	……	213, 226
コデインリン酸	……	107
コンソリデーション	……	75

さ行

再喀血	……	177
細菌性肺炎と非定型肺炎	……	14
最大呼気流量	……	53
再発小細胞癌	……	97
酸塩基平衡	……	192
酸素供給量	……	166
酸素療法	……	62
シクロスポリン	……	85
シクロホスファミド	……	85
市中肺炎	……	24, 201
シャント	……	168
重症度の評価	……	11
重篤な発作	……	44
宿主要因	……	18
受診後4時間以内	……	14
術前の造影CT	……	174
小結節・気管支拡張型	……	146
小細胞癌	……	95
小発作	……	44
静脈麻酔	……	162
神経障害性疼痛	……	104
人工呼吸器	……	62, 65
進展型小細胞癌	……	96
深部静脈血栓症	……	150
心理社会的要因	……	213

水封 ……………………………… 187	努力肺活量 ……………………… 52	プレガバリン ………………… 105, 110
ステロイド漸減時 ………………… 84	ドレーンチューブ ……………… 183	フローボリューム曲線 …………… 50
ストロンチウム-89 ……………… 110	ドレナージユニット …………… 191	プロカルシトニン ………………… 28
スパイロメトリー …………… 50, 59		分子標的薬 ……………………… 101
すりガラス影 …………………… 75	### な行	ベバシズマブ …………………… 126
脊髄圧迫 ………………………… 109	内因性PEEP ……………………… 66	ヘモグロビン酸素解離曲線 …… 167
脊髄圧迫症候群 ………………… 110	ニューキノロン ………………… 137	膀胱直腸障害 …………………… 110
脊髄梗塞 …………… 174, 177, 178	尿中抗原検査 …………………… 13	蜂巣肺 …………………………… 77
咳喘息 …………………………… 33	ニンテダニブ …………………… 82	補正 HCO$_3^-$ ………………… 194
線維空洞型 ……………………… 146	ネーザルハイフロー …………… 235	ボトルシステム ………………… 187
潜在性結核感染 ………………… 140	膿胸 ………………………… 28, 180	
喘息 ……………………………… 37		### ま行
挿管人工呼吸 …………………… 64	### は行	慢性進行性肺アスペルギルス症 …… 20
臓器特異的なパラメーター ……… 19	肺炎の重症度分類 ……………… 11	ミノサイクリン ………………… 115
相互作用 ………………………… 119	肺活量 …………………………… 52	未分化ヘパリン ………………… 157
ゾレドロン酸 …………………… 109	肺癌 ……………………………… 95	μオピオイド受容体 …………… 214
	肺血栓塞栓症 ……………… 150, 155	ムスカリン受容体拮抗薬 ……… 207
### た行	肺梗塞 …………………………… 151	免疫抑制薬 ……………………… 131
代償性変化 ……………………… 195	肺胞低換気 ……………………… 168	モルヒネ ………………………… 107
大発作 …………………………… 44	培養検査 ………………………… 132	モルヒネ塩酸塩 ………………… 215
対麻痺 …………………………… 110	パクリタキセル ………………… 110	
タペンタドール …………… 106, 108	発熱 ……………………………… 220	### や行
タルク …………………………… 115	パルスオキシメトリー ………… 165	薬剤感受性 ……………………… 15
短絡 ……………………………… 168	ピークフロー …………………… 53	薬剤感受性検査 …………… 132, 140
中発作 …………………………… 44	ピークフローメーター ………… 58	薬剤性肺障害 …………………… 220
鎮咳作用 ………………………… 215	非感染性疾患 …………………… 19	薬剤リンパ球刺激試験 ………… 224
鎮痛作用 ………………………… 214	非結核性抗酸菌症 ………… 132, 145	
適切な抗菌薬 …………………… 14	ピシバニール …………………… 115	### ら行
デスノマブ ……………………… 109	非定型肺炎 ……………………… 201	リファンピシン …………… 139, 146
デュロキセチン ………………… 105	びまん性 ………………………… 75	良質な喀痰 ……………………… 13
動脈血酸素飽和度 ……………… 165	百日咳 …………………………… 32	臨床的安定化 …………………… 24
特発性肺線維症 ………………… 82	ピルフェニドン ………………… 82	冷気 ……………………………… 34
塗抹検査 ………………………… 132	フェンタニル …………………… 108	レボフロキサシン ……………… 137
ドライパウダー式吸入器 ……… 207	フェンタニルクエン酸塩 ……… 109	労作時低酸素 …………………… 166
トラブルシューティング ……… 180	フェンタニル注射液 …………… 109	
トラマドール ……………… 105, 107	複雑性肺炎随伴性胸水 ……… 28, 180	

執筆者一覧

■編集

羽白　高	天理よろづ相談所病院呼吸器内科・呼吸管理センター

■執筆（掲載順）

黄　文禧	大阪赤十字病院呼吸器内科
藤井　宏	長崎大学大学院医歯薬学総合研究科（熱研内科）
小栗　晋	国立病院機構南京都病院呼吸器科
松本久子	京都大学大学院医学研究科呼吸器内科学
池田顕彦	西神戸医療センター呼吸器内科
月野光博	彦根市立病院呼吸器科
上田哲也	大阪府済生会中津病院呼吸器内科
小賀　徹	京都大学大学院医学研究科呼吸管理睡眠制御学講座
永田一真	神戸市立医療センター中央市民病院呼吸器内科
谷澤公伸	京都大学大学院医学研究科呼吸管理睡眠制御学講座
長尾大志	滋賀医科大学呼吸器内科
橋本成修	天理よろづ相談所病院呼吸器内科
有田眞知子	大原記念倉敷中央医療機構倉敷中央病院呼吸器内科
西村尚志	京都桂病院呼吸器センター呼吸器内科
郷間　厳	堺市立総合医療センター呼吸器内科
仲川宏昭	滋賀医科大学呼吸器内科
西尾智尋	神戸市立医療センター西市民病院総合内科
安田武洋	天理よろづ相談所病院呼吸器内科
玉置伸二	国立病院機構奈良医療センター内科
露口一成	国立病院機構近畿中央胸部疾患センター　臨床研究センター
丸毛　聡	公益財団法人田附興風会医学研究所北野病院呼吸器センター
田村俊寛	天理よろづ相談所病院循環器内科，心臓カテーテルセンター
大塚浩二郎	神戸市立医療センター中央市民病院呼吸器内科
金子正博	神戸市立医療センター西市民病院呼吸器内科
富松浩隆	天理よろづ相談所病院放射線部診断部門
谷口尚範	天理よろづ相談所病院放射線部診断部門
寺田邦彦	寺田内科・呼吸器科
川上大裕	神戸市立医療センター中央市民病院麻酔科
瀬尾龍太郎	神戸市立医療センター中央市民病院救命救急センター，EICU
重松三知夫	一般財団法人住友病院呼吸器内科
福永健太郎	滋賀医科大学呼吸器内科
中村孝人	星ヶ丘医療センター呼吸器内科・総合内科
水口正義	国立病院機構南京都病院呼吸器科
佐藤　晋	京都大学医学部附属病院リハビリテーション部/呼吸器内科
岡森　慧	天理よろづ相談所病院呼吸器内科

編者プロフィール

羽白　高（Takashi Hajiro）

【学歴】
平成 4 年 3 月　　　京都大学医学部医学科医学専門課程卒業
平成 12 年 3 月　　 京都大学大学院医学研究科博士課程修了

【職歴】
平成 4 年 6 月　　　神戸市立中央市民病院 内科研修医
平成 12 年 4 月　　 神戸市立西市民病院 内科副医長
平成 15 年 7 月　　 滋賀医科大学呼吸循環器内科 医員
平成 15 年 12 月　　滋賀医科大学呼吸循環器内科 助手
平成 20 年 4 月　　 天理よろづ相談所病院呼吸器内科 医員
平成 21 年 4 月　　 天理よろづ相談所病院呼吸器内科 副部長
平成 26 年 9 月　　 天理よろづ相談所病院呼吸管理センター長（兼任）
なお平成 20 年 4 月より滋賀医科大学呼吸循環器内科非常勤講師

【所属学会】日本内科学会（認定医），日本呼吸器学会（指導医），日本アレルギー学会（専門医），日本呼吸器内視鏡学会（専門医），日本感染症学会，日本結核病学会，日本呼吸ケア・リハビリテーション学会，日本呼吸療法医学会，日本肺癌学会．

気がつけば，医師になり 20 年以上経ってしまいました．今もなお，若手の先生方への指導やレクチャーをすることで，自ら学ぶことが多いと感じています．これからも若い先生方の見本となるような臨床医を目指していきたいと考えています．

レジデントノート　Vol.17　No.8（増刊）

呼吸器診療の疑問、これでスッキリ解決！
みんなが困る検査・手技、鑑別診断、治療のコツを教えます

編集／羽白　高

レジデントノート 増刊

Vol. 17 No. 8 2015〔通巻210号〕
2015 年 8 月 10 日発行　第 17 巻　第 8 号
ISBN978-4-7581-1555-1
定価　本体4,500円＋税（送料実費別途）

発行人　一戸裕子
発行所　株式会社　羊　土　社
　　　　〒101-0052
　　　　東京都千代田区神田小川町2-5-1
　　　　TEL　　03（5282）1211
　　　　FAX　　03（5282）1212
　　　　E-mail　eigyo@yodosha.co.jp
　　　　URL　　http://www.yodosha.co.jp/

年間購読料
　24,000円＋税（通常号12冊，送料弊社負担）
　51,000円＋税（通常号12冊，増刊6冊，送料弊社負担）
郵便振替　00130-3-38674

装幀　野崎一人
印刷所　広研印刷株式会社
広告申込　羊土社営業部までお問い合わせ下さい．

© YODOSHA CO., LTD. 2015
　Printed in Japan

本誌に掲載する著作物の複製権・上映権・譲渡権・公衆送信権（送信可能化権を含む）は（株）羊土社が保有します．
本誌を無断で複製する行為（コピー，スキャン，デジタルデータ化など）は，著作権法上での限られた例外（「私的使用のための複製」など）を除き禁じられています．研究活動，診療を含み業務上使用する目的で上記の行為を行うことは大学，病院，企業などにおける内部的な利用であっても，私的使用には該当せず，違法です．また私的使用のためであっても，代行業者等の第三者に依頼して上記の行為を行うことは違法となります．

JCOPY〈（社）出版者著作権管理機構　委託出版物〉
本誌の無断複写は著作権法上での例外を除き禁じられています．複写される場合は，そのつど事前に，（社）出版者著作権管理機構（TEL 03-3513-6969，FAX 03-3513-6979，e-mail：info@jcopy.or.jp）の許諾を得てください．

もっと活動的な毎日を
新しいHOTスタイルのご提案

エア・ウォーター・メディカル株式会社

- 安心のバッテリ標準搭載
- 家計にやさしい省電力設計
- 静かな運転音
- 火災防止機能

小夏3 SP

販売：エア・ウォーター・メディカル株式会社　〒141-0031 東京都品川区西五反田2-12-3 第一誠実ビル7階
製造販売業者：株式会社 医器研　〒350-1331 埼玉県狭山市新狭山2-12-27　販売名：小夏3SP　医療機器認証番号：226ADBZX00229　特定保守管理医療機器

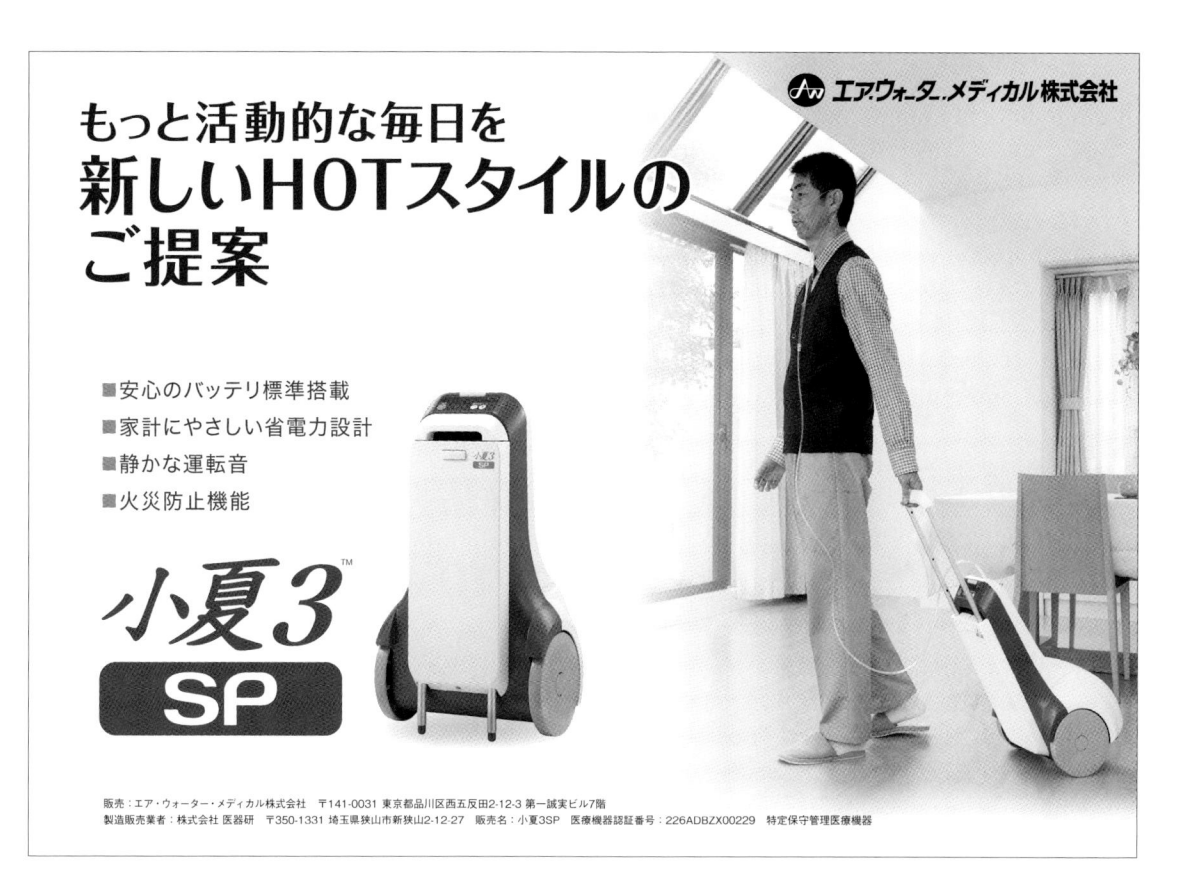

人工呼吸管理に強くなる

人工呼吸の基礎から病態に応じた設定, トラブル対応まで
誰も教えてくれなかった人工呼吸管理のABC

讃井將満, 大庭祐二／編

□ 定価（本体4,700円+税）　□ B5判　□ 309頁　□ ISBN978-4-7581-0697-9

人工呼吸管理の基本を初学者向けにとことん噛み砕いて解説. 用語解説, 装置の設定法, 患者への適応, トラブルシューティング, 一歩進んだ知識など, エビデンスに基づいた適切な患者管理の方法が身に付く！

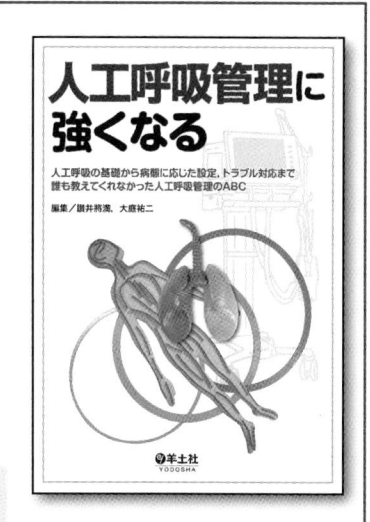

発行　羊土社 YODOSHA　〒101-0052　東京都千代田区神田小川町2-5-1　TEL 03(5282)1211　FAX 03(5282)1212
E-mail：eigyo@yodosha.co.jp
URL：http://www.yodosha.co.jp/
ご注文は最寄りの書店, または小社営業部まで

マクロライド系抗生物質製剤 処方箋医薬品 注)

日本薬局方 クラリスロマイシン錠
クラリス® 錠200 薬価基準収載

日本薬局方 クラリスロマイシン錠
クラリス® 錠50 小児用 薬価基準収載

クラリス® ドライシロップ10％ 小児用 薬価基準収載

クラリスロマイシン製剤　注)注意—医師等の処方箋により使用すること

● 「効能・効果」、「用法・用量」、「禁忌を含む使用上の注意」等については添付文書をご参照ください。

発売 [資料請求先]
大正富山医薬品株式会社
〒170-8635 東京都豊島区高田3-25-1

製造販売
大正製薬株式会社
〒170-8633 東京都豊島区高田3-24-1

CLB52 2014.11

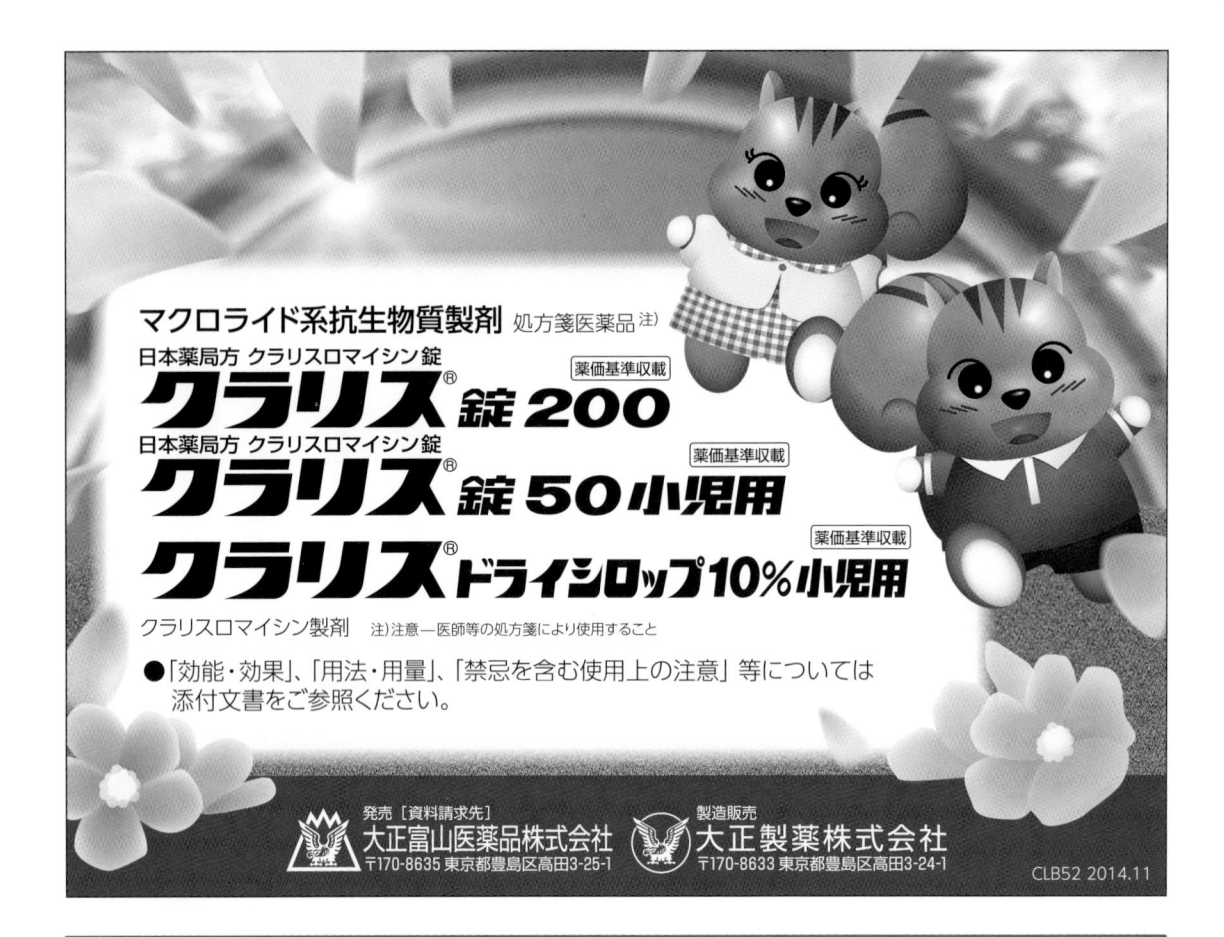

研修医のための
外科の周術期管理
ズバリおまかせ！

森田孝夫, 東条　尚／編

□ 定価(本体4,200円＋税)　□ B5判　□ 276頁　□ ISBN978-4-7581-1773-9

初期研修医のための周術期管理解説書の決定版！周術期を4つのstepに分け, 治療方針決定の考え方や合併症対策など, 各stepでの必須事項を解説. 患者の治療段階を把握し, 今何をすべきかが見えてくる1冊！

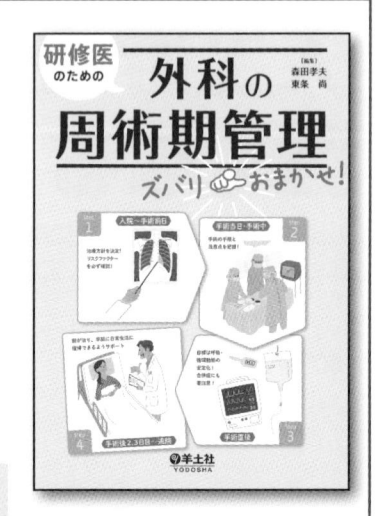

発行　**羊土社 YODOSHA**
〒101-0052　東京都千代田区神田小川町2-5-1　TEL 03(5282)1211　FAX 03(5282)1212
E-mail：eigyo@yodosha.co.jp
URL：http://www.yodosha.co.jp/

ご注文は最寄りの書店, または小社営業部まで

健康だからできること。
挑戦します。これからも。

「できないという思い込みを取っ払う。
もっと、自分を楽しむために。」

水中表現家
ギネス世界記録保持者
二木あい

海底洞窟を一息で泳ぐ
世界初 フィン無し 90m
女性 世界初 フィン有り 100m

健康はキョーリンの願いです。
Kyorin
キョーリン製薬グループ

キョーリン製薬ホールディングス
キョーリン製薬
キョーリン リメディオ
ドクタープログラム
キョーリン メディカルサプライ
キョーリン製薬グループ工場

[本社] 東京都千代田区神田駿河台4丁目6番地

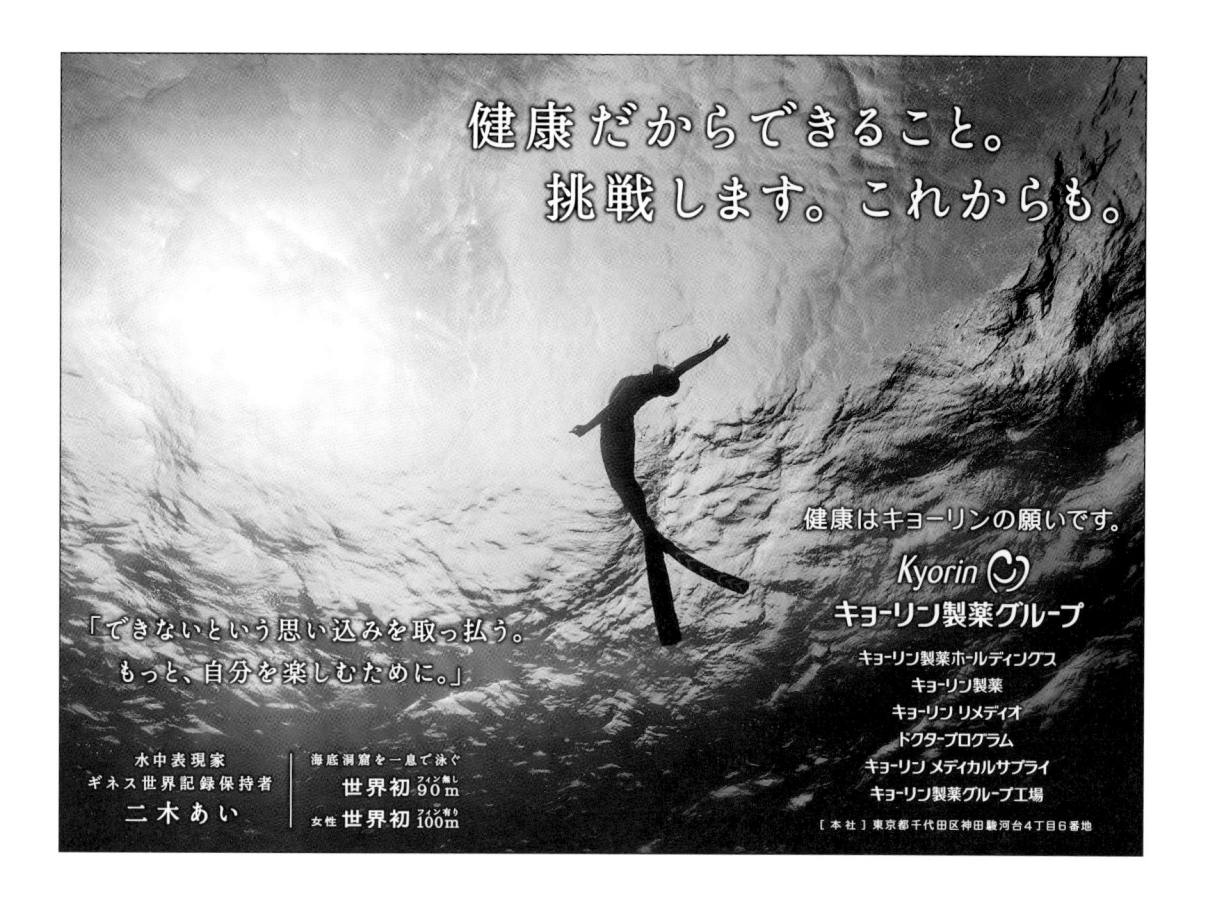

Surviving ICU シリーズ

ARDSの治療戦略

「知りたい」に答える、現場の知恵とエビデンス

志馬伸朗／編

□ 定価（本体4,600円＋税）　□ B5判　□ 238頁　□ ISBN978-4-7581-1200-0

ARDSにどう対応すべきか？　診断基準や、鑑別のしかた、人工呼吸管理や薬物治療まで、エキスパートの経験とエビデンスをふまえて、とことん丁寧に解説．意見のわかれる問題は、pro-conをあげた解説ですっきり理解できます

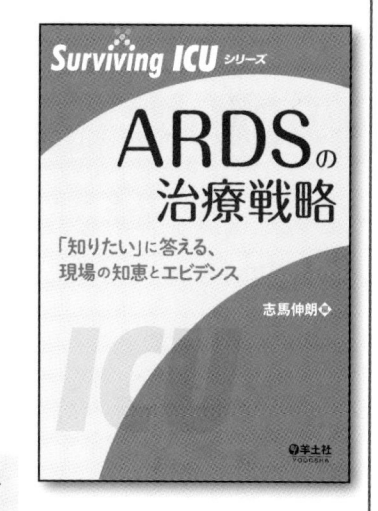

発行　羊土社　YODOSHA
〒101-0052　東京都千代田区神田小川町2-5-1　TEL 03(5282)1211　FAX 03(5282)1212
E-mail：eigyo@yodosha.co.jp
URL：http://www.yodosha.co.jp/

ご注文は最寄りの書店，または小社営業部まで

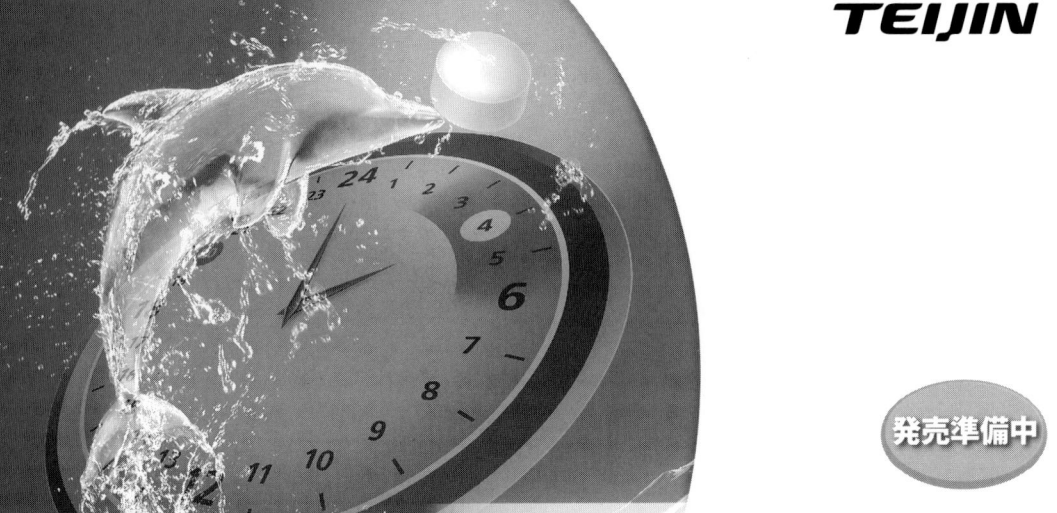

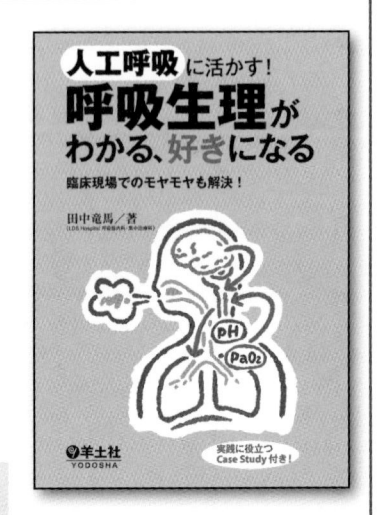